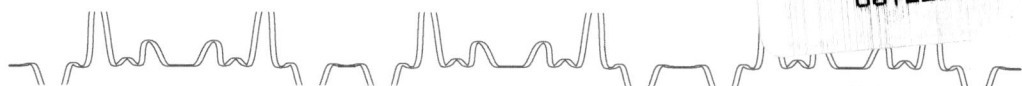

冠状动脉微血管疾病中西医结合诊治

主　编　王　磊　刘春萍

副主编　李禹慧　唐波炎

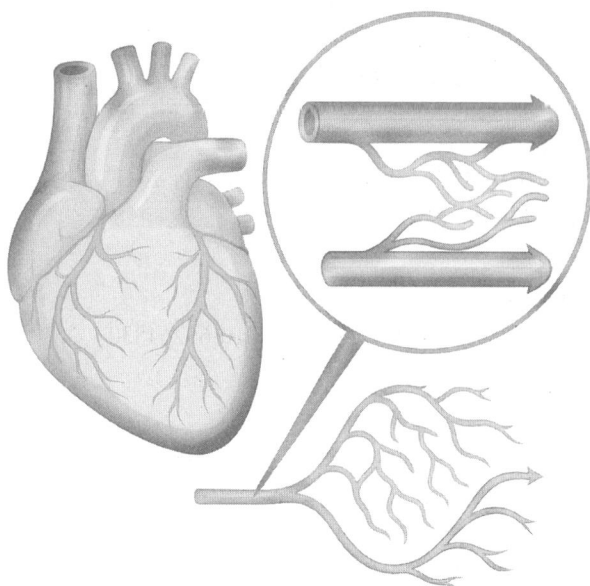

人民卫生出版社
·北京·

图书在版编目（CIP）数据

冠状动脉微血管疾病中西医结合诊治 / 王磊，刘春萍主编 . -- 北京 ： 人民卫生出版社，2025. 5. -- ISBN 978-7-117-37876-5

Ⅰ. R543.3

中国国家版本馆 CIP 数据核字第 2025JD6456 号

人卫智网	www.ipmph.com	医学教育、学术、考试、健康，
		购书智慧智能综合服务平台
人卫官网	www.pmph.com	人卫官方资讯发布平台

冠状动脉微血管疾病
中西医结合诊治
Guanzhuang Dongmai Weixueguan Jibing
Zhongxiyi Jiehe Zhenzhi

主　　编：王　磊　刘春萍
出版发行：人民卫生出版社（中继线 010-59780011）
地　　址：北京市朝阳区潘家园南里 19 号
邮　　编：100021
E - mail：pmph @ pmph.com
购书热线：010-59787592　010-59787584　010-65264830
印　　刷：廊坊一二〇六印刷厂
经　　销：新华书店
开　　本：787 × 1092　1/16　　印张：12　　插页：2
字　　数：292 千字
版　　次：2025 年 5 月第 1 版
印　　次：2025 年 7 月第 1 次印刷
标准书号：ISBN 978-7-117-37876-5
定　　价：60.00 元

打击盗版举报电话：010-59787491　E-mail：WQ @ pmph.com
质量问题联系电话：010-59787234　E-mail：zhiliang @ pmph.com
数字融合服务电话：4001118166　E-mail：zengzhi @ pmph.com

编 者（以姓氏笔画为序）

王　磊　广州中医药大学第二临床医学院（广东省中医院）/ 广州中医药大学东莞医院（东莞市中医院）

刘乔静　广州中医药大学第二临床医学院

刘华彤　广州中医药大学第二临床医学院

刘春萍　广州中医药大学第二临床医学院（广东省中医院）/ 中医证候全国重点实验室

汤献文　北京中医药大学深圳医院（龙岗）

孙鹏涛　广州中医药大学第二临床医学院（广东省中医院）

牟　雷　北京中医药大学深圳医院（龙岗）

苏美怡　广州中医药大学第二临床医学院

李育楷　广州中医药大学第二临床医学院（广东省中医院）

李显生　广州中医药大学第二临床医学院（广东省中医院）

李禹慧　广州中医药大学第二临床医学院（广东省中医院）

吴佳芸　北京中医药大学深圳医院（龙岗）

陈文生　广州中医药人学第二临床医学院（广东省中医院）

陈惠琪　广州中医药大学第二临床医学院

邵　静　广州中医药大学第二临床医学院（广东省中医院）

林家铭　广州中医药大学第二临床医学院（广东省中医院）

赵佳雄　广州中医药大学第二临床医学院

钟佳男　北京中医药大学深圳医院（龙岗）

侯炽均　广州中医药大学东莞医院（东莞市中医院）

聂广宁　广州中医药大学第二临床医学院（广东省中医院）

郭思恩　广州中医药大学东莞医院（东莞市中医院）

唐雨青　广州中医药大学东莞医院（东莞市中医院）

唐波炎　广州中医药大学第二临床医学院（广东省中医院）

董倩影　广州中医药大学第二临床医学院（广东省中医院）

蔡奕奕　广州中医药大学第二临床医学院（广东省中医院）

资助课题：中医药广东省实验室专项（HQL2024PZ041），省部共建中医湿证国家重点实验室专项（SZ2021ZZ21），中医证候全国重点实验室专项（SKLKY2024B0015）

序 一

在现代医学快速发展的背景下,中西医结合的理念日益受到关注。通过结合西医的精确诊断技术与中医的辨证论治理念,冠状动脉微血管疾病(coronary microvascular disease, CMVD)的治疗不再局限于单一的治疗模式,而是有了多种选择,让临床医生能够更全面、有针对性地治疗患者。例如,西医借助心脏核磁共振成像(cardiac magnetic resonance image, CMR)、正电子发射计算机体层显像仪(positron emission tomography and computed tomography, PET/CT)、冠状动脉血流储备(coronary flow reserve, CFR)分数等技术,可以精确评估 CMVD 的病情,而中医药则通过活血化瘀、芳香温通的手段,改善心脏微循环功能。这种多层次、多维度的结合,不仅增强了诊疗效果,也极大地提高了患者的生活质量。

本书在系统介绍 CMVD 的西医治疗方法的同时,深入挖掘中医药在 CMVD 防治中的独特作用,详细阐述中医药对 CMVD 的病因病机分析、辨证施治原则、常用方剂及非药物疗法等。特别是书中结合诸多中医名家在调节微循环、改善微血管功能等方面的治疗经验,为CMVD 患者提供全方位的治疗方案。我相信,《冠状动脉微血管疾病中西医结合诊治》一书的出版,将为广大心血管领域的医生和研究人员提供宝贵的指导和参考。

中西医结合的深入推进,为我们开启了一个新的医学发展时代。希望本书的出版能激发更多的学者和临床医生投身于心血管疾病的研究与实践中,共同推动中西医结合治疗的深入发展,造福更多患者。

中国科学院院士 国医大师
2024 年 11 月 11 日

序　二

冠状动脉微血管病（coronary microvascular disease，CMVD）是一类具有高度异质性、诊断难、治疗难、管理难的心血管疾病。作为冠心病谱系中的"隐性杀手"，CMVD常因冠状动脉无明显狭窄而被误诊或漏诊，严重影响患者的生活质量与长期预后。近年来，国家高度重视心血管疾病的早筛、早诊与精准干预，中西医协同防治重大疑难疾病也被提上日程。

广东省中医院作为国家中西医协同攻关重大疑难疾病（冠状动脉微血管疾病）项目组单位，长期致力于CMVD的中西医结合诊疗体系建设。在团队的努力下，我们率先系统开展了该病中医病因病机研究，结合现代医学循证证据，主导编制了国内首部《冠状动脉微血管疾病中西医结合诊疗指南》，推动了标准化、规范化中西医协作路径的形成。此外，在基于经典名方的创新药物研发、真实世界临床研究、机制探索等方面也取得了系列原创性成果，为我国该病的综合防治奠定了坚实基础。

《冠状动脉微血管疾病中西医结合诊治》一书，系统梳理了当前CMVD诊疗领域的国内外进展，凝聚了中医药传承创新与现代医学融合发展的集体智慧。书中内容涵盖临床、科研、指南、药物、机制等多个维度，既有理论深度，又具临床实用性，是一本连接前沿与基层、服务临床与科研的中西医结合精品力作。

未来，我们将继续秉持"医者仁心、融合创新"的理念，借助国家政策平台，深化中西医融合路径探索，推动更多中医药原创成果服务于全球心血管疾病防治。希望本书的出版，能为广大医务人员提供有价值的参考，亦为CMVD患者带来更精准、更有效、更温暖的治疗选择。

谨此为序。

岐黄学者　全国名中医

2025年4月28日

前　言

　　冠状动脉微血管疾病（coronary microvascular disease，CMVD）是指在多种致病因素的作用下，冠状前小动脉和小动脉的结构和功能异常所致的劳力性心绞痛或存在心肌缺血客观证据的临床综合征，被认为是心血管不良事件的独立预测因子。相比无缺血性心脏病（ischemic heart disease，IHD）的人群，CMVD患者发生急性心肌梗死、心力衰竭等不良心血管事件或全因死亡的风险更高。因此，加大对该病的研究力度具有重要意义。

　　近年来，随着循证医学和经皮冠状动脉介入治疗的广泛应用，中医和西医在治疗CMVD的领域均取得巨大进展。西医主要从改善血管内皮功能障碍、缓解心绞痛等方面治疗CMVD，通常采用β受体阻滞剂、他汀类药物等西药进行治疗；中医治法主要为活血化瘀、行气活血、益气养阴、温经通脉等。

　　目前我国在中西医结合诊治CMVD领域的研究相对落后，且基础研究和临床实践之间存在脱节，没有权威专著供学习参考。2023年，广州中医药大学王伟教授牵头制定了《冠状动脉微血管疾病中西医结合诊疗指南》，自该指南制定至今，该领域有很多新进展和新认识，该病的定义、临床分类和表现、中西医诊断和中西医结合治疗方面也在不断更新。为提高临床医师对该领域的认识、促进该领域的研究，《冠状动脉微血管疾病中西医结合诊治》在陈可冀院士和王伟教授的学术指导下，邀请该领域的权威专家学者编写而成。

　　毛主席说："中国医药学是一个伟大的宝库，应当努力发掘，加以提高。"习近平总书记多次强调中医药是中华民族的瑰宝，要求做好中医药守正创新、传承发展的工作。知易行难，唯有传承与创新；开卷有益，唯有勤求古训，博采众长。

　　本书溯古追今，汇集国内外最新基础和临床研究资料，以《冠状动脉微血管疾病中西医结合诊疗指南》为参考，从古籍研究到基础研究，再到临床研究，全面系统总结该领域热点问题。全书共分为九章，详细介绍了CMVD的定义；从解剖学基础、发病机制、危险因素以及女性与该病的相关性，系统阐述了该病的当代医学认识；从病名源流以及病因病机，阐述了该病的中医学认识；详细描述了CMVD的临床表现、评估方法以及疾病分类，并对中医治疗和西医治疗进行了详细剖析，对今后的研究方向提出了进一步的展望。

本书适用于中西医结合、中医专业的心血管医师和医学院校的师生参考。希望本书的出版能帮助更多相关专业的临床医师和研究者了解 CMVD 中西医结合诊治的理论与最新进展,助力我国该病的中西医结合诊治和研究水平的提高。

本书的编写,得到了各位编委及有关专家的大力支持。广东省中医院超声科孙鹏涛主任为全书有创诊断部分做了大量工作,提供了宝贵的影像;广东省中医院心律失常科陈文生主任团队为中西医诊治部分的撰写付出了大量的心血;北京中医药大学深圳医院心血管科汤献文主任团队为当代医学认识以及评价方法部分做了大量的工作。感谢所有参与编写工作的相关人员,他们在繁忙之余依然笔耕不辍成就该专著,在此一并表示衷心的感谢。限于编者学识水平,不妥之处在所难免,祈盼读者与专家们批评指正。

王　磊
广东省中医院
广州中医药大学东莞医院
2025 年 5 月于广州

目 录

第一章 冠状动脉微血管疾病的定义和概述

第一节 冠状动脉微血管疾病的定义变迁

冠状动脉微血管病（coronary microvascular disease，CMVD）一般指冠状前小动脉和小动脉在多种致病因素的作用下，其结构和功能异常所致的劳力性心绞痛或存在心肌缺血客观证据的临床综合征。事实上，随着学界对 CMVD 认识的不断加深，这类疾病的正式名称与定义几经变化。总体而言，目前对 CMVD 的定义分为几种不同的类型。本节将根据时间顺序及其特点对 CMVD 的定义变迁进行阐述（表 1-1-1）。

表 1-1-1　CMVD 的定义变迁

中文名	英文名	提出时间	提出者/组织	定义	诊断标准
心脏 X 综合征	cardiac syndrome X	1973 年	Kemp HG 等人	在没有任何已知影响血管功能的其他心脏病或全身性疾病（例如高血压或糖尿病）的情况下，运动负荷时存在心绞痛样疼痛，并伴有 ST 段压低，但血管造影时冠状动脉完全正常	（1）心绞痛发作完全或主要由负荷引起，其典型程度足以揭示冠状动脉疾病。（2）存在与自发性或激发性心绞痛期间心肌缺血或冠状动脉血流异常相关的指标。（3）冠状动脉造影（coronary angiography，CAG）显示冠状动脉正常（或接近正常）。（4）没有其他特定形式的心脏病（例如变异性心绞痛、心肌病和瓣膜性心脏病等）
		2006 年	欧洲心脏病学会（European Society of Cardiology）	心脏 X 综合征被定义为冠状动脉正常的心绞痛的一种变异，在许多方面类似于慢性稳定型心绞痛	如果运动性心绞痛患者的动脉造影显示冠状动脉正常或未见阻塞，但有运动性缺血的客观迹象，如心电图中的 ST 段压低等，则可诊断为心脏 X 综合征

中文名	英文名	提出时间	提出者/组织	定义	诊断标准
微血管性心绞痛	microvascular angina	1985 年	Richard O.Cannon 和 Stephen E.Epstein	通过血管造影确定了正常的冠状动脉,但存在心绞痛等心肌缺血症状,称之为"微血管性心绞痛"	
		2006 年	欧洲心脏病学会（European Society of Cardiology）	一种表现为微血管功能障碍的心脏 X 综合征的亚组	（1）典型的运动性心绞痛（伴有或不伴有额外的静息性心绞痛和呼吸困难）。 （2）运动负荷心电图或其他负荷成像方式呈阳性。 （3）冠状动脉血流正常。 （4）具有微血管功能障碍的证明
		2013 年	欧洲心脏病学会（European Society of Cardiology）	"冠状动脉'正常'的心绞痛"其下的一个亚组,以存在微血管功能障碍为特点	如果运动性心绞痛患者通过冠状动脉 CT 血管成像（computed tomography angiography, CTA）或 CAG 未发现冠状动脉阻塞,但具有运动性缺血的客观迹象（运动心电图上的 ST 段压低、缺血变化）,则可以进行诊断
		2015 年	Hiroshi Suzuki	以心绞痛为特征的一种没有 CAG 结果异常或冠状动脉痉挛的综合征	（1）存在典型的心绞痛性胸痛或心绞痛样胸痛。 （2）休息或负荷时发作。 （3）发作时或运动耐受性试验中心电图有缺血性 ST 段变化。 （4）无心外膜冠状动脉狭窄、血管痉挛和心肌桥。 （5）心脏功能正常。 （6）没有任何其他特定的心脏疾病（包括心肌病、高血压心脏病、心肌炎、先天性心脏病、心脏瓣膜病、完全性左束支传导阻滞等）

续表

中文名	英文名	提出时间	提出者/组织	定义	诊断标准
		2019年	欧洲心脏病学会（European Society of Cardiology）	"心外膜冠状动脉无阻塞性疾病心绞痛"其下的一个亚组,以存在微血管功能障碍为特点	为与运动相关的心绞痛,并在非侵入性测试中有缺血的证据,完善CAG或CTA后显示没有狭窄或轻度至中度狭窄（狭窄程度40%~60%）
冠状动脉微血管功能障碍	coronary microvascular dysfunction	2007年	Camici PG等人	包括无梗阻性冠状动脉疾病（coronary artery disease,CAD）心肌疾病的冠状动脉微血管功能障碍、心肌疾病患者冠状动脉微血管功能障碍、梗阻性CAD患者冠状动脉微血管功能障碍、医源性冠状动脉微血管功能障碍4种类型	诊断依据根据临床分型不同而不同
		2023年	日本循环器协会（Japanese Circulation Society,JCS）	一种包括冠状动脉微血管和血管外因素的结构和功能变化导致冠状动脉血流受损,最终导致心肌缺血和梗死等多种情况的综合征	参照《JCS/CVIT/JCC 2023年指南:血管痉挛型心绞痛（冠状动脉痉挛型心绞痛）与冠状动脉微血管功能障碍的诊断与治疗》的诊断算法
冠状动脉微血管疾病	coronary microvascular disease	2013年	欧洲心脏病学会（European Society of Cardiology）	心绞痛具有大多数典型特征,并通常与压力负荷的异常结果有关,可分为原发性CMVD及继发于如肥厚性梗阻等导致的心肌病或主动脉狭窄等疾病的继发性CMVD	如果运动性心绞痛患者CAG正常或无阻塞,但有运动性缺血的证据（运动心电图ST段压低,缺血性改变）,则可以作出诊断

续表

中文名	英文名	提出时间	提出者/组织	定义	诊断标准
		2017 年	张运等人	是指在多种致病因素的作用下,冠状前小动脉和小动脉的结构和/或功能异常所致的劳力性心绞痛或心肌缺血客观证据的临床综合征	参照《冠状动脉微血管疾病诊断和治疗的中国专家共识》(2017 年版),诊断依据根据临床分型不同而不同
		2023 年	《冠状动脉微血管疾病中西医结合诊疗指南》项目组	是指在多种致病因素的作用下,冠状前小动脉和小动脉的结构和功能异常所致的劳力性心绞痛或存在心肌缺血客观证据的临床综合征	参照《冠状动脉微血管疾病中西医结合诊疗指南》,诊断依据根据临床分型不同而不同

一、心脏 X 综合征

1973 年,经过六年的临床观察和总结,Kemp HG 等人提出存在一种与正常的 CAG 相关的心绞痛综合征,并将此病命名为心脏 X 综合征(cardiac syndrome X)。该综合征的经典定义是在没有任何其他已知会影响血管功能的心脏或全身疾病(例如高血压或糖尿病)的情况下,存在心绞痛 + 运动应激测试时心电图 ST 段压低 +CAG 正常三联征。

然而,心脏 X 综合征的通常定义似乎不能满足临床和研究的需要,可能是因为心脏 X 综合征不能充分代表冠状动脉微血管病变。2007 年,Camici PG 将本病命名为冠状动脉微血管功能障碍。值得一提的是,尽管冠状动脉微血管功能障碍是心脏 X 综合征的主要发生机制之一,但心脏 X 综合征不能等同于微血管性心绞痛(microvascular angina,MVA),这是因为心脏 X 综合征并不包括所有 MVA。换言之,冠状动脉微血管异常可能与心脏 X 综合征以外的心绞痛综合征[包括经皮冠状动脉介入治疗(percutaneous coronary intervention,PCI)成功后的心绞痛、微血管痉挛性心绞痛和一些冠状动脉正常的非 ST 段抬高急性冠脉综合征病例等]有关。另外,一些被诊断为心脏 X 综合征的患者可能没有任何冠状动脉微血管异常的症状。出于这些原因,有学者主张放弃心脏 X 综合征的通常定义,以旨在包含一组具有冠状动脉微血管功能障碍常见病理生理机制,且足够同质患者的名称代之。具体而言,由于心脏 X 综合征的胸痛常常以一个稳定的模式发作,将心脏 X 综合征定义为一种特殊类型的稳定型心绞痛可能更为恰当。

二、MVA

1. MVA 的由来　1958 年 10 月 30 日，F. Mason Sones 在一次偶然的机会下进行了人类第一例选择性 CAG，由此开创了冠心病诊治史的新纪元。作为一种较为安全可靠的有创诊断技术，CAG 很快被广泛应用于临床。为排查冠状动脉狭窄，一些存在心绞痛样胸痛和负荷试验呈阳性的患者们接受了 CAG 检查，越来越多的临床医师们观察到一种现象：经检查，患者们不存在冠状动脉阻塞。Kemp HG 等人于 1973 年首次用"心脏 X 综合征"一词概括了这一临床现象，并对潜在的病因提出了几个假设，如心身原因、氧合血红蛋白解离缺陷、CAG 结果有误、心肌小血管疾病和冠状动脉痉挛等。1985 年，Richard O.Cannon 和 Stephen E.Epstein 将这种临床综合征命名为 MVA，因为他们认为这类患者的心肌缺血症状可能是由冠状动脉微循环的血管舒张反应不足引起的。

2. MVA 的定义变化及与心脏 X 综合征的交叉　随着学界对心绞痛机制认识的逐步深入，不同时代的相关指南对 MVA 的定义、分类、诊断标准也发生了几次变化，心脏 X 综合征与 MVA 存在着一定的重叠和差异。2006 年，欧洲心脏病学会（European Society of Cardiology，ESC）制定的《稳定型心绞痛诊治指南》将 MVA 归类为心脏 X 综合征的一种表现为微血管功能障碍的亚组。指南指出，如果运动性心绞痛患者的动脉造影显示冠状动脉正常或未阻塞，但有运动性缺血的客观迹象（如心电图中的 ST 段压低，闪烁扫描显示的缺血变化等），则可诊断为心脏 X 综合征。心脏 X 综合征被定义为冠状动脉正常的心绞痛的一种变异，在许多方面类似于慢性稳定型心绞痛。指南对 MVA 的新定义降低了一部分微血管功能障碍的患者的误诊风险，只有其中可以得到证实的心脏 X 综合征才能被诊为 MVA。事实上，心脏 X 综合征和 MVA 的概念存在一定差异。Likoff 等人首次在绝经前女性中发现了这种疾病，这些女性的心脏功能及 CAG 结果正常，并存在心绞痛样或非典型胸痛，以及因运动而加重的静息时心电图异常。然而，在 Kemp 等人于 1973 年发表的关于心脏 X 综合征的第一份报告中，运动心电图结果为阴性的患者也被包括在内，并且该疾病无法被明确定义。MVA 的一项研究描述了有心绞痛样胸痛和 CAG 结果正常的患者，在注射麦角新碱和双嘧达莫后，由于起搏诱导的心动过速，冠状动脉扩张功能下降。后来，MVA 患者被证实通常没有缺血性心电图变化，因为普通的体表心电图在检测这种变化时，其结果往往不可靠。

在随后的 2013 年，ESC《稳定性冠状动脉疾病管理指南》中，"心脏 X 综合征"一词消失，代之以"冠状动脉'正常'的心绞痛"，MVA 被归纳于其下的一个子集。许多胸痛患者，尤其是女性，在接受 CAG 后被发现并没有严重的阻塞性冠心病，这种"冠状动脉'正常'的心绞痛"通常表现为几种特定类型的胸痛，与不同的病理学解释有关。其中，此类患者具有的胸痛的特征包括：①持续时间可能延长，但与运动的关系有些不一致；②通常与压力测试的异常结果有关，通常代表着微血管疾病引起的心绞痛，即 MVA。这是 ESC 首次正式将该病列入冠心病的临床类型，并给出了这类患者的大致临床画像：原发性 MVA 应在尽管心电图和 / 或压力测试结果表明心肌缺血，但 CAG 未能显示心外膜冠状动脉固定或动态阻塞的人群中进行排除。指南还特别指出了 MVA 也可能发生在特定疾病的情况下，如肥厚型心肌病（hypertrophic cardiomyopathy，HCM）或主动脉狭窄，这被定义为继发性冠状微血管疾病。另外，冠状动脉严重狭窄的患者可能同时存在微血管疾病，这种情况可能是由于血运重建成功后症状持续或仅有轻微改善造成的。

3. MVA 的诊断建议变化 尽管人们已经对 MVA 进行了较为深入的探讨,MVA 的诊断仍是一项复杂的挑战。2013 年 ESC《稳定性冠状动脉疾病管理指南》对此提出了初步的诊断建议:如果运动性心绞痛患者通过 CTA 或 CAG 未发现冠状动脉阻塞,但具有运动性缺血的客观迹象(包括运动心电图上的 ST 段压低、缺血变化),则可以进行诊断。这似乎与 2006 年 ESC 所指出的心脏 X 综合征的诊断方法极为相似,故有学者于 2015 年提出 MVA 的更可靠定义为:①存在典型的心绞痛性胸痛或心绞痛样胸痛;②休息或负荷时发作;③发作时或运动耐受性试验中心电图有缺血性 ST 段变化;④无心外膜冠状动脉狭窄、血管痉挛和心肌桥;⑤心脏功能正常;⑥没有任何其他特定的心脏疾病(包括心肌病、高血压心脏病、心肌炎、先天性心脏病、心脏瓣膜病、完全性左束支传导阻滞等)。

根据最新的 ESC 指南,MVA 被纳入了"心外膜冠状动脉无阻塞性疾病心绞痛"的定义下。MVA 患者临床通常表现为与运动相关的心绞痛,并在非侵入性测试中有缺血的证据,完善 CAG 或 CTA 后显示没有狭窄或轻度至中度狭窄(狭窄程度 40%~60%)。考虑到心绞痛症状的相似性,对疑似心肌缺血的患者进行诊断检查时,在排除阻塞性心外膜冠状动脉狭窄后,通常怀疑 MVA。在没有心外膜阻塞的情况下,继发性 MVA 可能由心脏或全身疾病引起,包括导致左心室肥大(如 HCM、主动脉狭窄和高血压心脏病)或炎症(如心肌炎或血管炎)的疾病。对于 MVA 患者来说,关键是详细评估其微血管功能障碍的两种主要机制(微循环传导受损和小动脉调节障碍),因为弄清楚这两种途径中的哪一种受到影响对于制订缓解患者症状的药物治疗方案至关重要。值得一提的是,一些微血管疾病诊断的非侵入性方法在辅助诊断 MVA 方面具有一定的应用潜力。如 MVA 的客观证据也可以通过使用负荷经胸多普勒超声心动图得出。具体方法为在静脉注射负荷剂(如腺苷、瑞加诺生)后,记录测量左前降支(left anterior descending artery, LAD)扩张的峰值和静息时的舒张性冠状动脉血流量来获得有关指标。而 PET/CT、CMR 的可用性可能有限。

三、冠状动脉微血管功能障碍

2007 年,以 Camici PG 等学者为首的一批专家建议把该病称为冠状动脉微血管功能障碍(coronary microvascular dysfunction, CMD)。他们提出,自 20 世纪 50 年代以来,许多生理学家已经认识到冠状动脉微循环对维持适当心肌灌注的重要性,而过去 30 年来积累的证据表明,这部分循环的功能和结构异常可能导致心肌灌注和缺血受损,这种情况通常被称为 CMD。而 CMD 的概念与前文提到的心脏 X 综合征、MVA 等有所交叉。经过总结和分析,Camici PG 等认为 CMD 的临床分型可分为 4 类:①不合并阻塞性冠心病和心肌病的 CMD;②合并心肌疾病的 CMD;③合并阻塞性冠心病的 CMD;④医源性 CMD。在不合并阻塞性冠心病和心肌病的 CMD 中患者中,可能出现的类似心绞痛的胸痛通常称为心脏 X 综合征。由于这类患者在自发性或应激诱导的胸痛期间存在 ST 段压低以及其他心肌灌注缺陷的证据,所以这种胸痛起源于缺血性的假设是成立的。另外,有研究在一组心脏 X 综合征患者中发现了冠状动脉血流储备(coronary folw reserve, CFR)和心肌缺血的代谢证据,推测得出 CMD 是心绞痛可能的诱因之一。基于这些发现,MVA 的诊断或许更合适。

此外,日本最重要的医学学会之一的日本循环器协会(Japanese Circulation Society, JCS)

至今仍用 CMD 的病名。JCS 在最新的指南中提出,由 CMD 引起的心绞痛被称为 MVA,并同意由冠状动脉血管运动障碍国际研究小组于 2018 年提出的 MVA 的国际诊断标准。不仅如此,JCS 指南还对 CMD 的概念作出了详细说明:CMD 是一种综合征,包括冠状动脉微血管和血管外因素的结构和功能变化导致冠状动脉血流受损,最终导致心肌缺血和梗死等多种情况。不仅限于缺血性非阻塞性冠状动脉疾病(ischaemia with non-obstructive coronary arteries, INOCA)和非梗阻性冠状动脉心肌梗死,CMD 在原发性心肌病、心尖气球样变综合征(Tako-Tsubo 综合征)、射血分数正常的心力衰竭(heart failure with normal ejection fraction, HFnEF)等心血管疾病的发生发展方面都扮演了重要的角色。同时,根据临床情况对 CMD 进行的分类,同意 Camici PG 等学者所提出的 4 种 CMD 类型。在主诉运动或休息时出现类心绞痛症状并进行冠状造影的患者中,有些病例在心外膜冠状动脉内既没有发现阻塞血流的严重狭窄病变,也没有发现冠状动脉痉挛,根据指南,这些病例被诊断为 MVA,并被认为是 CMD 临床分类中的 1 型 CMD。

四、冠状动脉微血管疾病

早在 2013 年,ESC 在其发布的《稳定性冠状动脉疾病管理指南》中已经使用过"冠状动脉微血管疾病"一名。目前,微血管功能障碍是本病的主要病理生理机制这一观点已经受到公认。根据这个特点,我国中华医学会心血管病学分会于 2017 年发布了《冠状动脉微血管疾病诊断和治疗的中国专家共识》,并建议将此病命名为冠状动脉微血管疾病。

1. 中国首个 CMVD 专家共识 迄今为止,国际上尚无专门针对 CMVD 的指南或共识,我国临床医师对于此病的病因、发病机制、临床分型、诊断、治疗和预后等诸方面的认识仍存在很多误区。由此,经过长达 2 年的讨论、修改,综合了十余位 CMVD 领域资深专家的意见,首个中国 CMVD 专家共识得以发布。共识指出,CMVD 是指在多种致病因素的作用下,冠状前小动脉和小动脉的结构和功能异常所致的劳力性心绞痛或存在心肌缺血客观证据的临床综合征。CMVD 名称的由来是专家组经讨论,认为除去已被淘汰的心脏 X 综合征外,微血管功能异常一词未能涵盖本病的微血管结构异常的特点,因此建议命名为 CMVD。

具体而言,根据 CMVD 的不同病因,共识将 CMVD 分为 3 种类型:①不合并阻塞性冠状动脉疾病的 CMVD(即原发性 MVA);②合并阻塞性冠状动脉疾病的 CMVD;③其他类型的 CMVD。原发性 MVA 又可分为稳定型和不稳定型两个类型,前者的定义是一种临床表现为劳力性稳定型心绞痛,并伴有冠状动脉微血管功能异常的实验室证据,同时排除心外膜下阻塞性冠状动脉病变或其他心血管疾病的综合征。类似于稳定型和不稳定型心绞痛的分类依据,不稳定型原发性 MVA 临床表现为不稳定型心绞痛(unstable angina, UA)或非 ST 段抬高型急性心肌梗死(non-ST segment elevation myocardial infarction, NSTEMI),同时伴有冠状动脉微血管功能异常的实验室证据,并同样需要排除心外膜下阻塞性和痉挛性冠状动脉病变、一过性冠状动脉栓塞、心肌病变或其他心血管疾病。

对于合并阻塞性冠状动脉疾病的 CMVD,共识指出稳定型心绞痛、急诊 PCI 后、急性冠脉综合征均可合并 CMVD。一些稳定型心绞痛,特别是诱发心绞痛的体力活动阈值变异较大、心绞痛发作程度重于冠状动脉狭窄程度所预期的症状的,可能是由心外膜下阻塞性冠状动脉病变和 CMVD 共同导致的。另外,在接受直接 PCI 治疗的 ST 段抬高型急性心肌梗死

（ST segment elevation myocardial infarction，STEMI）患者中，如术后心外膜下冠状动脉再通但心肌再灌注未恢复，这种现象称为"无复流（no-reflow）"。引起无复流的主要原因可能是微血管内皮细胞的肿胀、微血管外间质中由渗出液引起的组织间压增高、血小板聚集和 /或白细胞嵌塞引起的微血管堵塞等。同时，相关研究还发现 CMVD 可能参与了急性冠脉综合征的发病机制，这可能与微血管阻力升高相关。另有研究表明，在 Tako-Tsubo 综合征、HCM、扩张型心肌病、心肌炎、主动脉瓣狭窄、法布里病（Anderson-Fabry disease）、心肌淀粉样变性的患者中，也存在着 CMVD 的临床表现和实验室证据，提示 CMVD 有可能参与了这些疾病的发生发展。

2. 中国首个 CMVD 中西医结合诊治指南 2023 年 5 月，首个针对 CMVD 的中西医结合诊治指南——《冠状动脉微血管疾病中西医结合诊疗指南》由中国中西医结合学会、中华中医药学会、中华医学会联合发布，填补了中西医结合领域对 CMVD 认识的空白。指南对 CMVD 做出了定义：CMVD 是指在多种致病因素的作用下，冠状前小动脉和小动脉的结构和功能异常所致的劳力性心绞痛或存在心肌缺血客观证据的临床综合征，这与 2017 年 CMVD 中国专家共识相一致。类似地，在 CMVD 分类和子类定义上，经以中西医临床关键问题为导向，并客观评价 CMVD 中西医结合诊治证据，广泛征求临床医学、中医学、临床流行病学与临床药学等多学科专家的意见后，得出了同样的分类架构，并对不同分型的 CMVD 中西医结合治疗提出了建议。

该指南对 CMVD 的诊断依据、诊断流程、中医证型及中西医结合治疗方案推荐等级给出了详细的建议，对业界一直存在着的 CMVD 中西医结合方面的问题作出了回答。对于疑似 CMVD 的患者，若心肌成像显示心肌缺血，指南认为进一步检查冠状动脉功能是合理的，这有助于 CMVD 的诊断与风险分层。指南推荐使用负荷 PET、负荷 CMR、负荷超声心动图检查等非侵入性方法用于 CMVD 的诊断和预后评价。同时，CMVD 病变属于中医的"胸痹心痛"范畴，以本虚标实为主要病机，包括肺、脾、肝、肾亏虚导致心脉失养之"本虚"，及寒凝、气滞、血瘀、痰浊之邪阻滞心脉之"标实"，具体可分为气滞血瘀证、痰瘀互结证、气虚血瘀证、阳虚寒凝证四个证型。质量方面则应包括生活方式干预、危险因素管理和中西医结合治疗三方面，其中以在常规西医治疗上联合通心络胶囊、麝香保心丸证据等级较高，适用于 18 周岁及以上 CMVD 患者的中西医结合诊断及治疗，为临床医师识别并治疗 CMVD 提供了依据。

五、小结

自 1973 年以来，CMVD 的概念、定义、诊断标准不断变化，先后以心脏 X 综合征、MVA、CMD、CMVD 等病名进行了阐述。通过整合 CMVD 的定义变迁史，探析其命名内涵及标准，我们认为将这种以冠状前小动脉和小动脉结构和功能异常所致的临床综合征称之为 CMVD 较为恰当。这是因为这种综合征的相关病名应包含病位、病理生理学特点及症状特征三大要素。最早提出的"心脏 X 综合征"的定义不能充分代表冠状动脉微血管疾病，不能完全满足临床和研究的需要，故应代之以旨在包含一组具有 CMD 常见病理生理机制，且足够同质患者的名称。"MVA"一名虽然充分体现了症状的特征，但其内涵和诊断建议几经修改，现在通常被视为 CMVD 的一部分。而 CMD 一名则充分展示了其主要病理生理改变，常常令人联想到一种异常的状态而并非一种慢性疾病。

总而言之，本章节总结了 CMVD 相关病名定义的发展变化情况、内涵及特点，对 CMVD

相关病名的规范化提供了一定参考。对 CMVD 概念较为系统地归纳整理,有助于海内外有关人士加强对 CMVD 病名的认识,减少各种文献中 CMVD 相关病名的杂乱之象。

第二节　冠状动脉微血管疾病流行病学

CMVD 是一种心血管疾病,主要影响冠状动脉的微循环系统。它不同于传统的 CAD,后者主要是由于大血管的阻塞或狭窄导致心肌缺血。CMVD 的病理生理机制复杂,涉及微血管结构和功能的异常、内皮功能障碍、自主神经系统调节异常以及局部炎症反应等多种因素。CMVD 的临床表现通常为心绞痛或胸痛,但在 CAG 中不显示显著的血管狭窄,这使得 CMVD 的诊断和管理面临重大挑战。

近年来,CMVD 在心血管疾病谱系中的地位逐渐被重视,因为越来越多的证据表明 CMVD 与不良的心血管事件(包括心肌梗死、心力衰竭以及猝死等)相关。此外,CMVD 对患者生活质量的影响也不容忽视,特别是女性,其 CMVD 的发生率显著高于男性,这与女性的特异性心血管病理生理机制相关,如小血管病变的倾向、激素水平波动及微循环功能的独特性。

流行病学研究对于 CMVD 的理解至关重要,因为它不仅能够揭示 CMVD 的发生率和患病率,还可以帮助识别高危人群,提供疾病预防和管理的依据。然而,由于 CMVD 诊断的复杂性和研究方法的局限性,目前对其流行病学的认识仍有较大局限。总之,CMVD 是一种具有重要临床意义的心血管疾病,其流行病学研究具有显著的挑战性。本文回顾荟萃分析、系统评价和临床试验等有关 CMVD 研究中的结果(详见表 1-2-1),以便于更深入地了解 CMVD 的流行病学特征,有助于更好地识别和管理这一复杂疾病,为降低全球心血管疾病的负担提供科学依据。

表 1-2-1　CMVD 人群的临床流行病学调查研究

研究	纳入患者数/人	CMVD阳性/人(%)	年龄/岁	女性/人(%)	高血压/人(%)	糖尿病/人(%)	血脂异常/人(%)	当前吸烟者/人(%)
Cassar, 2009	376	170(45%)	49±11	254(68%)	157(42%)	36(10%)	208(55%)	
Godo, 2020	148	91(62%)	44±9	111(75%)	79(53%)	11(7%)	91(62%)	60(41%)
Ford, 2018	151	78(52%)	61±10	111(74%)	125(83%)	29(19%)	120(80%)	24(16%)
Graf, 2006	58	42(72%)	58±10	39(67%)		8(14%)		17(29%)
Hasdai, 1998	203	118(58%)	51(17~78)	158(78%)	59(29%)	8(4%)	88(43%)	28(14%)

续表

研究	纳入患者数/人	CMVD阳性/人(%)	年龄/岁	女性/人(%)	高血压/人(%)	糖尿病/人(%)	血脂异常/人(%)	当前吸烟者/人(%)
Kobayashi, 2015	157	39（25%）	64 ± 12	117（75%）	77（49%）	38（24%）	91（58%）	47（30%）
Kotecha, 2019	23	16（70%）	63 ± 8		6（26%）			
Lee, 2015	137	38（28%）	54 ± 11	107（78%）	74（54%）	32（23%）	87（67%）	11（8%）
Michelsen, 2018	919	241（26%）	62 ± 9	919（100%）	467（51%）	117（13%）	580（63%）	149（16%）
Murthy, 2014	1 218	641（53%）	62（53~69）	813（67%）	894（73%）	363（30%）	663（54%）	121（10%）
Pargaonkar, 2019	155	34（22%）	54 ± 13	119（77%）	68（44%）	26（17%）	90（58%）	23（15%）
Pargaonkar, 2020	88	32（36%）	53	53（60%）				
Quesada, 2020	150	67（45%）	54 ± 12	36（24%）	75（50%）	25（17%）	90（60%）	22（15%）
Safdar, 2020	124	81（65%）	51 ± 11	91（73%）	81（65%）	42（34%）	53（43%）	20（16%）
Sakamoto, 2012	73	12（16%）	65 ± 8	36（49%）	33（45%）	6（8%）	17（23%）	11（15%）
Sara, 2016	926	281（30%）	52 ± 13	567（61%）	371（40%）	59（6%）	485（52%）	111（12%）
Schindler, 2005	72	50（69%）	58 ± 8	28（39%）	50（69%）	3（4%）	30（42%）	18（25%）
Sicari, 2009	394	87（22%）	61 ± 10	223（57%）	238（60%）	69（18%）		120（31%）
Suda, 2019	187	75（40%）	63 ± 12	74（40%）	100（54%）	52（28%）	66（35%）	52（28%）
Taqueti, 2018	201	108（54%）	66（57~79）	130（65%）	152（76%）	129（64%）	66（33%）	16（8%）
Uemura, 2016	61	16（26%）	59 ± 15	18（30%）	37（61%）	15（25%）		37（61%）
Verna, 2018	101	45（45%）	60 ± 11	48（48%）	58（57%）	9（9%）	53（53%）	21（21%）

续表

研究	纳入患者数/人	CMVD阳性/人（%）	年龄/岁	女性/人（%）	高血压/人（%）	糖尿病/人（%）	血脂异常/人（%）	当前吸烟者/人（%）
Solberg, 2019	66	11（17%）	54±9	66（100%）	15（23%）	2（3%）	8（12%）	44（67%）
Schroder, 2019	174	49（28%）	64±10					
Sara, 2019	129	49（38%）	50±12	61（47%）				
Kμmar, 2020	163	107（66%）	57±12	79（48%）	118（72%）	37（23%）	122（75%）	30（18%）
De Vita, 2019	30	18（60%）	67±10	19（63%）	19（63%）	4（13%）	16（53%）	15（50%）
Mygind, 2016	54	20（37%）	62±8	54（100%）	29（54%）		34（63%）	34（63%）
Panza, 1997	66	13（20%）	49±10	44（67%）				
Schroder, 2018	97	37（38%）	62（31~79）	97（100%）				
Reis, 1999	48	29（60%）	54±10	48（100%）	23（48%）	6（13%）	24（50%）	
Kim, 2013	40	11（28%）	53±11					
Ishimori, 2011	18	8（44%）	41±11	18				
Rahman, 2019	85	45（53%）	57±10	66（78%）	25（29%）	11（13%）	23（27%）	12（14%）
Konst, 2020	103	38（37%）	62±9					

一、CMVD 的流行病学概况

在全球范围内，CMVD 的流行病学特征显示出显著的异质性，其患病率和发病率与不同的地理区域、种族、性别、年龄及其他风险因素的差异密切相关。这种疾病往往被称为"隐形的心脏病"，因为其微血管病变在标准的 CAG 中难以发现。这种在诊断方面的挑战加剧了获取 CMVD 流行病学数据的难度。尽管如此，近年来关于 CMVD 的流行病学研究论文的数量仍在不断增加，逐渐揭示了其在不同人群中的分布特点。

二、全球患病率与发病率

随着全球人口老龄化的加剧和生活方式的改变,心血管疾病的发病率整体呈上升趋势,而 CMVD 作为冠心病的一个重要类型,其发病率也可能随之增加。根据现有的研究和资料,我们可以对 CMVD 的全球流行情况有一个大致的了解。CMVD 作为一种相对"隐蔽"的心血管疾病,长期以来未得到足够重视。其患病率在有心绞痛但 CAG 正常的患者中可占 30%~50%。这一数据的准确性受限于 CMVD 不同的诊断标准和研究方法的差异,但无论如何,CMVD 的患病率仍远高于早期估计的数值。

(一)北美

北美,特别是美国的 CMVD 研究数据较为丰富。美国的流行病学研究显示,CMVD 在心绞痛患者中,特别是女性患者中的患病率显著。根据美国心脏协会的数据,约有 20% 的女性心绞痛患者被诊断为 CMVD。随着心血管诊断技术的进步,美国的 CMVD 患病率数据越来越详尽,这使得 CMVD 逐渐成为一个被重视的公共健康问题。此外,CMVD 在老年人群中的高发性进一步增加了该疾病对公共健康的负担。

一项美国心脏协会的科学声明表示,急性心肌梗死(acute myocardial infarction, AMI)病例中,非阻塞性冠状动脉心肌梗死(myocardial infarction with non-obstructive coronary artery disease, MINOCA)的患病率为 5%~6%,也有研究报道 MINOCA 占所有 AMI 的 5%~15%,具体数字取决于所检查的人群。尽管 MINOCA 在心电图上可出现伴或不伴 ST 段抬高,但与 AMI 阻塞性 CAD(AMI-CAD)患者相比,心电图 ST 段偏斜的可能性较小,并且肌钙蛋白升高程度也较小。MINOCA 患者的人口统计学和临床特征与其他 AMI 患者不同。与 AMI-CAD 患者相比,MINOCA 患者通常较年轻。在一项大型系统评价中,MINOCA 患者的平均年龄为 58 岁,而 AMI-CAD 患者的平均年龄为 61 岁。在 MINOCA 患者中,女性的比例较高,占 MINOCA 人数的近 50%,但仅占 AMI-CAD 人数的 25%。患有 AMI 的女性患 MINOCA 的可能性是男性的两倍多,而患有 AMI 的男性则比女性更容易患 AMI-CAD。一项发表于《循环》杂志的研究指出,黑人女性 MINOCA 发病率是白人女性的两倍。ARIC 研究(社区动脉粥样硬化风险研究)数据显示,黑人患者约占 MINOCA 病例的 30%。MINOCA 与 AMI-CAD 患者的传统 CAD 危险因素、临床特征和患病率也不同:MINOCA 患者的血脂异常患病率低于 AMI-CAD 患者;其他传统的 CAD 危险因素,例如高血压、糖尿病、吸烟和心肌梗死家族史,在 MINOCA 患者中较少见。

另一项对胸痛患者冠状动脉疾病预测模型的研究表明,通过 CAG 观察到,高达 70% 的心绞痛患者没有阻塞性冠状动脉狭窄,在大多数这些患者中,CAG 结果正常或接近正常。女性缺血综合征评估(women's ischemic syndrome evaluation, WISE)数据库的估计显示,仅在美国就有 300 万~400 万例出现缺血的体征和症状但不伴有阻塞性动脉粥样硬化的患者的证据。在胸痛和 CAG 结果正常的人群中,CMVD 的发病率为 45%~60%,心肌缺血、心绞痛、心肌梗死和其他心血管事件的发病率和死亡率显著增加。Niya Mileva 等的研究中共纳入 14 427 名患者,他们发现,在没有阻塞性冠状动脉疾病(obstructive coronary artery disease, OCAD)的患者中,大约一半的人有 CMVD 和 / 或冠状动脉痉挛,并且当使用非侵入性或侵入性诊断方法进行评估时,CMVD 患病率相似。

(二)欧洲

欧洲的 CMVD 患病率与北美相似,但也显示出区域差异。例如,在中西欧国家,如英国、德国和法国,CMVD 的研究较为深入,这些国家普遍报道 CMVD 在 CAG 正常的心绞痛患者中占比 30%~40%。然而,在东欧和南欧国家,CMVD 的相关研究较少,这可能与这些地区对心血管疾病的研究重点和医疗资源的分配策略有关。在瑞典等北欧国家,CMVD 的流行病学数据相比之下更为系统化,这得益于这些国家对心血管健康的大力投入和拥有完善的医疗系统。

2012 年欧洲一项包括 11 223 例稳定型心绞痛患者的 7.5 年随访研究显示,入院时近 1/3 的男性和 2/3 的女性患者的 CAG 未发现 OCAD,但无论在男性或女性,CAG 显示正常和 MINOCA 患者的主要心血管事件数和全因死亡率显著高于对照人群,研究者推测,CMVD 可能是导致这些患者预后不良的重要原因。2014 年发表的一项研究发现,在无冠心病病史和无 PET 显示心肌灌注显像异常的 405 例男性和 813 例女性患者中,可以用 PET 测量的 CFR<2 这一指标作为判定是否患有 CMVD 的标准,由该指标判断调查的患者中男性 CMVD 的发生率为 51%,女性为 54%,且 CFR<2 是不良心血管事件的独立预测因素。

(三)亚洲

亚洲的 CMVD 流行病学数据相对零散,但近年来的研究显示出 CMVD 在亚洲人群中独特的分布特点:CMVD 在亚洲女性、糖尿病患者和代谢综合征患者中较为常见。研究表明,亚洲患者更容易表现出 CMVD 的典型症状,但由于诊断资源的限制,很多患者并未被确诊。与西方国家相比,亚洲的 CMVD 患者通常合并了更多的传统心血管危险因素,如高血压、糖尿病等,这可能加重了 CMVD 的症状。

有关亚洲地区 CMVD 的流行病学数据显示,CMVD 的发病率在不同的临床类型中差异较大。由于疾病定义和诊断标准的差异,不同研究报告中 CMVD 的发病率在 10%~80% 不等。在 INOCA 患者中,女性 CMVD 的发病率高于男性。中国的研究数据显示,INOCA 的患病率约为 20%,性别是 INOCA 的危险因素之一。此外,2022 年一项系统性回顾及荟萃分析纳入了包含 14 427 例 INOCA 患者的 56 项研究,通过有创或无创性诊断方法进行微血管功能测定,结果显示,INOCA 患者中有冠状动脉微血管功能障碍的占总数的 41%,有心外膜下冠状动脉痉挛的占 40%,有微血管痉挛的占 24%。女性 CMD 的发生率是男性的 1.45 倍。这些数据表明,在亚洲地区,尤其是中国,CMVD 的发病率较高,且女性患者占比较大这一现象不容忽视。

(四)非洲和拉丁美洲

在非洲和拉丁美洲,CMVD 的流行病学数据较为稀缺。由于这些地区治疗心血管疾病的整体负担较高,加上其诊断资源的不足,CMVD 往往未被识别或被误诊。现有的有限数据表明,在这些地区,女性和糖尿病患者的 CMVD 发病率较高同样是一个重要问题。提高这些地区 CMVD 的诊断和管理水平,是未来公共健康工作的一个重要目标。

研究表明,非洲裔和拉丁裔人群的 CMVD 患病率较高,可能与这些人群中有较多的心血管疾病危险因素有关,加上非洲裔人群的高血压和糖尿病患病率居高不下,这些因素显著增加了 CMVD 的风险。此外,这些种族的微血管反应性和炎症反应差异可能也是 CMVD 高发的原因之一。

三、性别差异

CMVD 在性别分布上显示出显著差异,女性的患病率显著高于男性。这一现象不仅在流行病学数据中反映出来,而且在临床上也有表现。女性患者的微血管功能障碍更为普遍,表现为冠状动脉功能的显著减弱,而 CAG 正常。女性 CMVD 患者通常伴有更高的心血管事件风险,如心力衰竭、心肌梗死和猝死。

(一)女性特异性风险因素

女性 CMVD 患者的特异性风险因素包括激素水平波动、微血管的解剖和功能的差异等。绝经后的女性由于雌激素水平下降,更易发生内皮功能障碍,增加了 CMVD 的患病风险。研究发现,雌激素能促进微血管扩张,具有保护心血管系统的作用,其水平的降低会导致微血管反应性减弱,进而增加 CMVD 的风险。绝经期前后的激素变化对微血管的功能也有显著影响,这解释了女性在特定年龄段更易患 CMVD 的原因。

此外,女性的微血管系统较男性更为细腻且反应性更强,这使得女性更易受心理压力、自主神经功能紊乱及炎症反应的影响。研究显示,女性在经历情绪压力和焦虑时,心绞痛的发作频率更高,严重程度更大,这与 CMVD 的发病机制密切相关。

美国一项大型多中心研究表明,因疑似心绞痛和 / 或负荷试验阳性而选择进行 CAG 的患者中,近 39% 患有非阻塞性 CAD。与男性的发病率(30%~50%)相比,女性的发病率(50%~70%)更高。1998—2009 年间,丹麦东部的 11 223 例心绞痛患者被转诊受 CAG 的回顾性登记中,65% 的女性和 33% 的男性患有 MINOCA。在研究的 10 年内,男性、女性的发病率都在增加,2009 年女性的患病率高达 73%。同样,近三分之二(62%)的女性患者转诊接受 CAG 并参加了美国国家心肺血液研究所赞助的 WISE,结果显示这些女性患者没有明显的阻塞性狭窄。非梗阻性冠心病的女性患者比梗阻性冠心病的女性患者年轻。

一些研究表明,CMVD 倾向于发生在女性群体,可能与雌激素水平的变化有关。这类群体经常因胸痛导致焦虑、体力受限和生活质量下降,从而再次就诊和评估。女性参与相关评估的数量比男性多,可能是女性 CMVD 的患病率高于男性的原因之一。然而,这一领域的研究仍在不断发展,关于性别差异的研究结果尚不一致。研究结果显示大多数有心绞痛症状且是 MINOCA 的患者性别是女性。OCAD 的患病率较低,但与女性的 ST 段抬高型心肌梗死患病率相似。CMVD 不是一种良性疾病,它和主要不良心血管事件(main adverse cardiovascular event,MACE)有关,CMVD 可能导致缺血并增加 INOCA 女性患者的心血管疾病发生率。荟萃分析表明,CMVD 在女性中更为普遍,尤其是在绝经后女性中。其他大型研究表明,虽然女性 CMVD 的患病率高于男性,但两种人群的患病率普遍偏高,并且无论性别如何都与不良结局无关。因此,临床上迫切需要提高对无阻塞性冠状动脉缺血的认识,以便准确诊断和为患者定制管理方式。

CMVD 与 INOCA 与女性的促炎标志物有关。在 WISE 队列中,与炎症相关的新风险变量似乎在 CMVD 中起作用。例如，系统性红斑狼疮和类风湿性关节炎与 CMVD 有关，常见于心绞痛和 CMVD 患者。与男性相比，绝经后女性更容易发生炎症性疾病，这可能导致 CMVD 患病率的性别差异。尽管缺乏大型研究，但越来越多的证据表明，与 OCAD 相比，社会心理压力这一因素对冠状动脉血管舒缩障碍和缺血性心脏病（ischemic heart disease，IHD）的变异表现的影响越来越大。这些因素似乎对不同性别的人有不同程度的影响。与男性相比，女性的高敏 C 反应蛋白（high-sensitivity C-reactive protein，hs-CRP）水平更高，单核细胞和嗜酸性粒细胞计数较低。在男性受试者中观察到贝克抑郁量表认知症状与 hs-CRP 水平升高之间存在显著的正相关，但在女性受试者中没有观察到这一现象。

（二）男性典型风险因素

虽然女性 CMVD 患者的比例较高，但男性的患病情况同样不容忽视。男性 CMVD 患者的典型风险因素包括吸烟、高血压和过度的心理压力。男性 CMVD 患者通常表现为更为严重的运动耐力下降和典型的心绞痛症状。这与男性对疼痛的敏感度和表现形式有关，男性患者的疼痛更易表现为典型的压榨性胸痛，这也导致了 CMVD 在男性患者中的临床识别率较高。

研究还表明，男性 CMVD 患者的微血管病变更容易与传统 CAD（如冠状动脉粥样硬化）共同存在。这种共病的现象使得男性 CMVD 患者在诊断时更易被误诊为典型的冠心病，而忽视了微血管功能障碍的存在。

在 *Circulation* 杂志上，Murthy 等人报告了对转诊评估疑似 CAD 的女性和男性患者的 CMVD 患病率和预后的调查。使用全身 PET 对患者进行评估，并对研究进行半定量分析，以确定梗阻性 CAD 的灌注缺陷。对 PET 结果进一步处理以确定患者静息和应激后的心肌血流。没有冠状动脉疾病史或应激时有明显灌注缺陷证据的患者（总应激评分 <3）被推定为没有阻塞性冠心病，并被纳入预后分析。

这项工作的优势包括大样本量（男性 $n=405$、女性 $n=813$）、CFR 的量化以及客观结局（心源性死亡、心肌梗死、晚期血运重建和心力衰竭住院）的收集。使用 CFR<2.0 来定义 CMVD，他们发现在两性中 CMVD 都非常普遍（>50%），并且与不良结局显著相关。即使在存在亚临床 CAD（例如冠状动脉钙化）的情况下，CFR 仍与不良结局显著相关。CFR 每增加 10%，患 CMVD 的风险就会降低约 20%。这些新数据证实了作者先前关于 CMVD 高患病率和女性不良结局预测的观点，作者将该观点扩展并应用到男性患者人群中。这些发现与评估治疗药物的临床试验结论高度相关，因为该领域缺乏循证数据来为患者的管理提供信息。有必要进一步研究以确定 CMVD 是否显著加强了不良结果，使之超出了传统风险模型（如 Framingham 风险评分）提供的预测。

四、年龄分布

CMVD 可以发生在任何年龄段，根据相关回顾性研究和 Meta 分析，CMVD 患者平均年龄 63.63 岁，相对较高，这是由于 CMVD 的患病率会随年龄增长而增加，故 CMVD 患者主要集中在中老年人群中。由于老年人微血管功能退化、内皮功能产生障碍、炎症反应增加以及代谢状态恶化，更易患上 CMVD。老年 CMVD 患者常常表现出心绞痛和心力衰竭的症状，并伴有其他合并症,如高血压、糖尿病和慢性肾病。值得注意的是,在老年患者中,CMVD 对整体预后的负面影响更为显著,包括更高的住院率和死亡率。

尽管 CMVD 多见于中老年人,但年轻人同样可以受到影响。年轻患者中 CMVD 的主要风险因素包括肥胖、代谢综合征和家族史。由于年轻患者常被认为其患心血管疾病的风险较低,所以在此人群中,CMVD 的识别更具挑战。早期的诊断和干预对于改善年轻 CMVD 患者的长期预后至关重要。

五、影响 CMVD 流行病学的因素

CMVD 的流行病学受到多种影响因素的制约。除了传统的心血管风险因素(如高血压、糖尿病、高脂血症和吸烟等)外,其他因素如炎症、心理压力、睡眠障碍和久坐不动的生活方式也与 CMVD 的发展密切相关。心理压力在 CMVD 中的作用尤其值得注意,研究表明,心理压力这一因素可通过自主神经系统影响微血管功能,从而增加 CMVD 的患病风险。睡眠障碍,如睡眠呼吸暂停,也被认为是 CMVD 的潜在风险因素,因其可能导致反复的氧化应激和内皮功能损害。

(一)高血压和糖尿病

高血压和糖尿病是 CMVD 的两个主要的、传统的危险因素。高血压通过增加微血管壁的压力,导致内皮功能障碍和微血管重构,进而引发 CMVD。糖尿病患者由于血糖控制不良,容易导致微血管的结构和功能改变,包括内皮细胞损伤、基底膜增厚和微血管阻塞。这些病理生理变化直接影响微血管功能,是 CMVD 的重要发病机制。

多种心血管危险因素与 CMVD 患病率增加有关。包括 WISE、改善女性心绞痛和微血管病的诊断和治疗(improving diagnosis and treatment of women with angina pectoris and microvascular disease,iPOWER)和侵入性冠状动脉功能测试(invasive coronary functional testing,ICFT)研究在内的几项大型研究表明,血脂异常、糖尿病都与冠状动脉微血管功能受损有关。CMVD 也更易在炎症性疾病患者人群中发生,62~64 岁人群的高 CMVD 患病率已被证明与炎症的血清生物标志物升高有关。与传统的冠心病风险因素(如高血压、高胆固醇、糖尿病等)不同,CMVD 的风险因素尚不完全明确。一些研究表明,糖尿病、代谢综合征等可能与 CMVD 的发生有关。

高血糖、高血压、血脂紊乱等都对微血管有着不同程度的影响,其中高血糖是最主要的致病因素,微血管的细胞比大血管的细胞更易受到持续高血糖的损害。但单纯的高血糖并不足以完全解释微血管病变,其他未明确的遗传因素和内在的保护机制可能也发挥了重要的作用。糖尿病微血管损伤的主要细胞学机制包括高糖状态下晚期糖基化终末产物(advanced glycation end products,AGE)的形成、多元醇代谢通路的激活、活性氧(reactive oxygen species,ROS)的产生和作用、内质网的应激、蛋白激酶 C(protein kinase C,PKC)通路和肾素 - 血管紧张素 - 醛固酮系统(renin angiotensin aldosterone system,RAAS)的激活等。高血糖诱导细胞内外的变化可能改变信号转导通路,从而影响基因的表达和蛋白质的功能,导致不同靶组织的细胞功能障碍和损伤。

（二）肥胖和代谢综合征

肥胖和代谢综合征在 CMVD 的发病中也扮演着重要角色。肥胖与炎症、内皮功能障碍、胰岛素抵抗等密切相关，这些因素共同作用于微血管功能，增加 CMVD 的患病风险。代谢综合征的核心特征包括腹型肥胖、高血糖、高血压和高甘油三酯血症，这些异常会导致微血管的广泛性功能障碍，表现为微血管反应性减弱和内皮功能损害。

肥胖患者常伴有慢性炎症，这种炎症与内皮细胞的激活和功能障碍密切相关。肥胖还会导致血液中炎症因子［如 C 反应蛋白（C-reactive protein，CRP）、白细胞介素 -6（Interleukin-6，IL-6）和肿瘤坏死因子 α（tumor necrosis factor-alpha，TNF-α）］的增加。这些炎症因子通过促进氧化应激和免疫反应进一步损害微血管功能。

（三）睡眠障碍

睡眠障碍对 CMVD 的流行病学影响已成为心血管健康领域的一个重要研究方向。越来越多的研究表明，睡眠质量差和特定类型的睡眠障碍，如失眠、阻塞性睡眠呼吸暂停（obstructive sleep apnea，OSA）等，可能会显著增加 CMVD 的患病风险。以下是睡眠障碍影响 CMVD 流行病学的具体分析。

1. OSA 与 CMVD　OSA 是一种常见的睡眠障碍，表现为睡眠期间反复出现上气道部分或完全阻塞，导致间歇性低氧和睡眠中断。OSA 与 CMVD 之间的关系已被广泛研究，研究表明，OSA 患者发生 CMVD 的风险显著增加。

OSA 通过多个机制损害微血管功能。首先，OSA 导致的反复低氧状态会引发内皮细胞的氧化应激反应。氧化应激不仅损害内皮细胞，还可以激活炎症途径，导致内皮功能障碍和血管僵硬度增加。内皮功能障碍是 CMVD 的一个核心病理特征，表现在微血管反应性的显著减弱，进而导致心肌缺血。其次，OSA 患者常伴有交感神经系统的过度激活，长期的交感神经兴奋会增加血压和心率，从而加重微血管的压力负荷，进一步损害微血管的结构和功能。此外，OSA 还与代谢异常密切相关，如胰岛素抵抗和血脂异常，这些代谢的异常也会促进 CMVD 的发展。

OSA 的高发性对 CMVD 的流行病学的研究产生了深远影响。研究显示，OSA 在中老年人群中的患病率为 20%~30%；在肥胖患者中，这一比例甚至更高。由于 OSA 与 CMVD 之间的密切关系，OSA 的高发率可能部分解释了 CMVD 在特定人群中的高患病率，例如，在肥胖、老年人群和高血压患者中，CMVD 的患病率显著增加，这与 OSA 在这些人群中的高发率相一致。

2. 失眠与 CMVD　失眠是另一种常见的睡眠障碍，表现为入睡困难、睡眠维持困难或早醒。长期失眠不仅影响患者的心理健康，还会引起多种心血管疾病。近年来的研究表明，失眠与 CMVD 之间也存在潜在的关联。

失眠通过多种途径影响微血管健康。首先，失眠会导致慢性低水平炎症，这种炎症状态可以激活内皮细胞，导致内皮功能障碍。炎症因子如 CRP、IL-6 等的水平在失眠患者中常常升高，这些炎症因子通过促进血管炎症和血栓的形成来增加 CMVD 的风险。其次，失眠与交感神经系统的异常激活密切相关。失眠患者常表现为交感神经兴奋性增加，夜间血压和心率较高。神经系统长期处于激活状态会增加心血管系统的负担，导致微血管功能的损害。

此外,失眠还与心理应激、抑郁、焦虑等情绪障碍相关,这些情绪障碍本身就是 CMVD 的危险因素,这进一步加重了失眠对 CMVD 的负面影响。

失眠在成人中的患病率为 10%~30%,在女性、老年人和慢性病患者中更为常见。这一高发病率对 CMVD 的流行病学的研究有重要影响。由于失眠与 CMVD 之间的潜在关联,失眠的高发病率可能解释了某些特定人群中 CMVD 的高患病率的原因。例如,女性和老年人的 CMVD 患病率较高,可能部分归因于这些群体中普遍存在的失眠。

3. 睡眠障碍的多重共存与 CMVD 风险　许多患者同时患有多种睡眠障碍,如失眠与 OSA 的共存,这种多重睡眠障碍的共存会进一步增加 CMVD 的风险。研究显示,失眠和 OSA 的共存会导致更严重的内皮功能障碍、更高的血压和更大的心血管风险。多重睡眠障碍的存在可能使 CMVD 的诊断和管理更加复杂,也解释了某些患者中 CMVD 的严重性和难以控制性。

(四)心理压力

冠心病患者中焦虑、抑郁等精神心理问题的发生率较高。近年来,大量的专家达成共识,已将焦虑、抑郁等心理应激作为心血管系统疾病的独立危险因素。荟萃分析结果表明,在稳定性冠心病患者中,心理应激性心肌缺血的发生率为 70%。目前仍缺乏关于心理应激与 CMVD 的大样本流行病学调查数据,但是从小样本临床试验中可以发现,心理应激和 CMVD 的发病率都较高,并且二者之间存在着密切的联系。

急性心理应激如愤怒、紧张、恐惧、自然灾害、恐怖袭击等突发的压力介质与患者因介质而受影响的精神相结合可以诱发心血管系统疾病。多项研究结果表明,急性心理应激引起的 CMD 与 Tako-Tsubo 综合征的发病机制密切相关。有 Tako-Tsubo 综合征病史的女性患者再次受到急性心理刺激后,微血管会出现过度收缩及痉挛,在急性期静脉注射腺苷(微血管扩张剂)可显著改善患者的心肌血流灌注情况。另外,急性心理应激会影响血管内皮功能,增加冠状动脉硬度,并导致已确诊冠心病患者的微血管收缩。因此急性心理应激与冠状动脉血管相关疾病的发生关系密切。

慢性心理应激主要是指长时间的焦虑、抑郁等精神心理状态,这些持续的慢性心理刺激会干扰机体正常的生理和认知功能,从而对身体健康产生负面影响。大量的研究结果已经证实了焦虑、抑郁等慢性心理应激与较高的心血管疾病危险因素和心血管事件发生风险密切相关。Vermeltfoort 等评估了 20 例具有典型心绞痛症状但 CAG 结果正常的 CMVD 患者的焦虑程度与心肌缺血严重程度的关系,结果发现具有高特质性焦虑的患者心肌缺血的程度更重。还有研究结果表明 CMVD 患者的焦虑、抑郁评分和精神心理疾病患病率明显高于健康对照组,与阻塞性冠心病患者相比,CMVD 患者被诊断出患有抑郁、焦虑和躯体化功能障碍等合并症的概率更大,并且生活质量更低。

综上,目前国内尚无 CMVD 的大规模流行病学数据,其发病率和预后意义尚不明确。这主要是由于缺乏统一、标准化的诊断方法,以及缺乏精确的流行病学调查工具。由于 CMVD 的症状通常不具有特异性,可能会被误诊为其他心脏疾病,从而增加了流行病学研究的难度。

为了更全面地了解 CMVD,需要进行更深入的流行病学研究。这些研究不仅有助于我们了解 CMVD 的发病率、患病率、危险因素和预后,还可以为 CMVD 的诊断和治疗提供更准确、有效的依据。同时,公众对 CMVD 的认识和重视程度也需要提高,通过加强对 CMVD 的宣传和教育,可以帮助人们更好地预防和治疗 CMVD,从而降低不良心血管事件的风险。

第三节　冠状动脉微血管疾病的临床分型

2007 年,Camici PG 等人首次提出了 CMVD 的临床分类。这种分类方法将其分为四大类。第一类是无心肌病或阻塞性心外膜冠状动脉疾病的原发性 CMVD。第二类是合并心肌疾病但无阻塞性心外膜冠状动脉疾病的 CMVD,如 HCM、扩张型心肌病、高血压、主动脉狭窄和浸润性心肌病。第三类是合并阻塞性心外膜冠状动脉疾病的 CMVD,如稳定性冠状动脉疾病和急性冠脉综合征(acute coronary syndrom,ACS)。第四类是因冠状动脉再通而形成远端栓塞的医源性功能障碍的 CMVD。在此基础上,Ong P 等人提出第五类是移植后的 CMVD,并提出该类 CMVD 是导致长期原位心脏移植幸存者死亡的主要原因。各种分型及致病机制见表 1-3-1。

表 1-3-1　冠状动脉微血管功能障碍的临床分型及致病机制

临床分型	致病机制
第 1 类:无心肌病或阻塞性心外膜冠状动脉疾病的原发性 CMVD	微血管重构
	内皮功能损伤
	平滑肌功能不良
第 2 类:合并心肌疾病但无阻塞性心外膜冠状动脉疾病的 CMVD	微血管重构
	平滑肌功能不良
	舒张期灌注时间减少
	血管壁外压缩
	血管壁浸润
	血管稀疏
	血管周围纤维化
第 3 类:合并阻塞性心外膜冠状动脉疾病的 CMVD	内皮功能损伤
	平滑肌功能不良
	管腔堵塞(微栓塞)
第 4 类:因冠状动脉再通而形成远端栓塞的医源性功能障碍的 CMVD	管腔堵塞(由斑块和血栓碎屑导致的微栓塞)
	自主神经功能障碍
第 5 类:移植后的 CMVD	心外膜冠状动脉的内膜增生
	心肌内小冠状血管的内侧增厚

近年来,CMVD 的防治越来越受到人们的重视,随着研究的不断深入,有必要对 CMVD 的分类进行规范统一。2017 年,我国发布的《冠状动脉微血管疾病诊断和治疗的中国专家

共识》将其分类简化为以下三种类型：不合并阻塞性冠状动脉疾病的 CMVD、合并阻塞性冠状动脉疾病的 CMVD 以及其他类型的 CMVD。

一、不合并阻塞性冠状动脉疾病的 CMVD

又称为原发性 MVA，此类患者一般伴有动脉粥样硬化的多种危险因素，如糖尿病、高血压、高脂血症、肥胖、吸烟、家族遗传、慢性炎症等。这些危险因素的作用机制包括内皮细胞依赖性和非依赖性，其共同作用导致微血管功能异常，进而促使冠状动脉微血管收缩以及 CFR 降低。类似于一般冠心病心绞痛的分类，原发性微血管性心绞痛可分为原发性稳定型微血管性心绞痛（primary stable microvascular angina，PSMA）和原发性不稳定型微血管性心绞痛（primary unstable microvascular angina，PUMVA）两种类型。

（一）原发性稳定型微血管性心绞痛（PSMA）

1. 定义 临床表现为劳力性稳定型心绞痛，伴有冠状动脉微血管功能异常的实验室证据，同时排除心外膜下阻塞性冠状动脉病变或其他心血管疾病。

2. 临床表现 主要症状是劳力相关的胸痛，病情在 1~3 个月内相对稳定，即每日和每周心绞痛发作频率大致相同，诱发心绞痛的劳力强度和情绪激动的程度大致相同，每次心绞痛发作的性质和部位无明显改变，疼痛持续时间相仿，使用硝酸酯类药物可在相近时间内起效。PSMA 很难与严重冠状动脉狭窄患者的胸痛症状完全区分，但一般具有以下特点：①多见于女性，占 CMVD 患者的 56%~79%，且多见于绝经后的女性；②绝大多数心绞痛为劳力诱发，较少表现为静息性胸痛；③单次心绞痛持续时间较长，半数以上持续超过 10 分钟，停止运动后心绞痛仍持续数分钟；④心绞痛发作时含服硝酸甘油效果不佳，甚至部分患者服药后症状加重。

3. 诊断 PSMA 的诊断要点如下。

（1）主要或仅由劳力诱发的典型心绞痛症状，胸痛持续时间通常超过 10 分钟，且含服硝酸甘油的治疗效果不佳。

（2）负荷超声心动图检查无节段性室壁运动异常，但至少存在以下一项心肌缺血的客观证据：自发或劳力诱发的典型胸痛伴随心电图 ST 段压低、心肌负荷单光子发射计算机断层成像（stress myocardial perfusion single-photon emission computed tomography，SPECT）提示可逆性的心肌灌注缺损、多普勒超声或 CMR 检查发现负荷相关的 CFR 减低（<2.0）、CMR 或 PET 检查发现有心肌缺血的代谢性证据。

（3）CAG 正常或接近正常、管壁不规则且 <20% 的管腔狭窄。

（4）如临床高度疑诊 CMVD 但 CFR≥2.0，可在严密监护下向冠状动脉内注射乙酰胆碱进行激发试验，若未发现心外膜下冠状动脉痉挛，但出现心绞痛症状和心电图缺血型 ST-T 改变，可确诊 CMVD。

（5）需要排除非心源性胸痛和其他心脏疾病，如变异型心绞痛、心肌病、心肌炎或瓣膜病。

4. 预后 既往小样本临床研究显示 CMVD 患者预后良好，但近年来大样本长期随访研究证明，无论是主要心血管事件，还是全因死亡率，CMVD 患者都显著高于对照人群，表明对 CMVD 患者进行早期诊断和正确治疗具有重要的临床意义。

（二）原发性不稳定型微血管性心绞痛（PUMVA）

1. 定义 临床表现为 UA 或 NSTEMI，并伴有冠状动脉微血管功能异常的实验室证据。需排除心外膜下阻塞性或痉挛性冠状动脉病变、一过性冠状动脉血栓形成、心肌病变或其他心血管疾病。

2. 临床表现 主要症状包括反复发作的胸痛，通常在静息状态下发生，患者或在凌晨痛醒，或在轻度体力活动后出现胸痛。心绞痛的诱发阈值不恒定，且在 1 个月内发作频率显著增加，每次发作持续时间延长且程度加重。胸痛可能持续 1~2 小时，含服硝酸甘油后症状可能得不到有效缓解。心电图和动态心电图监测（holter monitoring）可显示缺血型 ST-T 改变，并呈动态演变。5%~10% 的非 ST 段抬高型急性冠脉综合征（non-ST-segment elevation acute coronary syndrome，NSTE-ACS）患者尽管有急性胸痛，但 CAG 显示正常或接近正常，这一比例在女性患者中可高达 30%。MVA 是这些症状的主要原因。

3. 诊断 患者表现出典型的 UA 或 NSTEMI 症状；使用硝酸酯类药物效果不佳或无效；心电图显示缺血型 ST-T 改变并有动态演变；血清肌钙蛋白水平可能轻度升高；CAG 显示正常或接近正常；乙酰胆碱激发试验未发现心外膜下冠状动脉痉挛，但出现典型心绞痛和心电图缺血型 ST-T 改变；需排除冠状动脉一过性血栓形成或急性心肌炎。

4. 预后 回顾性研究表明，NSTEMI 患者中，CAG 显示正常或接近正常的，在 1 年随访期间的死亡（或心肌梗死）率和再次住院率分别为 1.2% 和 8.4%。然而，PUMVA 的患者在已统计的患者中的具体比例尚不明确，因此其长期预后的状况仍不清晰。

二、合并阻塞性冠状动脉疾病的 CMVD

这类患者存在心外膜下阻塞性冠状动脉病变，症状表现为心绞痛持续时间更长、程度更剧烈。即使在 PCI 解除心外膜冠状动脉狭窄后，患者仍可能出现心绞痛和心电图缺血型 ST-T 改变，并有冠状动脉微血管功能异常的实验室证据。

（一）稳定型心绞痛

当 CMVD 合并心外膜下阻塞性冠状动脉病变导致稳定型心绞痛时，临床表现如下。

1. 心绞痛持续时间较长，且诱发心绞痛的体力活动阈值变异较大，含服硝酸甘油通常不能缓解。

2. 尽管患者存在心外膜下阻塞性冠状动脉病变，但其心绞痛的程度往往比预期的更为严重。

3. PCI 治疗成功后，早期负荷试验若仍呈阳性，可能提示 CMVD 的存在（而晚期负荷试验呈阳性则常提示再狭窄病变）。

4. PCI 治疗解除心外膜冠状动脉狭窄后，若患者的 CFR 仍 <2.0，或冠状动脉内乙酰胆碱激发试验未引发心外膜下冠状动脉痉挛，但出现典型心绞痛和心电图缺血型 ST-T 改变，即可确诊合并 CMVD。

（二）急性冠脉综合征（ACS）

近年来的研究发现，该类患者破裂斑块远端的微血管出现缩窄，这一现象可能与斑块破裂后激活了血小板,进而引发微栓塞或血小板、内皮细胞、单核/巨噬细胞、中性粒细胞释放缩血管、促炎和促黏附因子,增加微血管阻力有关。抗血小板药物能有效改善微血管灌注。因此,CMVD 可能在 ACS 的发病机制中起作用。

(三)急诊 PCI 后 CMVD

STEMI 患者经直接 PCI 治疗后,如心外膜下冠状动脉再通但心肌再灌注未恢复,则被称为"无复流(no-reflow)"或冠状动脉微血管阻塞(coronary microvascular obstruction, CMVO),这是 CMVD 的类型之一。鉴于检测技术和人群的不同,CMVO 的发生率为 5%~50%。CMVO 患者的急诊 PCI 预后较差,表现为心肌梗死早期并发症、左心室重构、晚期心力衰竭、住院率和死亡率的升高。下列情况提示存在 CMVO:①PCI 后 TIMI 心肌灌注帧数(TIMI myocardial perfusion frame count, TMPFC)血流分级 0~2 级;②PCI 后 TIMI 心肌灌注分级(thrombolysis in myocardial infarction myocardial perfusion grade, TMPG)0~2 级;③术后 90 分钟心电图 ST 段上抬幅度的回降 <50%;④出院前 SPECT 显示心肌局部无灌注区,CMR 显像显示钆首次通过灌注缺损或钆延迟显像增强。

三、其他类型的 CMVD

近年来的研究表明,CMVD 在多种心脏疾病中均有临床表现和实验室证据,包括 Tako-Tsubo 综合征、HCM、扩张型心肌病、心肌炎、主动脉瓣狭窄、Anderson-Fabry 病和心肌淀粉样变性。这些发现提示 CMVD 可能参与了这些疾病的发病机制。

2023 年发布的《冠状动脉微血管疾病诊断和治疗中国专家共识》将 CMVD 分为四种主要类型和九种亚类型,见表 1-3-2。

表 1-3-2 CMVD 的临床分类

临床分型	亚型
第 1 型 与心肌缺血相关的 CMVD	与非阻塞性冠状动脉缺血(INOCA)相关的 CMVD
	与冠状动脉阻塞性心肌缺血(ischemia with obstructive coronary artery, IOCA)相关的 CMVD
第 2 型 与心肌梗死相关的 CMVD	与非阻塞性冠状动脉心肌梗死(MINOCA)相关的 CMVD
	与阻塞性冠状动脉心肌梗死(myocardial infarction with obstructive coronary arteries, MIOCA)相关的 CMVD
第 3 型 与血运重建相关的 CMVD	与急诊 PCI 相关的 CMVD
	与择期 PCI 相关的 CMVD
	与冠状动脉搭桥术(coronary artery bypass graft, CABG)相关的 CMVD
第 4 型 与非动脉粥样硬化性心脏病相关的 CMVD	合并心肌肥厚的 CMVD
	不合并心肌肥厚的 CMVD

第二章 冠状动脉微血管疾病的当代医学认识

第一节　冠状动脉微血管的解剖学基础和协调机制

一、冠状动脉微血管的解剖学基础

（一）冠状动脉的结构与功能

心脏的血液供应来自冠状动脉,起于主动脉根部主动脉窦内,分左右两支,行于心脏表面。左冠状动脉起于主动脉左冠窦,向左行于左心耳与肺动脉干之间,然后分为LAD和左回旋支(left circumflex artery,LCx),少数人在左冠状动脉骨干的分叉处可发出中间支。LAD发出对角支向左下斜行分布于左心室前壁,粗大者也可至前乳头肌。LAD主要供应左心室(left ventricle,LV)前壁和室间隔的前三分之二的血液,约占左室心肌总量的40%,而LCx主要供应左室外侧壁(约占左室心肌总量的20%)的血液。右冠状动脉(right coronary artery,RCA)起于主动脉右冠窦,行于右心耳与肺动脉根部之间,再沿冠状沟右行,绕心锐缘至膈面的冠状沟内。一般在房室交点附近或右侧,发出后降支,部分人血管继续延伸为左室后支。RCA供应右心室、左室后壁和室间隔部的血液,约占左室心肌供血总量的40%。向下形成主干及以及一级分支行走于心外膜下或心外膜深面,二级分支以下垂直穿入心肌,不断分出细小分支,为心肌细胞提供血液(彩图2-1-1)。

冠状血管由内膜、中膜、外膜三层结构组成。内膜位于最内层,非常光滑,保证血液能够无阻力地流动。其由内皮细胞构成,细胞分泌的多种生物活性物质可以调节血管张力。中膜是血管壁的主要组成部分,主要由平滑肌细胞、弹性纤维和胶原纤维构成。其中平滑肌细胞通过收缩和舒张来调节血管的直径和血流量。弹性纤维和胶原纤维则增加了血管壁的弹性和强度。外膜是血管壁的最外层,主要由疏松结缔组织构成,其中包含血管神经、淋巴管和血管滋养管,外膜为血管提供了保护和支撑作用,同时也参与血管的营养和代谢。冠状动脉血管壁的这三层结构共同协作,确保了血管的正常功能和健康。然而,当这些结构受到损伤或发生病变时(如动脉粥样硬化等),会导致血管狭窄或阻塞,进而影响心脏的血液供应,引起一系列心血管疾病。

冠状动脉的主要功能是为心脏提供足够的营养和能源,以维持心脏不停地搏动,保证心脏的血液运输正常进行,同时促进血液循环流动,将血液当中的营养充分运输到身体的各个部位。冠状动脉的功能具体包括以下几个方面。①为心肌供应氧气和营养。冠状动脉向心肌提供富含氧气和营养的血液,确保心肌细胞有足够的能量进行收缩,维持心脏正常的功能。②维持心脏的正常节律。能为心肌提供血液和氧气,确保心脏传导正常的电信号,维持稳定的心脏节律,避免心律失常的发生。③保持心脏的正常收缩力。冠状动脉提供的血液和氧气满足心肌细胞的代谢需求,能够使心肌产生足够的力量进行强有力的收缩,保持正常的心脏收缩功能。④冠状动脉还有降低心肌缺血风险、排除代谢产物等作用。

（二）冠状微循环系统的结构与功能

冠状动脉系统根据功能和直径分为三个节段。

1. 心外膜下冠状动脉　位于近端,血管内径 0.5~5mm,具有储存和血流传导功能,对冠状动脉血流(coronary blood flow, CBF)的阻力很小。在心脏收缩期血容量增加 25% 时,心外膜冠状动脉血管张力逐渐增加。舒张早期,此血管张力转化为血流动能,使收缩期被挤压关闭的心肌内血管重新打开。

2. 前小动脉　血管内径为 100~500μm,管腔内压力随着长度增加而逐渐下降,由于其位于心肌外且脉壁较厚,其血管舒缩功能不受心肌代谢产物的直接调控,因此近端前小动脉对于压力的变化敏感而远端前小动脉对于流量的变化敏感。当心外膜冠状动脉灌注压和 / 或血流量改变时,小动脉起源处的血管内压力变化很小,因此可以通过血管舒张收缩稳定冠状小动脉的压力。

3. 微小动脉　位于远端,血管内径 <100μm。远端血管内压力较近端明显下降,并且其血管张力受心肌代谢产物影响,是心肌血流(myocardial blood flow, MBF)代谢调节的主要部位。因此可以根据心肌代谢的需求调节血管张力和血流量。前小动脉和微小动脉共同构成了冠状动脉微循环系统,冠状动脉微血管的直径通常在几十微米到几百微米之间,这些微小血管的管壁相对较薄,但具有丰富的弹性纤维和胶原纤维,使其具有良好的弹性和韧性。此外,冠状动脉微血管还具有一定的自我调节能力,能够根据心肌的代谢需求调整血流供应。

冠状动脉微血管系统由前小动脉、微小动脉和冠状动脉毛细血管床组成。前小动脉由几层血管平滑肌细胞(vascular smooth muscle cells, VSMC)组成,主要调控血管的收缩和舒张,可以影响冠状动脉的血流和阻力变化,对于流量相关的刺激(如血管舒张)尤为敏感,可将血液输送至各个组织。微小动脉位于毛细血管之前,富含平滑肌细胞,血管阻力较大,对于血管内压力变化最为敏感,血管压力的改变可引起小动脉张力的快速变化,是冠状动脉自我调节的重要环节。前小动脉可通过调控流向毛细血管的血流量和血压,为血管内外物质的交换提供稳定的血管内环境。

冠状动脉微循环:冠状动脉微循环指连接冠状动脉和冠状经脉之间的微循环网,由微动脉、微静脉和毛细血管网组成。冠状动脉微循环系统具有灌注压高、血流量大、气体和物质交换率高的特点,是调节心肌血流,控制血管阻力,维持供血供氧,处理心肌代谢物的重要调控中枢。该系统可随心动周期呈周期性变化,确保心肌细胞得到充分的氧气和营养物质供应,以满足其代谢需求。

冠状动脉微血管系统作为 CBF 调控中的重要环节,体现在以下几个方面。①供血功能。冠状动脉微血管的主要功能是向心肌细胞提供氧气和营养物质。当心肌细胞需要更多的能量时,微血管会扩张以增加血流供应,从而满足心肌的代谢需求。②代谢调节功能。冠状动脉微血管还能够根据心肌细胞的代谢状态调节血管张力。例如,当心肌细胞缺氧或缺血时,微血管会扩张以增加血流供应,促进氧气和营养物质的输送。同时,微血管还能够通过释放一些生物活性物质来调节心肌细胞的代谢活动。③抗炎和修复功能。冠状动脉微血管在炎症反应和损伤修复过程中也发挥着重要作用。当心脏受到感染或损伤时,微血管会释放一些抗炎因子和生长因子来抑制炎症反应和促进组织的修复与再生。

冠状动脉微血管作为心脏供血系统的重要组成部分,其解剖学基础对于理解心脏的功能和疾病具有重要意义。对冠状动脉微血管的起源、分布、结构和功能等方面的深入研究,可以更好地理解 CMVD 的发病机制和治疗方法,为其预防和治疗提供有力的科学依据。

二、冠状动脉微血管的协调机制

心脏的动力源于一个复杂的动脉网络,该网络通过动脉灌注为身体活动提供所需的氧气与营养。冠状动脉微循环系统中的冠状动脉微血管是产生冠状动脉血管阻力的主要位置,通常随着血流量的增加而舒张,远端前小动脉随着灌注压降低而舒张。在小动脉随着心肌耗氧增加或进一步的心肌缺血而引起舒张时,近端的前小动脉也可以发生血流介导的舒张,从而使 CBF 在血流速度及血液黏度变化的情况下保持相对恒定的压力。冠状动脉微循环系统的功能调节是一个复杂而精细的过程,其主要通过血液调节、全身与局部代谢调节、神经-体液调节、肌源性调节等机制相互作用、互相制衡,从而使心脏获得供血,满足心脏对氧气和营养物质的需求。

(一)血液调节机制

冠状动脉包括心外膜下冠状动脉、前小动脉、小动脉和毛细血管。心外膜下冠状动脉主要负责血流传输,在心外膜冠状动脉灌注压或血流量发生改变时,前小动脉和属于冠状动脉微血管前小动脉的小动脉通过血管舒缩稳定小动脉的压力。由于其近端对压力敏感,远端对流量敏感,所以冠状动脉的舒缩受到多种调节机制的影响,包括血流介导的血管扩张、CBF 自动调节、心肌耗氧量和心肌代谢的水平影响冠状动脉的舒缩等。此外,冠状动脉反应性充血和冠状动脉血流量储备也对维持冠状动脉微血管内压力的稳定有重要意义。

冠状动脉微血管舒张与收缩主要取决于血管内皮细胞释放的舒血管因子与血管收缩因子,各类因子相互作用、互相制衡,从而维持 CBF 压力的相对恒定。CBF 增加刺激内皮细胞释放血管活性物质,如一氧化氮(nitric oxide, NO)、内皮依赖性超极化因子(endothelium-dependent hyperpolarization factors, EDHF)、前列环素、抗凝血酶Ⅲ和组织纤溶酶原激活剂等,导致血管扩张。研究发现,NO 由内皮 NO 合成酶(endothelial nitric oxide synthase, eNOS)生成。作为 VSMC 舒张剂,NO 可增加细胞内 cGMP,进而促使钙激活钾通道及 ATP 敏感钾通道开放,引起胞内钙离子减少,从而介导血管舒张。EDHF 可导致 K^+ 通道开放,进而引起超极化和平滑肌细胞舒张,在血流介导的前小动脉的舒张方面起着重要的作用。前列环素可以通过激活腺苷酸环化酶,促进环腺苷酸的形成而实现扩张血管的作用。在心肌代谢不变的前提下,心外膜下冠状动脉灌注压或血流量发生改变时,冠状动脉血流量通过自动调节机制保持恒定,以维持冠状动脉微血管内的压力稳定。心肌耗氧增加时,多种神经递质及血管内皮细胞产生的 NO、EDHF、前列环素、内皮素等多种细胞因子会使阻力血管充分扩张，从而满足心肌供血的需求，形成冠状动脉反应性充血。在一项动物实验中，当一条主要的心外膜下冠状动脉短暂闭塞后再行开放时，冠状动脉血流量显著增加，这种现象称为反应性充血。研究结果显示，冠状动脉阻塞 10~15 秒后的反应性充血的最大流量可为阻塞前的 4~5 倍。

（二）代谢性调节

心肌的代谢水平是冠状动脉微循环调节的重要因素。正常情况下心脏的能量主要通过氧化磷酸化作用产生。由于心肌细胞对氧化磷酸化产生的能量高度依赖，因此心脏活动量的增加几乎与需氧量的增加相平行。心肌的耗氧量与其代谢水平密切相关，为了满足心肌对氧的需求，冠状动脉微循环会通过调节血流量来适应心肌代谢的变化。当心肌代谢需求增加时（如运动或情绪激动时），冠状动脉微血管会扩张以增加血流量，从而满足心肌对氧气和营养物质的需求。因此冠状动脉微循环系统常常受到心肌代谢物，如腺苷、乳酸、缓激肽等的调节，并且通过心脏代谢的需求改变心肌灌注循环以满足心肌细胞广泛且快速变化的氧需求。

冠状动脉微循环的代谢调节是一个复杂而精细的过程，它通过心肌代谢产物的浓度变化来调节冠状动脉微血管的舒张和收缩，从而满足心肌对氧的需求。在静息状态下，冠状动脉阻力血管的张力很大，此时 CBF 处于低水平，当 CBF 及心肌耗氧量水平发生改变，各种神经递质、血管壁产生的活性物质、血液中的活性物质都可以作用于冠状动脉微循环系统中的血管，进行相应的调节。其中，腺苷被认为是调节冠状动脉微循环的关键物质之一：当心肌代谢增加时，生成的腺苷也会增加，进而刺激冠状动脉微血管的舒张。除此之外，神经末梢所的释放神经递质，局部的内皮细胞和血管外膜细胞产生的活性物质（如 NO、前列环素、EDHF 和内皮素、组胺、激肽类和白细胞三烯等），以及血液循环中的血小板产生的血栓素 A_2、5-羟色胺可以释放或存在于血液循环中，根据人体心肌摄氧量调节血流的变化，保证机体正常的血流与供氧。所以血管舒张和冠状动脉窦氧分压及血氧饱和度的减少呈负相关，而血管收缩与冠状动脉窦氧分压及血氧饱和度的增加呈正相关。心肌代谢产物可以引起微小血管舒张，从而降低血管总体的压力和末梢前小动脉的压力，这又反过来引起肌源性血管舒张。在冠状动脉微循环障碍的发病过程中，代谢调节功能可能会受到损害，导致心肌缺血等严重后果。

（三）神经-体液调节

冠状动脉微血管的神经-体液调节是一个复杂而精细的生理过程，涉及交感神经、副交感神经、迷走神经以及多种体液因素，其中，交感神经和副交感神经在冠状微血管系统的血流调节中发挥着重要的作用。

在运动情况下，冠状动脉微循环系统中的交感神经系统释放神经递质（如去甲肾上腺素），并且与一系列突触后膜上的受体（如 α 和 β 受体）结合，介导冠状动脉大血管收缩，同时介导冠状动脉微循环系统小血管舒张，从而防止心外膜的过度灌注。交感神经调节机制介导的微循环血管的舒张常常与代谢产物的介导效应叠加，副交感神经调节机制介导的血管舒张则不依赖心肌代谢的变化。副交感神经的舒血管作用由 NO 介导，并且由颈动脉窦压力感受器和化学感受器反射性激活。副交感神经通过释放乙酰胆碱等神经递质促进 NO 的释放,进而实现舒血管作用。研究发现,L-NAME[N(G)-硝基-L-arginine 甲酯]能够特异性抑制 NO 的合成,从而抑制因乙酰胆碱或迷走神经刺激引起的冠状动脉舒张。迷走神经兴奋时,可以直接使冠状动脉舒张。心肌代谢产物,如腺苷、乳酸等,能够刺激冠状动脉微血管,使其舒张,从而增加心肌的血流量。此外,缓激肽作为一种代谢产物也可以扩张冠状动脉,其作用比腺苷强 50~100 倍。同时,pH 降低(酸中毒)和血内 CO_2 分压的增高可使冠状动脉血流量稍增多,血液内 K^+ 浓度轻度升高也会使冠状动脉血流量增多,但 K^+ 的浓度过高则使冠状动脉阻力增加,血流量减少。

冠状动脉微血管的神经-体液调节中交感神经兴奋通常导致大血管收缩并介导微血管舒张,而副交感神经及迷走神经兴奋则引起血管舒张。同时,心肌代谢产物和其他体液因素也通过不同的机制参与调节冠状动脉的微循环。这一调节过程对于维持心肌正常的供血和代谢至关重要。

(四)肌源性调节机制

冠状动脉微血管的肌源性调节是一种重要的生理机制,它主要依赖于血管平滑肌细胞的舒缩活动来影响冠状动脉的血流。当代谢需求不变而灌注压力变化时,冠状动脉循环的血流量趋向于保持恒定的速度,这种现象被称为自动调节机制,也称为肌源性调节。

冠状动脉微血管的肌源性调节主要通过血管平滑肌细胞的舒缩活动来实现。当心肌代谢需求增加(如运动或情绪激动)时,平滑肌细胞减少收缩,导致血管舒张,从而增加冠状动脉的血流。当灌注压下降时,心外膜下血管的自身调节作用优于心内膜下血管,因此对低灌注压的不良影响更为敏感。自身调节的原理可能是远端前小血管的肌源性反应:灌注压降低时血管舒张,增高时则收缩,此反应在冠状动脉微循环中更为明显。压力持续升高时,可能激活 Na^+、K^+、Ca^{2+} 的内流,进而导致细胞膜的去极化,使压力依赖性钙通道聚集,又进一步增加 Ca^{2+} 内流。与此同时,牵拉会引发细胞膜磷脂水解,促进细胞内钙离子释放,最终导致球蛋白轻链激酶激活,引起肌细胞收缩。

冠状动脉微血管的肌源性调节是一个复杂而精细的过程,它涉及血管平滑肌细胞的舒缩、代谢产物的调节、微动脉静息张力、机械压力的作用以及流体源性的调控等多个方面。这种调节机制有助于维持 CBF 的稳定,确保心肌得到充足的血液供应。

冠状动脉微血管的调节机制是一个复杂的过程,涉及多个机制和因素,这些机制共同作用以确保心肌的灌注和微循环血流的稳定性。

第二节　冠状动脉微血管疾病发病机制

一、冠状动脉的结构和生理特征

冠状动脉是一个连续的血管网络,由四段功能不同的血管段组成,前小动脉和小动脉构成了心脏的大部分阻力回路,负责调节和分配血流,以配合冠状动脉毛细血管局部组织代谢的动态需要。

前小动脉、小动脉、毛细血管构成冠状动脉微循环。当血流从主动脉流向冠状窦时，压力逐渐下降，10% 的压力降低发生在心外膜下冠状动脉，30% 发生在前小动脉，40% 发生在小动脉，20% 发生在毛细血管和小静脉。因此，冠状动脉微循环在调节冠状动脉灌注压力和血流方面起到了关键的作用。

CFR 是指冠状动脉接近扩张的最大程度时，CBF 或 MBF 与静息状态下相应指标的比值，是测量整个冠状动脉系统储备功能的整体指标。其临界值应低于 2.0。

CFR 受四个因素的影响：静息状态的冠状动脉或心肌血流量、单位体积心肌内阻力血管的横截面积、冠状动脉血管外的压力和冠状动脉灌注压。

在临床实践中，影响静息状态下的冠状动脉或心肌血流量的因素有：年龄、性别、心肌耗氧量（心率和血压）、药物、血管内皮功能是否异常、心肌是否发生纤维化；在充血状态下，已知会影响冠状动脉或心肌血流量的因素包括：年龄、冠状动脉是否充分扩张、冠状动脉灌注压、咖啡因及其衍生物、微血管解剖重构、微血管张力的增减、血管外张力的增减、血管内皮功能是否异常、心肌是否发生纤维化等。

不同冠状动脉节段的血管舒缩受不同机制调节，具体如下。

1. 血流介导的血管扩张 / 血流依赖性血管扩张　剪切应力诱导的血管舒张作用是由内皮依赖性血管舒张因子介导的，主要发生在心外膜下冠状动脉和前小动脉水平，当血流剪切应力上升时，内皮细胞释放 NO、EDHF 和前列环素，诱导血管扩张。

2. CBF 自动调节　在心肌代谢不变的前提下，尽管冠状动脉灌注压在较大的范围内（60~100mmHg）波动，但冠状动脉血流量几乎保持不变，这种现象称为自动调节。该现象的具体机制尚不明确，可能涉及前小动脉远端的肌源性反应，即冠状动脉灌注压上升时，前小动脉收缩，反之则扩张。

另外，代谢性机制也起关键作用，组织器官对血流的需求取决于相应组织器官的代谢水平，代谢水平越高，血流灌注的需求越高。心脏活动加强时，局部心肌组织代谢物如腺苷、二氧化碳、乳酸、氢离子、钾离子等增多，而氧分压下降，使冠状动脉微血管和毛细血管前括约肌舒张，增加单位时间内冠状动脉微循环的灌注量，改善血氧供应并加速代谢产物外运。

3. 心肌耗氧量　与静息状态相比，冠状动脉的最大供氧能力可增加至 5 倍，这是由于心肌耗氧量增加时，冠状动脉阻力血管可充分扩张，以满足心肌的氧需求，这种机制称为功能性充血。多种细胞因子参与这一机制，其中包括循环中的神经递质、血管内皮细胞产生的 NO、EDHF、前列环素、内皮素等、血管外膜细胞产生的组胺、激肽、白介素、5- 羟色胺以及血小板产生的血栓素 A_2 等。

4. 心肌代谢产物　低氧可诱导腺苷产生，腺苷通过刺激平滑肌细胞的腺苷 A_2 受体使冠状动脉显著扩张。当心肌缺血缺氧时，代谢产物的堆积首先会使冠状小动脉扩张，使冠状动脉阻力和前小动脉的压力降低，触发冠状动脉的肌源性反应，从而使血管进一步扩张，血流剪切力上升，触发血流介导的血管扩张，促使心外膜下的冠状动脉和较大的前小动脉扩张。这种级联式的调节机制确保了在病理状态下的某种调节机制失调时，其他机制能发挥代偿作用，以预防心肌缺血的发生。

二、CMVD 病理机制

CMVD 的发病机制复杂多样,总结见表 2-2-1,不同分类的 CMVD 的主要发病机制不同,总结见表 2-2-2。这些机制在不同临床条件下有所不同,但冠状动脉微血管功能障碍是由功能和/或结构改变引起的,其相对重要性因临床环境而异;在同一情况下几种不同改变可以并存。

表 2-2-1 CMVD 的发病机制

病变层面	变化	病因
结构性	管腔阻塞	ACS 或血管再通后微血栓
	管壁通透性	浸润性心肌病
	血管重构	高血压、HCM
	血管减少	主动脉瓣狭窄,高血压
	血管周围纤维化	主动脉瓣狭窄,高血压
功能性	内皮功能障碍	吸烟、糖尿病、高脂饮食
	平滑肌细胞功能障碍	高血压、HCM
	自主神经功能障碍	冠状动脉血管再通
血管外	血管外的压迫	主动脉瓣狭窄,高血压,HCM
	舒张期灌注时间缩短	主动脉瓣狭窄

表 2-2-2 CMVD 的分类及主要发病机制

分类	临床分类	主要发病机制
第 1 型: 无心肌疾病或阻塞性心外膜冠状动脉疾病的原发性 CMVD	存在 CMVD 风险因素 MVA	内皮功能损伤 平滑肌功能不良 微血管重构
第 2 型: 合并心肌疾病但无阻塞性心外膜冠状动脉疾病的 CMVD	HCM 扩张型心肌病 Anderson-Fabry 病 淀粉样变性 心肌炎 主动脉瓣狭窄	微血管重塑 平滑肌功能不良 血管壁外压迫 舒张期灌注时间减少 血管壁浸润 血管稀疏 血管周围纤维化
第 3 型: 合并阻塞性心外膜冠状动脉疾病的 CMVD	稳定心绞痛 ACS	内皮功能障碍 平滑肌功能不良 管腔阻塞(微栓塞)
第 4 型: 因冠状动脉再通而形成远端栓塞的医源性功能障碍的 CMVD	PCI 术后 冠状动脉移植术	管腔阻塞(由斑块和血栓碎屑导致的微栓塞) 自主神经功能障碍

（一）冠状动脉微循环的结构异常

冠状动脉微血管的重构与狭窄最常见于左心室肥厚（HCM、主动脉瓣狭窄和高血压）患者。高血压和 HCM 的主要特征是弥漫性的微血管重构，影响整个左心室，但肥厚的部位不同（即对称性肥厚和不对称性肥厚），并且可能累及右心室。血管壁的重构导致管腔内面积增加，伴有管腔变窄，微小冠状动脉阻力增加，CFR 下降。

遗传因素如 RAAS、过氧化物酶体增殖物激活受体及内皮素等基因的多态性；血流动力学因素如持续血压升高引起的剪切应力的变化；神经体液机制如高血压状态下 RAAS 的激活，细胞因子、黏附分子及内皮素等的高表达以及炎性细胞的积聚等，这些因素和机制均可引起血管内皮功能的损伤，促进成纤维细胞和血管平滑肌细胞的增殖，导致不同程度的内膜和中膜增厚、血管周围纤维化、壁内小动脉重构和狭窄、毛细血管床变稀疏，最终导致冠状动脉微循环阻力增加，冠状动脉血流量下降。

（二）微血管阻塞

冠状动脉粥样斑块的碎屑、微血栓和中性粒细胞 - 血小板聚集可导致 CMVO。CMVO 可能的机制有三种：远端栓塞、与缺血再灌注相关的损伤和个体易感性。常见的高风险因素包括慢性心房颤动、感染性心内膜炎、人工心脏瓣膜、心脏肿瘤和 PCI，其中，微血管栓塞常见于急诊 PCI 术中和大隐静脉桥血管 PCI 治疗过程中。其中远端栓塞发生机制如下。

1. 冠状动脉急性闭塞造成内皮细胞急性缺氧和剪切应力降低，继发一系列生化及代谢改变（如细胞无氧糖酵解增加、细胞内酸中毒和钙超载、ROS 和炎症因子释放增加等），可导致内皮细胞肿胀、破坏，血管通透性增加，血管舒张反应丧失，平滑肌细胞收缩，最终引起微血管损伤和阻塞。

2. 介入操作或其他干预会引起微小血栓及粥样斑块碎屑脱落，导致远端冠状动脉微血管堵塞。

3. 心肌细胞凋亡、心肌水肿和炎症可能引起微血管受压，导致红细胞外渗和心肌内出血。

4. 微小血栓和白细胞 - 血小板聚集可能引起冠状动脉微血管收缩。

研究发现，冠状动脉微栓塞在 PCI 的每个手术阶段都可以观察到，NSTEMI 患者 PCI 术后的全身炎症反应和微血管损害比没有发生 NSTEMI 的患者更加严重。这种现象是因为发生 NSTEMI 的患者的血小板黏附并聚集在发炎的微血管内皮上，释放出多种分子，如血栓素和 ROS 等，进一步加重内皮功能的损伤。

活化后的血小板表达衍生高迁移率族蛋白 B1（high mobility group box 1，HMGB1）、ROS 和整合素，支持中性粒细胞胞外诱捕网（neutrophil extracellular traps，NETs）的形成，从而进一步促进血栓形成，导致组织损伤、血管闭塞和无菌性炎症，这一机制可能在微血栓的形成和无复流现象中起核心作用。此外，血小板和内皮细胞之间还分别通过 Ⅱ 型跨膜糖蛋白（CD40 ligand，CD40L）及其受体相互作用，介导局部炎症，诱发微血管血栓的形成。

（三）冠状动脉微循环功能异常

1. 内皮依赖性血管舒张受损　无论是在静息状态还是氧耗增加的状态下，内皮细胞在冠状动脉微循环的血流调控中都起重要作用,尤其是在前小动脉水平。内皮细胞状态的改变可能会损害静息或负荷增加状态下的 CBF。

越来越多的证据表明,内皮细胞在调节血管张力、血小板活性、白细胞黏附、血管平滑肌增生等方面发挥着不可或缺的作用。内皮依赖性血管舒张功能障碍在伴有心血管疾病危险因素(如糖尿病、血脂异常、肥胖和吸烟等)或动脉粥样硬化风险因素的患者中更为常见,主要表现为 NO 和其他内皮源性舒张因子的生成减少和 / 或降解增强,导致内皮介导的血管舒张能力受限,并可能涉及 VSMC 的舒张受损。

内皮细胞通过合成和释放血管活性因子,包括血管扩张剂前列腺素(前列环素等)、NO 和 EDHF 等,以及血管收缩介质,如内皮素 -1(endothelin-1, ET-1),来调节血管舒缩活性。NO、EDHF 和前列腺素等在调节血管张力中发挥着关键作用,是导致内皮依赖性冠状动脉微循环功能障碍的重要原因。内皮来源的 NO 主要介导心外膜冠状动脉的血管舒张,而 EDHF 是冠状动脉微血管内皮依赖性血管舒张的主要介质,能扩张冠状动脉阻力血管,在 CMVD 的发病中比 NO 更加重要。

在内皮功能正常的情况下,乙酰胆碱和生理刺激因素(如运动等)诱导内皮细胞合成 NO 来舒张血管,使冠状动脉心外膜和微血管循环血管扩张,从而导致冠状动脉血流量和心肌灌注增加。然而,内皮功能障碍时,乙酰胆碱则结合毒蕈碱样受体刺激 VSMC,导致血管收缩痉挛。

2. 内皮非依赖性血管舒张受损　内皮非依赖性的机制仍待研究,可能涉及 VSMC 松弛受损以及血管收缩激动剂(如 ET-1)释放增加、VSMC 对正常血管收缩刺激的敏感性增强和自主神经活动异常。这些异常可能导致冠状动脉对血管扩张物质的反应性降低,CFR 下降。已有证据表明,在糖尿病、代谢综合征、血脂异常、高血压、肥胖、肾病和心肌病患者和吸烟人群中,冠状动脉对罂粟碱、腺苷或双嘧达莫的冠状动脉舒张作用反应减弱。冠状动脉舒张主要是由血管平滑肌松弛介导的,对其反应减弱则提示内皮非依赖性血管扩张受损。

3. 微血管痉挛　微血管痉挛常见于心绞痛或非阻塞性冠状动脉粥样硬化所致的 AMI 患者。冠状动脉微血管痉挛主要归因于 Rho 相关激酶(Rho-associated kinase, ROCK)诱导的肌球蛋白轻链磷酸化,血管收缩激动剂(如 ET-1 和 5- 羟色胺)分泌增加以及炎症状态导致的冠状动脉微血管收缩反应性增加。值得注意的是,微循环的功能反应性还可受到其他变量的影响,如心率、舒张时间、驱动血压和左心室肌力。

4. 心脏交感神经元功能障碍　自主神经功能障碍包括交感神经激活次数增加,血管收缩次数增加和 / 或支配心脏和血管(包括微血管)的自主神经纤维受损。α 和 β 肾上腺素能受体在血管内皮细胞和平滑肌细胞水平调控冠状动脉循环。在静息状态下,CBF 仅由非神经来源的机制调节,因此交感神经的调节能力有限。

然而,在运动过程中,交感神经可能会释放去甲肾上腺素并调节冠状动脉张力。β 肾上腺素能刺激激活冠状动脉微循环中的 β_2 肾上腺素受体,促进冠状动脉扩张,以补偿心肌耗氧量的增加。相反,α 肾上腺素能刺激血管收缩,但 α_2 受体除外:α_2 受体大量分布于微血管,当位于内皮细胞上时与血管舒张有关。当冠状动脉内皮功能障碍时,α_1 肾上腺素能介导的血管收缩更为突出,从而导致 CBF 降低和心肌缺血。

三、分子机制

（一）血流动力学改变：压力和剪切力改变

血管内皮层直接受到血流动力学的影响：高血压会加速冠状动脉中动脉粥样硬化斑块的形成和心脏微血管的内皮功能障碍；高腔内压力会引起离体小冠状动脉和小动脉收缩。这在一定程度上可以保护远端微循环系统（包括毛细血管床），改善由于高液压（或过滤压力）引起的水肿发展。然而，这还会增加血流速度，从而增加了上游大血管和分支点内皮的剪切应力。

血流动力学对内皮细胞具有广泛的机械和分子信号效应，影响其形态和血管舒缩功能。内皮细胞通过"感知"并"转导"异常的物理力，将其转化为细胞信号事件，引发血管损伤。

然而，在理解机械转导和化学信号之间的相互作用方面（如风险因素在不同血管床中引起对剪切应力的反应中如何发挥关键作用）仍然存在重大挑战。

（二）炎症

在生理条件下，白细胞不受内皮细胞的激活。然而，炎症会严重改变内皮细胞与白细胞之间的相互作用，炎症介导的内皮细胞活化的特征是 NO 的生物利用度下降、ROS 的产生增加、血小板和白细胞与内皮的黏附增强（由于内皮细胞黏附分子，如 P 选择素，的上调和内皮屏障功能的丧失引起），进而持续并增强局部炎症反应。多种趋化因子和细胞因子参与炎症反应，白细胞介素 IL-1、IL-6 和 TNF-α 都是炎症级联的关键介质。炎症介导的内皮细胞活化不仅对心外膜血管的内皮层造成有害影响，同时也是引起 CMVD 的重要原因。ROS（如超氧化物）来源于 NADPH 氧化酶、黄嘌呤氧化酶、线粒体呼吸功能以及未偶联的 eNOS，在 NO 生物利用度的衰减中起关键作用，其与炎症反应相关，在高胆固醇血症小鼠中可能与调用应激激活的蛋白激酶有关，如 JNK。

促炎循环微粒还能进一步加剧全身性炎症，这些微粒被认为是 NO 调节、细胞因子释放以及单核细胞募集的原因。此外，对于合并阻塞性冠状动脉的 CMVD，局部炎症会产生一些使动脉粥样硬化纤维帽易于破裂的蛋白水解酶，对身体产生有害影响。

NO 的生物利用度降低会加剧氧气的消耗，引发一系列信号事件连锁反应，导致心脏纤维化和心肌细胞僵硬。炎性内皮激活对其他内皮扩张机制，特别是依赖于超极化的内皮依赖性扩张（EDH 型扩张）的影响尚不清楚。EDH 型扩张即 EDHF 通过作用于平滑肌细胞膜，激活钙依赖性钾通道，使平滑肌细胞的细胞膜超极化，抑制电压门控钙通道的开放，从而引起血管舒张。EDH 型扩张是内皮依赖性血管舒张的重要机制，在微循环中最为重要。不同的心血管风险动物模型的实验研究也揭示了小动脉内皮扩张机制从 NO 转变为 EDH 型扩张，而不是整体反应受损。类似地，在患者体内微循环中也发现了内皮信号传导的可塑性。

（三）线粒体氧化应激

尽管导致 CMVD 的机制并不完全清楚，但 ROS 的过度产生和积累被认为是驱动 CMVD 发生发展的关键致病因素，尤其是在 2 型糖尿病或高血压患者中，因其内皮细胞氧化应激水平显著增高,被认为是导致这类患者微血管内皮功能障碍的重要因素。

高血压时血管紧张素Ⅱ(angiotensinⅡ,AngⅡ)的水平升高,激活 PKC 依赖的还原型烟酰胺腺嘌呤二核苷酸 / 烟酰胺腺嘌呤二核苷酸磷酸(NADH/NADPH)氧化酶系统,诱导超氧阴离子(O_2^-)的水平升高。而在其他刺激因素(如高糖、高脂肪、炎症因素)的作用下,血管内皮细胞中的促氧化酶,如黄嘌呤氧化酶、NAD(P)H 氧化酶、PKC 的活性也升高,抗氧化剂谷胱甘肽的生成减少,导致 ROS 的水平升高。

内皮细胞通过释放血管活性物质,如血管舒张剂(NO 等)和血管收缩剂(ET-1 等)来调节血管舒缩活性。ROS 的过度积累会干扰 NO 信号通路,从而降低 NO 的生物利用度,最终导致微血管内皮功能障碍。NADPH 氧化酶(NADPH oxidase,NOX)异构体和线粒体是调控 ROS 的主要系统。NOX 的激活导致 ROS 的产生,并触发线粒体内 p66Shc 的磷酸化和易位。在哺乳动物中,p66Shc 是一种促凋亡蛋白,可通过改变线粒体的生物能特性刺激 NOX 的活性,从而引起 ROS 生成的恶性循环。

体外和体内研究表明,细胞内 ROS 浓度的增加能促进过氧亚硝酸盐自由基中 NO 的转化,并使 eNOS 解偶联,将其活性从 NO 的合成转化为 ROS 的生成,从而激活 RhoA/ROCK 途径,导致 NO 介导的血管舒张功能受损,ET-1 血管收缩的活性增强。RhoA/ROCK 途径是另一个与 ROS 合成密切相关的途径,其可通过调节钙离子的敏感性和收缩肌丝的磷酸化从而调节平滑肌收缩,使 VSMC 过度收缩。因此,该途径被认为是冠状血管易发生痉挛的原因之一。RhoA/ROCK 途径还能通过在 VSMC 和内皮细胞中诱导促炎介质的产生而加剧炎症反应。近年来,除了经典的氧化还原相关蛋白直接参与外,还发现了其他蛋白参与 ROS 相关通路引起微血管内皮细胞损伤的调控,具体如下。

(1)高糖条件刺激 ROS 积累,同时激活叉头框蛋白 O3a(forkhead box protein O3a,FOXO3a),一方面 FOXO3a 可以降低 ROS 水平,另一方面又可以抑制 B 细胞淋巴瘤 -extra large(B-cell lymphoma-extra large,Bcl2-xL)蛋白的表达水平,最终引发心脏微血管内皮细胞(cardiac microvascular endothelial cell,CMEC)凋亡。

(2)Bax 抑制剂 1(Bax inhibitor-1,BI-1)与多种线粒体功能有关,BI-1 可以通过抑制 XO/ROS/F- 肌动蛋白(F-actin)信号通路调节线粒体融合,从而减轻缺血 - 再灌注引起的 CMECs 损伤。

(3)缺氧 / 复氧损伤通过 SR-Ca2+-XO-ROS 信号轴诱导 CMEC 氧化损伤,而通过激活 PI3K/Akt/survivin 通路可以逆转该信号轴,以减轻 CMEC 氧化损伤。此外,在缺氧 / 复氧模型中,ROS/ 丝裂原激活蛋白激酶(mitogen-activated protein kinase,MAPK)信号通路激活早期生长反应因子 1(early growth responsive gene-1,Egr-1)向细胞核的易位,启动下游基因的表达,从而导致 CMEC 损伤。胸腺素 β4(thymosin beta 4,Tβ4)是一种普遍存在的蛋白,已被认为和调节多种细胞信号通路和多种细胞功能有关,Tβ4 可以通过 miR-200a-Nrf2 信号通路途径减弱缺氧 / 复氧诱导的 CMEC 损伤。

此外,在衰老过程中发现的表观遗传修饰,通过激活 B 淋巴细胞的核因子 κB(nuclear factor kappa-light-chain-enhancer of activated B cell,NF-κB)和黏附分子的表达,增加 ROS 的生成,减少抗氧化酶的表达,促进促炎细胞因子的增多,从而进一步加重氧化应激。

综上所述,ROS 在 CMEC 损伤中的作用机制是多层次的,可能与细胞的氧化应激、ROS 的相对水平以及时空关系有关。在 ROS 水平较低的情况下,直接参与线粒体氧化还原平衡的抗氧化相关蛋白（如谷胱甘肽）可能发挥主要调控作用；而当 ROS 水平积累到一定程度并打破氧化还原平衡时，ROS 可能更多地作为一种信号分子，激活下游蛋白和信号通路，引起生物反应。目前，ROS 在 CMEC 损伤机制中所涉及的下游通路还有待进一步研究。但可以确定的是，细胞的应激背景（如缺氧、高糖、高游离脂肪酸、炎症）及其程度对 ROS 介导的信号调节和细胞结局有重要影响。

（四）一氧化氮合酶信号通路失调

NO 是一种关键的血管功能稳态调节剂，由 L- 精氨酸（L-arginine）在一氧化氮合酶（nitric oxide synthase，NOS）的催化下合成。目前已知内皮细胞中存在两种 NOS，即 eNOS 和诱导型一氧化氮合酶（inducible nitric oxide synthase，iNOS）。eNOS 是一种 Ca^{2+} 依赖性酶，可催化低水平（纳摩尔水平）的 NO，常在血管功能的稳态调节中发挥作用；iNOS 是一种不依赖 Ca^{2+} 的酶，受细胞因子和内毒素的调节。可催化高水平（微摩尔水平）的 NO 参与多种病理生理过程。

内皮细胞在应激状态下，细胞内的 Ca^{2+} 迅速释放，Ca^{2+} 与钙调素结合形成复合物激活 eNOS。eNOS 在辅助因子如黄素单核苷酸（flavin mononucleotide，FMN）、黄素腺嘌呤二核苷酸（flavin adenine dinucleotide，FAD）、四氢生物蝶呤（tetrahydrobiopterin，BH4）、血红素的调控下，将 L-arginine 末端胍基的氮原子氧化生成 NO。NO 的半衰期短，能迅速释放到血液中，与 VSMC 的血红素结合，从而激活鸟苷酸环化酶（guanylate cyclase，cGMPase），增加 cGMP 的水平。cGMP 被蛋白激酶 G（protein kinase G，PKG）激活后，可以起调节血管舒张，维持血管稳态的作用。

目前，尼可地尔是治疗 CMVD 引起的心绞痛的首选药物，其作用原理是激活血管平滑肌中的 cGMP 酶，增加 cGMP 的产生，从而引起冠状动脉舒张，改善微循环。影响 NOS 信号相关底物和辅因子的活性将直接干扰 NOS 信号通路。动物实验发现，增加 CMEC 的四氢生物蝶呤水平可减轻因糖尿病引起的 NO 依赖性血管舒张损伤。

ROS 作为 CMEC 损伤的重要病理因素，其积累会加速 NO 的降解。CMEC 活性氧清除剂的干预可显著提高 NO 的生物利用度，改善微血管功能，提示 ROS 对 NOS 信号通路具有负调控作用。

此外，一些信号通路也参与 NOS 活性的调控。研究发现激活 PI3K/AKT（又称作蛋白激酶 B 或 PKB）信号通路也可以激活 eNOS，从而促进 CMEC 释放 NO，最终减轻缺血再灌注对微血管功能的损害。PI3K/AKT 信号通路在缺氧条件下被激活。激活的 PKB 在其 473 位丝氨酸残基上发生磷酸化，使 eNOS 在其 1177 位的丝氨酸（Ser1177）发生磷酸化，从而激活 eNOS，进而促进 CMEC 释放 NO，最终减轻缺氧引起的血管功能障碍。此外，PI3K 抑制剂 Wortmannin 会降低 CMEC 的 eNOS 活性。

（五）微血管屏障损伤

心脏冠状动脉微血管屏障与血管内皮细胞、血管基底膜、周细胞相关。血管内皮细胞的水通道蛋白 1（aquaporin-1，AQP1）是水通过细胞的主要途径，也是血管内皮细胞质膜微囊（caveolae）和细胞间缝隙连接时血浆白蛋白漏出的主要途径。

caveolae 是由细胞膜内陷形成的微囊，质膜微囊蛋白 -1（caveolae-1）是 caveolae 的血管内皮细胞表面的标志性蛋白。血浆白蛋白和 caveolae 内的白蛋白受体糖蛋白 60（glycoprotein 60, gp60）结合，活化其下游的 Src 蛋白和 caveolae-1，加速 caveolae 的胞吞过程，完成血浆白蛋白经由血管内皮细胞漏出的过程。内皮细胞间缝隙连接包括紧密连接、黏附连接、通道连接三个部分。紧密连接包括咬合蛋白（occludin）、闭合蛋白（claudin）和连接黏附分子（junctional adhesive molecule, JAM）三种蛋白，其通过形成同源二聚体并与胞质中的紧密连接蛋白（zonula occludens protein 1, ZO）连接，并连接在丝状肌动蛋白（filamentous actin, F-actin）上；黏附连接主要是血管内皮钙黏蛋白（vascular endothelial-cadherin, VE-cadherin）通过形成同源二聚体并与胞质中的层黏连蛋白连接，层粘连蛋白也与骨架蛋白 F-actin连接。

心肌缺血再灌注损伤后，Rho 激酶活化，细胞骨架蛋白 F-actin 重新排列，连接蛋白分布改变且细胞间断裂，这些变化可以增加微血管的通透性，引起微血管屏障损伤。微血管屏障损伤包括质膜微囊增加、细胞间缝隙连接蛋白低表达和重排、血浆白蛋白和水漏出微血管外，形成微血管水肿而导致的心肌管流量减少。

（六）血小板活化

临床研究证实血小板活性与缺血-再灌注期间微血管水平相关。因此，对大部分患者而言，血小板在 PCI 术后功能性和结构性 CMVO 中起重要作用。

血小板可能会通过形成远端微栓塞，并黏附在再灌注的毛细血管、小静脉内皮或附着的白细胞上，从而损害微血管水平的血流；通过促进血管收缩剂、有毒分子以及大量炎症介质的释放，从而进一步增强内皮细胞的活化和单核细胞、循环白细胞的募集。血小板黏附发生在完整的发炎微血管中。氧化应激、内皮细胞活化以及伴随的滚动和牢固黏附的白细胞的募集是微循环中血小板黏附到内皮的常见特征，介导这种相互作用的分子是 P-选择素和 P-选择素糖蛋白配体 1（P-selectin glycoprotein ligand 1, PSGL-1）或糖蛋白 Ib 和血管性血友病因子（von willebrand factor, VWF）。

黏附在内皮细胞内膜上的血小板变成了促进炎症过程的效应器。它们从预先形成的颗粒中释放大量的蛋白质，用来合成生物活性分子（ROS，血栓素等）或将其从膜上脱落（例如 CD40L），从而促进了表达黏附分子，例如白细胞-内皮相互作用的细胞间黏附分子 1（intercellular adhesion molecule-1, ICAM-1）的内皮细胞的进一步激活。血小板 CD40L 与内皮 CD40 受体的相互作用在炎症相关的微血管血栓形成的诱导中尤为重要，这在一项关于野生型小鼠和 CD40/CD40L 缺陷型小鼠的小静脉和小动脉的实验中得到了证实。除了通过黏附内皮引起的效应外，活化的血小板还可以通过引起 HMGB1 的增加，进而增强中性粒细胞胞外陷阱（NETs）的发生。一项大鼠缺血再灌注实验研究表明，心肌"无复流"小鼠中，NET 介导的微血栓的形成明显增加。

（七）雌激素水平对 CMVD 的影响

相关研究表明，女性绝经后 CMVD 的患病率与男性趋于一致。雌激素能够促进微血管的新生、重构，加强创面愈合能力，主要通过对血管内皮细胞的直接作用调节血管的发生和通过激活 eNOS 的活性增加 NO 的生物利用度，减少 ROS 的产物实现其作用。另外，当血管内皮细胞受损后，也可通过内皮祖细胞的运动和成熟内皮细胞的活性加速其再生。

四、疾病病理机制

（一）不合并阻塞性冠状动脉疾病的 CMVD

INOCA 的主要危险因素包括血脂异常、肥胖、代谢综合征和糖尿病。非阻塞性 CAD 中 CMVD 的机制尚不完全清楚，但它们涉及微血管的功能和结构变化。

内皮功能障碍是 CMVD 发病的关键诱导因子，研究发现，在猪代谢失调模型中，NO 生物利用度降低导致内皮依赖性血管舒张减弱，而血管收缩剂对 ET-1、前列腺素 H_2 和血栓素 A_2 的反应增加。代谢失调和 INOCA 之间的病理生理联系是引起 CMVD 的重要因素。

代谢性综合征患者的交感神经活动增加，可引起 α 肾上腺素能性冠状动脉血管收缩。在高血压前期和代谢综合征患者中，RAAS 的激活也会增加冠状动脉循环中 Ang Ⅱ 介导的血管收缩，脂肪细胞来源的游离脂肪酸和瘦素也会导致肾上腺素能张力升高。此外，实验研究表明，脂肪细胞和血管周围脂肪组织来源的脂肪因子，如瘦素、抵抗素、IL-6 和 TNF-α 是有效的促炎分子，可直接或通过增加 ET-1 的产生促进内皮细胞氧化应激，损害内皮功能和 NO 的生物利用度。

微血管结构的改变也会导致 CMVD 的发生。研究发现，患有代谢综合征的 Ossabaw 猪对腺苷的反应迟钝，其心肌微血管密度降低，血管向内重构，毛细血管稀疏，离体冠状动脉肌原性张力增强，最终导致冠状动脉充血血流受损。

综上所述，在不合并阻塞性冠状动脉疾病的 CMVD 患者中，微血管功能障碍、阻力动脉向内重构和血管密度降低均可减少血流储备，并产生局部缺血。

（二）合并阻塞性冠状动脉疾病的 CMVD

在合并阻塞性冠状动脉疾病的 CMVD 患者中，除了因其心外膜动脉狭窄引起血流灌注量减少，冠状动脉微循环的阻力也限制了最大冠状动脉血流量。冠状动脉微循环障碍包括血管张力和结构的异常，从而进一步引起 CFR 下降。实验研究表明，主动脉瓣狭窄后灌注压的降低可以引起远端微血管的结构和功能改变，包括冠状动脉阻力血管向内重构及远端狭窄冠状动脉和毛细血管变稀疏。

在 CABG 患者的心肌中可见毛细血管稀疏现象，这是血运重建术后功能恢复不良的预测指标。对猪构建心肌梗死模型，发现其 LAD 闭塞 90 分钟后就可以检测到微血管稀疏，并且可以通过输送干细胞或干细胞衍生产物部分恢复。对猪的冬眠心肌血运重建几周后发现，其静息血流正常化，但对代谢应激（即大剂量多巴酚丁胺输注）的血流反应仍然迟钝。

缺血 - 再灌注损伤通常由局部微血管反应介导。在再灌注后的初始阶段，所有微循环段活化的内皮细胞产生更多的 ROS 和更少的 NO。ROS 和 NO 失衡导致炎症介质（如血小板活化因子、肿瘤坏死因子）的产生和释放，并增强介导白细胞 - 内皮细胞黏附的黏附分子的生物合成。

缺血再灌注损伤的一个重要特征是微血管损伤（microvascular injury, MVI），它与缺血相关，发生于梗死核心区，并在再灌注过程中发展。MVI 与冠状动脉闭塞时间、再灌注前血栓溶解心肌梗死（thrombolysis in myocardial infarction, TIMI）评分、高血糖状态和年龄有关。从组织病理学的角度来看,MVI 的特征是存在微血管阻塞、渗漏和高通透性,直到心肌内出血（其特征是红细胞外渗）。微血管渗漏是 MVI 的一个重要后果,因为它涉及的心肌面积大于急性缺血。此外,微血管渗漏的延伸与心室重构和心室腔扩张的严重程度有关。

一般认为心外膜事件先于微血管功能障碍,是微血管功能障碍的原因。然而,CMVD 也可能影响心外膜动脉血流的血液流变学特征,使 CAD 恶化,形成恶性循环。短暂或永久性微血管功能障碍限制了冠状动脉血流量,导致内皮功能和剪切应力的改变,并加剧心外膜水平的血栓形成,进一步加重心肌缺血的程度。功能性冠状动脉微血管重构及远端狭窄,可能使受损的血管舒张功能受损并使血管收缩反应增强。研究发现,在猪的离体慢性狭窄冠状动脉中存在因过度的 ET-1 诱导的血管收缩的现象。内皮血管舒张对缓激肽的保存可能反映了从 NO 到 EDHF 转变的机制。事实上,随着对 CAD 研究的深入,EDHF 对人类冠状动脉微血管张力调节的贡献已被逐渐证明。

（三）糖尿病

糖尿病相关的 CMVD 以 NO 活性降低、ROS 增加、内皮素合成增加、内皮屏障功能降低、炎症活性升高为特征。氧化应激是缺血心肌损伤的基本病理机制,是由自由基（尤其是 ROS）的过量产生与解毒失衡引起的。这种失衡会导致血管内皮细胞中和细胞外成分的氧化修饰,直接影响细胞的功能和活力。糖尿病是一种内分泌多器官疾病,因此,糖尿病相关的 CMVD 的病理特征已在心脏、视网膜、肾脏和皮肤等多个器官中被检测到。在患有糖尿病的猪模型中发现心肌血流量和毛细血管密度降低。即使在没有心脏缺血或功能障碍的体征和症状的情况下,超重和肥胖的 2 型糖尿病患者仍常被检测出 CMVD。CMVD 甚至成为超重和肥胖的 2 型糖尿病患者的特征疾病之一,特别是腹型肥胖患者,因其血管周围和心外膜脂肪组织在冠状血管和心脏周围积聚,并引发炎症反应,进而引起并加重 CMVD 的发生发展。

（四）高血压病

高血压通过改变微循环的功能和结构加剧 CMVD。临床研究表明,高血压的微血管特征是阻力动脉的向内重塑和微血管稀疏,微血管的阻力决定了心肌血流量的减少程度。糖尿病和高血压之间的分子联系在 Zucker 大鼠中得到强调,这表明葡萄糖浓度升高会激活 Rho 激酶,从而抑制内化并促进血管紧张素 I 型受体（angiotensin type 1 receptor,AT1R）的再循环,导致 AT1R 的功能可用性增加和 Ang II 诱导的持续的动脉收缩。

（五）高胆固醇血症

与高胆固醇血症相关的 CMVD 主要与小动脉内皮依赖性血管舒张受损有关,这种现象可能是由于 ROS 生成增加引起的。正如 Hein 等人使用分离的猪冠状动脉实验模型所证明的那样,大导管动脉中氧化修饰低密度脂蛋白（oxidized low-density lipoprotein,OX-LDL-C）依赖性的变化反映在微血管上,OX-LDL-C 对小动脉内皮依赖性扩张的不利影响是通过 eNOS 的表达和功能的降低以及低 NO 生物利用度介导的,而不影响环氧合酶（cyclooxygenase,COX）、细胞色素 P450 单加氧酶（CYP/P450）等成分和内皮超极化介导的小动脉血管扩张。此外,导致血脂异常诱导 CMVD 的致病机制包括炎症、先天性和适应性免疫应答以及促血栓形成的条件。

第三节 冠状动脉微血管疾病的危险因素

CMVD 是指冠状动脉微小血管系统的功能障碍,尽管其大血管可能没有明显的阻塞,但心肌仍然可能因血流供应不足而缺血。CMVD 可能由多种致病因素引起,其特征为劳力性心绞痛或心肌缺血,其发生机制可以归纳于冠状前小动脉及其相关器官的结构及功能紊乱。

CMVD 的发病危险因素与一般心血管疾病相似,其中包括吸烟、肥胖、高血压、糖尿病、血脂异常,以及雌激素水平的降低、衰老、NO 代谢失调等,除了常规的风险因素,系统性红斑狼疮(systemic lupus erythematosus, SLE)、慢性炎症、抑郁、脂蛋白 a 及血同型半胱氨酸(homocysteine, HCY)的异常也是 CMVD 的重要危险因素。另外,炎症、精神压力、自律神经系统紊乱以及内分泌失调等多种因素,导致女性群体更易发生 CMVD。

一、高血压

高血压是全球范围内常见的慢性疾病之一,对心血管系统,特别是对微循环的影响广泛且深远。高血压是 CMVD 的主要危险因素之一,长期的高血压会增加冠状动脉微血管的压力,这种机械压力会引起血管内皮细胞损伤,导致血管壁的损伤重塑和一系列病理反应,包括血管硬化、内皮功能障碍和炎症反应。

(一)高血压对微循环的影响

1. 血管结构变化

(1)动脉硬化:高血压导致小动脉和毛细血管壁的结构发生变化,包括动脉壁增厚和硬化,这种变化使血管失去弹性,血流阻力增加,导致微循环功能受损。

(2)血管狭窄和闭塞:持续的高血压可引起小血管的狭窄甚至闭塞,减少微循环区域的血流量,导致组织缺血和损伤。

2. 血管功能障碍、氧化应激和炎症反应

(1)内皮功能障碍:血管内皮细胞在维持血管张力和结构完整性中起关键作用,高血压会损伤血管内皮细胞,造成内皮功能障碍,该障碍是 CMVD 的重要病理机制。高血压会导致内皮细胞分泌 NO 的能力下降,从而使血管收缩异常、血小板聚集增加和炎症反应加剧,最终导致微血管功能障碍。

(2)氧化应激和炎症反应:高血压常伴随氧化应激和炎症反应,这些因素会通过损伤内皮细胞和血管壁促进血管硬化和狭窄,从而进一步影响微循环。

3. 血流动力学变化

(1)血液黏稠度增加:高血压可使血液黏稠度增加,导致血流阻力增加,血流速度减慢,使微循环系统中的血液供应不足。

(2)血流分布不均:高血压可能导致微循环中血流分布不均,即一些区域血流过多,而其他区域血流不足,导致局部组织缺血和损伤。

（二）高血压使微循环受损的后果

1. 组织缺血和缺氧　微循环受损导致组织血流减少,氧气和营养供应不足,组织缺血和缺氧,进一步引起组织损伤和功能障碍。

2. 器官功能障碍　高血压对微循环的损害可累及多个器官,包括心脏、肾脏、脑等。心脏微循环受损可导致心肌缺血,增加心肌梗死的风险;肾脏微循环受损可导致肾功能不全;脑微循环受损可增加中风的风险。

3. 加重高血压　微循环受损可导致局部组织缺血和缺氧,刺激交感神经系统和肾素 - 血管紧张素系统的激活,进一步加重高血压,形成恶性循环。

二、糖尿病

糖尿病是一种影响全球数百万人健康的慢性代谢疾病,其主要特点是血糖水平持续升高。长期高血糖状态会对身体的多个系统造成广泛的损害,其中冠状动脉微循环（coronary microcirculation）系统是一个重要的受累处。糖尿病对冠状动脉微循环的影响显著增加了心血管事件的风险,并且常常导致 CMVD。

（一）高血糖和内皮功能障碍

长期高血糖是糖尿病对微循环影响的主要机制之一。高血糖水平一方面会直接导致内皮细胞的损伤和功能障碍,减少 NO 的生成,导致血管舒张功能受损;另一方面会导致氧自由基的产生增加,从而诱发氧化应激。氧化应激会进一步损伤内皮细胞,减少 NO 的生物利用度,增加内皮功能障碍的风险。

（二）糖基化终产物（AGEs）的形成

高血糖促进晚期糖基化终末产物（advanced glycation end product, AGE）的生成。AGE 通过与其受体（receptor for advanced glycation end product, RAGE）结合,诱发一系列炎症和细胞损伤反应,AGEs-RAGE 信号通路激活后,释放多种炎症因子（如 IL-6、TNF-α）,导致慢性炎症状态,这些炎症因子还会进一步损害内皮细胞和 VSMC。此外,AGE 的累积还会引起细胞凋亡和功能紊乱,导致微血管重塑和功能障碍。

（三）血管重塑和基质的变化

糖尿病还会引起微血管的结构性改变,影响其功能。高血糖状态下,血管基质成分如胶原和基质金属蛋白酶的表达增加,导致血管壁增厚和硬化;高血糖诱导的炎症反应和血管内皮生长因子（vascular endothelial growth factor, VEGF）的释放会促进 VSMC 的增殖和迁移,导致血管狭窄和弹性降低,从而导致微循环障碍。

（四）血流动力学的改变

糖尿病患者的血液黏度增加,红细胞变形能力降低,导致其血流动力学改变;血液黏度增加和红细胞聚集性增强,导致其微血管内血流阻力增加,减少心肌的血液供应,增加 CMVD 的风险和严重程度。

三、高脂血症

高脂血症(hyperlipidemia)是指血液中脂质成分异常增高,主要包括总胆固醇(total cholesterol, TC)、低密度胆固醇脂蛋白(low-density lipoprotein cholesterol, LDL-C)、甘油三酯(triglyceride, TG)水平升高和高密度脂蛋白(high-density lipoprotein cholesterol, HDL-C)水平降低。高脂血症是动脉粥样硬化的重要危险因素之一,对冠状动脉微循环有显著影响,会增加 CMVD 的风险。此外,高脂血症可以激活和增强炎症因子的表达,促进动脉粥样硬化的发生。相关研究表明,高脂血症患者更易发生冠状动脉微循环障碍,其心肌缺血和心肌梗死的风险增加。

(一)动脉粥样硬化和微血管重塑

高脂血症会促进动脉粥样硬化的进程,从而影响冠状动脉微循环。高水平的 LDL-C 在血管内皮下沉积,形成动脉粥样斑块,这些斑块逐渐增大,导致血管狭窄和弹性降低。同时,脂质沉积会引发局部炎症反应,吸引单核细胞和巨噬细胞进入斑块并释放多种炎症因子(如 IL-6、TNF-α),加剧内皮细胞和 VSMC 的损伤,进一步导致血管壁增厚和硬化,微血管通透性增加,血流阻力加大,血管自我调节功能下降。

(二)内皮功能障碍

内皮功能障碍是高脂血症影响冠状动脉微循环的关键机制之一,高脂血症导致内皮细胞生成的 NO 减少,进而导致血管舒张功能受损,最终使血流减少。除此之外,高脂血症引起内皮细胞的 ROS 生成增加,导致内皮细胞损伤和功能紊乱。

(三)氧化应激

高脂血症状态下,脂质过氧化反应增加,自由基生成增多。自由基通过攻击内皮细胞和 VSMC 的方式引起细胞损伤,导致体内抗氧化系统的功能减弱,增加细胞对氧化应激的敏感性,导致血管功能障碍。

(四)血小板活性和凝血机制的改变

高脂血症促进血小板的聚集和黏附,提高某些凝血因子(如纤维蛋白原)的水平,导致血液黏度增加,增加血栓形成的风险,影响微血管血流。

四、吸烟

吸烟是全球范围内最主要的可预防的健康风险之一,对心血管系统的负面影响尤为显著。吸烟通过多种机制损害冠状动脉微循环,增加罹患 CMVD 及其他心血管疾病的风险。

（一）内皮功能障碍

烟草中的尼古丁和其他有害物质会减少内皮细胞生成 NO,使血管舒张功能受损,增加血液黏度,减少血流,从而影响微血管的供血功能。吸烟一方面可减少内皮祖细胞的数量,降低其黏附能力及集落形成能力,导致微循环的损伤;另一方面可引起内皮细胞的氧化应激水平增加,导致内皮细胞损伤和功能紊乱,进一步削弱其调节血流的能力。此外,尼古丁还会通过刺激交感神经系统增加血压和心率,从而进一步加重微血管的负担。

（二）氧化应激和炎症反应

吸烟会导致体内氧化应激水平显著增加,诱发炎症反应,吸引单核细胞和巨噬细胞进入血管壁,释放多种炎症因子(如 IL-6、TNF-α),进一步损害血管功能。烟草中的有害物质如苯并芘、丙烯醛等可增加自由基的生成量。自由基可攻击内皮细胞和 VSMC,直接损伤 DNA、蛋白质和脂质,导致细胞凋亡和功能紊乱。

（三）血小板活性和凝血机制的改变

吸烟促进血小板的聚集和黏附,增加血栓形成的风险,影响血流量。吸烟状态下,某些凝血因子(如单核细胞、巨噬细胞)进入血管壁,释放多种炎症因子(如 IL-6、TNF-α),进一步损害血管功能。

（四）微血管结构的改变

长期吸烟引起的慢性炎症和氧化应激导致血管壁增厚和硬化,使微血管通透性增加,血流阻力加大,血管自我调节功能下降,导致微血管的数量减少和结构变形,进一步削弱其供血能力。

五、肥胖

肥胖是全球范围内日益严重的公共健康问题之一,一般定义为体内脂肪过量积聚,通常通过体重指数(body mass index, BMI)来衡量。肥胖会显著增加多种代谢和心血管相关的疾病的风险,对冠状动脉微循环也有不利影响。肥胖可引起冠状动脉微循环障碍和心肌细胞代谢紊乱,导致心肌细胞对甘油三酯摄取过量和诱发利用障碍,从而使心外膜脂肪沉积,心肌细胞发生脂肪变性,进而发生心肌细胞凋亡和纤维化。

（一）内皮功能障碍和慢性低度炎症

肥胖状态下,内皮细胞活性降低。肥胖伴随的高脂血症、高血糖等因素会增加内皮细胞的氧化应激,导致内皮细胞的损伤和功能紊乱,从而减少冠脉微血流。脂肪组织会释放大量炎症因子,直接损害血管内皮细胞和 VSMC。此外,其还可以诱导免疫细胞(如巨噬细胞)浸润到血管壁,使炎症介质进一步释放,加剧血管功能障碍。在肥胖状态下,微血管疾病通过脂肪细胞因子导致慢性、亚临床炎症,包括 NO 介导的扩张的减少、内皮依赖性和平滑肌依赖性血管调节机制的改变、血管运动控制的交感活动的增加以及与肥胖相关的高血压的产生。

（二）脂毒性作用

肥胖状态下,过量的游离脂肪酸在血液中循环,产生的脂肪酸的毒性直接损害内皮细胞,增加氧化应激和细胞凋亡风险。肥胖还会导致脂质在血管壁沉积,形成粥样斑块,导致血管狭窄和硬化,增加微血管阻力。

（三）血流动力学的改变

肥胖还通过改变血流动力学影响冠状动脉微循环。一方面,血液黏度增加,导致微血管内血流阻力增加,减少心肌的血液供应;另一方面,肥胖常伴随高血压,心脏负担的增加会导致微血管受损和血流调节能力下降。

（四）胰岛素抵抗

肥胖常与胰岛素抵抗相关。胰岛素抵抗状态下,胰岛素的内皮保护作用减弱,导致内皮功能障碍,损害冠状动脉微循环;此外,胰岛素抵抗还会加剧慢性炎症和氧化应激,进一步损害微血管功能。

六、缺乏运动

缺乏运动是导致 CMVD 的危险因素之一,运动可以增加 HDL-C,降低 LDL-C 和 TC 水平,减少脂质沉积对血管的损害;可以增加细胞对胰岛素的敏感性,改善糖代谢,减少糖尿病对冠状动脉微循环的负面影响;可以增加机体抗氧化酶的活性,减少自由基生成,保护内皮细胞免受氧化应激损伤;可以通过促进血管内皮细胞释放 NO,增加冠状动脉微循环中的动脉毛细血管直径和 / 或密度;可以改变冠状动脉阻力动脉的血管活性反应,从而增加了冠状动脉的运输能力,改善内皮依赖性血管扩张;可以增加组织细胞的氧利用率;可以增加血管弹性,提高血管调节能力,改善微循环,延缓和阻止冠状动脉粥样斑块形成,积极促进动脉硬化的转归;可以增强血管舒张能力,提高冠状动脉微血管的血流量;可以提升血流速度,提高心脏的泵血能力,改善心肌灌注。

（一）运动对 CMVD 的预防和改善

运动是预防 CMVD 的重要手段。一方面,运动能够改善血脂和血压,减少动脉粥样硬化的发生和发展,保护冠状动脉微循环,且有助于控制体重,减少肥胖对冠状动脉微循环的不利影响;另一方面,对于已有 CMVD 的患者,运动训练可增强其心肌收缩力和耐力,改善其心脏功能,增加其心肌血供,从而减轻其胸痛、气短等 CMVD 症状,提高患者的生活质量。

（二）运动种类和强度的选择

有氧运动是最常推荐的运动形式,步行、跑步、游泳、骑自行车等有氧运动能够显著改善心血管健康。每周应至少进行 150 分钟中等强度的有氧运动或 75 分钟高强度的有氧运动。力量训练、柔韧性和平衡训练也是重要的补充运动,每周进行 2~3 次中等强度的力量训练,有助于增强肌肉力量,改善代谢状态;瑜伽、太极等有助于改善柔韧性、平衡能力和心理状态。

（三）缺乏运动对 CMVD 的影响

缺乏运动会导致血液循环不良,减少心肌的血液供应,增加 CMVD 的风险。运动不足会使心脏和血管的适应能力下降,导致血液流速减慢,血管内皮细胞功能受损;长期缺乏运动会导致代谢能力下降,如胰岛素抵抗和脂质代谢异常,这些异常会直接损害微血管功能,增加 CMVD 的发生率;运动不足还会导致体重增加,进一步加剧肥胖相关的代谢综合征。

七、年龄

随着年龄的增长,冠状动脉微循环的功能和结构会发生一系列的变化,这些变化可能会对心血管健康产生显著影响。

（一）血管结构的变化和功能的下降

老年患者的冠状微循环功能降低,主要表现在充血流速减慢和微血管容积减少等方面,这些变化与年龄的增长呈正相关。随着年龄的增长,动脉壁逐渐变厚、变硬,这种变化不仅影响大动脉,也会影响微小的冠状动脉;血管弹性纤维减少,导致血管弹性下降和血流阻力增加;毛细血管基底膜变厚,影响物质交换的效率,导致微循环的功能减弱。血管结构的变化导致血管的功能下降,其中包括内皮功能障碍和血管反应性降低。高龄导致血管内皮细胞功能减弱,内皮细胞的抗炎、抗血栓和调节血管张力的能力减弱;也会导致血管对血管活性物质(如 NO)的反应性降低,从而使血管调节功能变差,血管舒张功能受损,影响微循环血流。

（二）血液流变学的变化

年龄相关的基因表达变化和信号通路调控改变会影响血管功能,例如与炎症和细胞凋亡相关的基因表达增加,抗氧化基因表达下降等导致血液黏稠度增加,血液流动性下降,CFR 减少,影响微循环血流速度和效率。此外,老年人血液中凝血因子的水平升高,增加了微血栓形成的风险,进一步阻碍微循环。

（三）氧化应激和炎症的增加

随着年龄的增长,体内的自由基生成增加,抗氧化能力下降,导致氧化应激水平升高。氧化应激会损伤血管内皮细胞,促进动脉硬化。老年人常患有慢性低度炎症,这种炎症状态会进一步损伤血管壁,导致微循环功能受损。

（四）年龄使冠状动脉微循环受损的后果

微循环功能下降会导致心肌供血不足,增加心肌缺血和心绞痛的风险,因此老年人更容易发生 CAD、心肌梗死等心血管疾病;长期的微循环障碍会导致心肌细胞的代谢和功能受损,进而影响整体心功能,增加心力衰竭的风险;微循环不良不仅影响心脏,还会对全身各组织器官的代谢和功能产生负面影响,导致多个系统的功能下降。

八、炎症和氧化应激

炎症和氧化应激是影响冠状动脉微循环的重要因素之一,这两个过程通过多种机制共同作用,导致冠状动脉微循环功能障碍,增加患心血管疾病的风险。

(一)炎症对冠状动脉微循环的影响

炎症细胞(如中性粒细胞、巨噬细胞)和炎症因子(如 TNF-α、IL-6)会损伤血管内皮细胞,导致血管内皮功能障碍,影响血管舒张和收缩功能。炎症因子可以增加血管壁的通透性,导致血浆成分渗出到组织间隙中,形成水肿,这种情况会加重微循环的阻力,减少血流量;炎症因子还可以刺激 VSMC 的增生和迁移,导致血管壁增厚和血管腔变窄,增加血流阻力,影响血液流动;炎症反应会激活凝血系统,导致血小板聚集和微血栓形成,这些微血栓会堵塞微小血管,阻碍血流,进一步损害微循环。

(二)氧化应激对冠状动脉微循环的影响

氧化应激会导致自由基(如超氧化物、过氧化氢)的过量生成,这些自由基会直接损伤血管内皮细胞,减少 NO 的生成;自由基会导致脂质、蛋白质和 DNA 的氧化损伤,促进血管壁的炎症和硬化,这些结构改变会导致血管僵硬,弹性下降,影响血液流动;氧化应激会促进血管基底膜增厚,增加血管壁的厚度,减少血管内腔的直径,增加血流阻力,影响微循环。

(三)炎症和氧化应激对冠状动脉微循环的共同影响

炎症和氧化应激常常相互促进,形成恶性循环。氧化应激可以激活炎症信号通路,促进炎症因子的释放,进一步加重炎症反应,导致更严重的微循环障碍;而炎症反应又会进一步增加自由基的生成,导致持续性的血管损伤和微循环障碍。

持续的炎症和氧化应激会导致血管重构,包括内膜增生、平滑肌细胞迁移和基底膜增厚,这些变化会导致血管弹性下降、血流阻力增加,影响血液的正常流动。炎症和氧化应激导致的血管收缩、血管壁增厚和微血栓形成会显著改变微循环中的血流动力学,导致血流速度减慢,使组织供血不足。

九、遗传因素

遗传因素在影响冠状动脉微循环的功能和健康中起着重要作用。尽管环境和生活方式对微循环有显著影响,但遗传因素可以通过更多机制影响冠状动脉微循环的结构和功能,进而增加罹患心血管疾病的风险。

(一)遗传因素对冠状动脉微循环的影响

一些基因与内皮细胞的功能密切相关,如编码 eNOS 的基因变异会影响 NO 的生成,进而影响血管舒张功能。*VEGF* 基因是促进血管生成和修复的重要因子,其基因变异可能会影响新血管的生成和现有血管的修复能力,从而影响微循环。与凝血功能相关的基因,如 *F5*

基因（编码凝血因子Ⅴ）变异，可能增加血栓形成的风险，从而导致微血管阻塞。炎症因子如 TNF-α、IL-6 的相关编码基因变异会影响炎症反应的强度和持续时间，增加血管炎症和损伤的风险，从而影响微循环。免疫系统相关基因的变异可能会导致异常的免疫反应，增加自身免疫性疾病的风险，进而损害血管和微循环。

（二）具体遗传变异及其机制

eNOS 基因变异可能导致 eNOS 的表达水平降低或活性下降，直接影响 NO 的生成，导致血管收缩、血流减少，从而影响微循环。VEGF 基因变异可能改变其启动子区域的活性或蛋白质的结构，影响 VEGF 基因与其受体的结合能力，进而影响血管生成和修复能力。F5 基因突变，如凝血因子 V 莱顿突变（factor V Leiden mutation, FVL），使凝血因子 V 对活化蛋白 C 的抗性增加，凝血持续时间延长，导致微血管阻塞，增加血栓形成的风险。IL-6 基因变异可能改变其启动子区域的活性，增加 IL-6 基因的表达，改变炎症反应的强度和持续时间，致过度炎症反应和血管损伤。

（三）遗传因素对冠状动脉微循环受损的后果

有冠状动脉疾病家族史的人更容易发生微血管病变，这可能与遗传易感性有关，如基因突变或多态性影响血管内皮功能和代谢健康。家族史还可能反映出家族成员之间共同的生活方式和环境因素，这些因素也会影响 CMVD 的发生。遗传因素导致的微循环功能障碍显著增加冠心病、中风等心血管疾病的发生风险。微循环受损会导致心肌供血不足，进而引发心肌缺血和心绞痛，增加心肌梗死的风险。长期的微循环障碍会导致心肌细胞的代谢和功能受损，进而影响心脏整体功能，增加心力衰竭的风险。

十、性别差异

性别差异在冠状动脉微循环病变中扮演着重要角色。男性和女性在心血管结构、功能和疾病表现上存在显著差异，这些差异由生理、激素水平和遗传因素决定。

（一）性别差异对冠状动脉微循环的影响

性别差异对冠状动脉微循环的影响主要体现在激素水平方面。其中，女性在绝经前体内雌激素水平相对较高，雌激素具有保护心血管系统的作用，能促进 NO 的生成，增强血管舒张功能，抑制 VSMC 的增生和血栓的形成，减轻炎症反应，从而保护冠状动脉微循环；男性体内睾酮水平相对较高，睾酮对心血管系统的影响较为复杂，研究表明高水平的睾酮可能增加心血管疾病风险，但其具体作用机制尚不完全明确。

血管的结构、功能，炎症、免疫反应在不同性别中也存在差异。研究表明，女性的血管内皮功能通常优于男性，表现在更好的血管舒张反应和更低的动脉硬化风险，内皮功能的差异可部分归因于雌激素的保护作用。此外，女性的血管对血管扩张剂（如 NO）的反应性更好，这意味着女性在血流调节和应对血管损伤方面可能具有优势。

（二）女性在绝经前的微血管疾病发生率

由于雌激素的保护作用，冠状动脉微循环病变的发生率较低。然而，绝经后女性的雌激素水平下降,导致其心血管疾病风险显著增加。女性更容易患 MVA,即在冠状动脉无明显狭窄的情况下出现心肌缺血症状,提示微循环功能障碍。而男性由于缺乏雌激素的保护,较早出现动脉硬化和冠状动脉微循环功能障碍的风险较高。

第四节　女性与冠状动脉微血管疾病

　　临床中约 40% 的冠心病患者存在缺血性心绞痛症状,而 CAG 检查未见狭窄存在,这一现象在女性群体中尤为多见。可将具有典型心源性胸痛且 CAG 呈阴性的一类疾病称为 MINOCA。该病容易被误诊,患者往往得不到及时有效的治疗,最后可能造成不良心血管事件。研究发现,女性 IHD 的死亡率高于男性,但 OCAD 的发病率却低于男性。目前,导致 MINOCA 更倾向于女性群体的具体因素尚未完全明确。但可以明确的是,CMVD 或冠状动脉微循环障碍是 MINOCA 的重要机制。研究表明,CMVD 患者中,女性的 1 年 MACE 显著高于男性。因此,对女性 CMVD 患者的深入研究及基于性别差异的个体化精准治疗将成为心血管领域新的热点和未来研究方向。

一、女性 CMVD 患者的特点

　　心绞痛是心肌缺血最常见的临床表现之一。典型心绞痛的表现为劳力性胸骨后疼痛,可经休息或含服硝酸甘油缓解,而其他发作形式一般被认为是非典型心绞痛。与男性患者不同,女性患者表现为非典型心绞痛症状更为常见,主要包括呕吐,牙痛,下颌、颈部及背部疼痛,呼吸短促,阵发性夜间呼吸困难,消化不良,食欲不振,咳嗽,头晕,虚弱,疲劳,心悸等症状。MINOCA 并非良性事件,冠状动脉 MVA 患者每年面临约 2.5% 的包括心肌梗死、充血性心力衰竭、卒中和心脏猝死等不良心脏事件的发生率。约 50% 的女性患者在做 CAG 时,结果显示冠状动脉正常或者轻度冠状动脉硬化,相比之下,男性比例仅仅占 17%。对有疑似心肌缺血症状的患者进行 CAG 后,女性被诊断为正常冠状动脉的比例是男性的 5 倍。所以当女性出现冠状动脉 MVA 时,可能被认为是"非心脏性"疼痛,从而导致误诊。尽管女性的 OCAD 的发病率较低且有相较之下更好的左心室功能,但胸痛和其他症状提示女性心肌缺血是一个重要的负担。跟男性相比较,女性心绞痛与更多的不良发病率、死亡率、生活质量和经济负担加重有关。同时有胸痛和心绞痛的女性,在没有明显的冠状动脉阻塞性疾病的情况下,其发病率和死亡率显著高于男性。因此,掌握女性 CMVD 的临床特征对其诊治和预后具有重要意义。

二、女性 CMVD 患者的危险因素

　　传统的冠心病危险因素有年龄、吸烟、肥胖、糖尿病、高血压和血脂异常等,对于女性,CMVD 的病因除了常见的动脉粥样硬化血栓事件的传统致病因素外,还存在一些特定的危险因素,如妊娠,雌激素水平的变化,精神、心理因素等。由于该疾病临床表现的差异性大,

对其认识不足或检测手段局限,往往容易导致延迟诊断或误诊。如果仅采用针对降低动脉粥样硬化斑块风险的常用治疗策略,可能无法降低女性 CMVD 的发生风险。因此,女性 CMVD 患者这个特殊患者群体的诊治也是心血管医师未来研究的重点。

1. 传统危险因素 常见的传统冠心病危险因素包括高龄、肥胖和血脂异常等,对女性 CMVD 患者的作用与对传统的冠心病患者的影响有明显不同。一项纳入了 27 项研究的荟萃分析显示 MINOCA 患者较 OCAD 患者平均年轻 6.2 岁,且前者多为血压正常、无糖尿病、无血脂异常的女性患者。部分传统危险因素(如吸烟)对女性 CMVD 发病影响的权重高于男性。绝经前的女性吸烟给自身带来的危害比男性更大,与不吸烟的女性相比,吸烟的女性面临的有害风险明显增加。此外,女性 CMVD 患者的 TC 与 LDL-C 升高的危险程度比男性更小。

2. 非传统危险因素 妊娠、雌激素水平的变化、子宫切除、使用新一代口服避孕药、精神和心理因素等特定的危险因素在女性 CMVD 的发病中占有重要的地位。女性在妊娠期间经历的生理应激是独特的,妊娠期间女性的心脏功能和血容量变化大,血流动力学变化快,同时伴有情绪的变化等,多种因素掺杂,易导致女性发生 CMVD。妊娠期间血脂的升高、血液的高凝状态会诱发女性发生非阻塞性或阻塞性心绞痛;而妊娠期的焦虑、疼痛不适、抑郁等情绪的变化,以及妊娠期血压升高、先兆子痫等,则易诱发非动脉粥样硬化性冠状动脉内血栓事件,如冠状动脉痉挛、自发性冠状动脉夹层等非阻塞性冠状动脉事件。先兆子痫会使心血管疾病风险增加两倍。此外,女性雌激素的变化也是发生 CMVD 的重要原因。绝经后雌激素的减少被广泛认为是女性心脑血管疾病风险增加的原因。研究发现,雌激素水平的变化会影响女性血管内皮功能,在年轻女性中,与雌激素相关的分子信号通路产生了抗炎或血管保护作用;而在老年女性中,因雌激素的减少介导促发的炎症反应或血管毒性的效应则会促进女性 CMVD 的发生发展。

三、女性冠状动脉微循坏结构和功能改变的特异性

经人群研究发现,女性主要心外膜冠状动脉的直径显著低于男性。在 PET 压力测试诊断为疑似阻塞性冠心病且没有心肌灌注不足表现的 1 218 例(67% 为女性)患者中,女性在整个左心室平均静息和峰值压力下均表现出较高的冠状动脉血流量,使得女性整体 CFR 与男性相似。女性冠状动脉直径较小,血流量较高,导致内皮剪切应力升高,其与小动脉血管舒缩功能的压力和剪切应力依赖机制相互作用,影响了 NO、前列腺素及内皮依赖的超极化因子等内皮递质的释放。这一现象可能是使冠状动脉粥样硬化易感性存在性别差异的原因之一。剪切应力的差异及其对机械感受器诱导的细胞内级联的相关因素也影响了阻塞性冠心病的解剖模式,比如,高剪切应力可能导致病变转化为弥漫性疾病,减轻局灶性阻塞的影响。

冠状动脉微循环通过收缩和舒张机制控制血管张力,系统和局部因素作用于内皮细胞和平滑肌细胞调节该过程。微血管结构和功能的改变可导致该自适应系统功能障碍,临床表现为 CMVD 症状。由于女性微血管动脉顺应性低于男性,女性高血压患者 CMVD 危险度增加更为显著。血压超负荷时,心肌细胞线粒体产生游离 ROS,可引发 NO 水平下降,使微血管僵硬度增加。同时,游离 ROS 通过诱导内皮炎症,影响平滑肌细胞增生和成纤维细胞向肌成纤维细胞分化,导致血管周围纤维化。微血管不稳定和功能障碍可导致血管数量减

少,即血管稀疏。血管稀疏的预后和病理生理机制尚未确定,其导致的心肌灌注下降被认为是射血分数保留的心力衰竭(heart failure with preserved ejection fraction, HFpEF)的主要致病因素之一。

雌激素可促进 NO 合成,保护女性免受微血管结构改变的影响。此外,雌激素还可以通过激活雌激素受体抑制胶原纤维沉积,而雄激素(如睾酮)可以促进胶原纤维沉积。绝经期后,女性雌激素水平降低,可触发 RAAS 的活化,促进 ROS 的生成增加,进一步减少 NO 的可利用度。失去雌激素的保护作用,可导致血管周围纤维化程度增加,并因此导致微血管硬化和微血管功能障碍增加,进一步发展成 CMVD。

四、女性的心血管危险因素谱

衰老是心血管疾病的重要危险因素。研究显示,女性 30~45 岁时,生物学年龄(biological age, BA)≤时序年龄(chronological age, CA),即 BA<CA,衰老速度缓慢;46~65 岁时,BA=CA,衰老速度平稳;65~85 岁时,BA>CA,衰老速度加快。该研究结果与中国城市 2005—2010 年预期寿命变化趋势的性别差异结果一致。骨质疏松症和动脉硬化性疾病都属于衰老相关性疾病,骨 - 血管轴的研究日益受到重视。此外,笔者横断面分析了 852 例健康人(年龄 30~98 岁,女性占 54%)数据,发现女性颈动脉内膜中层厚度随年龄增加且与心脏舒张功能下降(低 E/A 比值)独立相关,这为解释衰老女性较高的 HFnEF 患病率提供了新的视角。

中国女性人群中,肥胖人数为 4 640 万,超过男性(4 320 万)。临床和实验的大量证据显示,肥胖、内皮功能障碍与动脉粥样硬化的发展有关,是大动脉和微血管病变最重要的危险因素之一。包括中国在内的全球 52 个国家参加的 INTER-HEART 研究的结果显示,49.2% 的心肌梗死与高胆固醇血症相关,而女性血脂异常与心肌梗死的关联强度大于男性(OR 值分别为 4.42 和 3.76)。护士健康研究的 32 826 名绝经后女性中,HDL 低于 50mg/dl 是评估 IHD 风险最有效的血脂参数。吸烟及吸入二手烟是我国女性患 IHD 的重要危险因素,其会增加体内炎症和血栓形成,并损害大血管和微血管内皮依赖性血管舒张功能。根据《中国吸烟危害健康报告 2020》概要,我国成年女性中,吸烟者约有 1180 万。根据中国疾病预防控制中心发布的《2018 中国成人烟草调查报告》显示非吸烟者二手烟暴露率为 68.1%;在不吸烟者中,二手烟暴露者的冠心病发病风险是无二手烟暴露者的 1.23 倍,且公众对该风险的知晓率较低,应引起重视。

内源性雌激素的缺乏可能是 IHD 的明确危险因素。WISE 研究观察了平均年龄为 43 岁的绝经前女性,发现压力可引起排卵周期中央下丘脑紊乱合并低雌激素血症,且与 CAG 确定的阻塞性冠心病风险相关性增加 7.4 倍。使用抗焦虑、镇静、催眠药物是 61% 女性下丘脑源性低雌激素血症的独立预测因素,提示这些药物与情绪困扰和低雌激素血症之间存在生物行为学联系。一项针对 2 834 名绝经后女性进行的为期 12 年的随访研究显示,睾酮和雌二醇的比值增加约 15.42,与心血管疾病和心力衰竭风险增加相关。然而,关于绝经后女性接受激素治疗是否能降低阻塞性冠心病风险或心血管疾病死亡率,临床试验尚未能得出最终结论。

女性 CMVD 风险评估尚存在一些不足,常用的 Framingham 风险评分在评估风险时往往低估了风险(尤其是对年轻女性的评估),而 AHA/ACC 动脉粥样硬化性心血管疾病风险评分被认为存在双向误判（高估或低估）的可能。此外，上述两个风险评估均没有考虑女性特有的风险因素和非传统风险因素。目前，雷诺风险评分（Reynolds risk score）似乎是评估心血管风险更好的选择。

五、女性 CMVD 的诊断方法

1. 冠状动脉反应试验　诊断 MVA 的金标准试验是一种侵袭性冠状动脉反应性试验，可用药物，例如乙酰胆碱等刺激冠状动脉，若 CFR 值受损，则可明确诊断。冠状动脉反应性试验诊断早期冠状动脉微血管功能障碍有预测和分层的功能，有助于为患者进行最佳药物治疗时提供最优选择。但由于检查方式为有创检查，故一般少用。

2. 核成像的压力心肌灌注研究　核成像的压力心肌灌注研究可以识别心肌的低灌注区，在女性、肥胖和左束支传导阻滞患者群体中，多用心肌灌注研究。然而，核成像的压力心肌灌注研究会使患者暴露在一定量的电离辐射场中，故对女性群体的适应性仍需评估。一项纳入了 99 例心绞痛患者和冠状动脉病变患者的研究表明，尽管 65% 的患者出现短暂性 ST 段压低，但只有 22% 的患者的核成像结果显示心肌灌注异常。

3. SPECT　SPECT 是一项允许视觉化整体和局部灌注缺陷、功能和心室体积的核技术。由于女性的心脏比男性小，所以采用 SPECT 对胸痛患者的评价具有较高的诊断和预后准确性。一些大型的观察研究已经证明了这一点，心肌灌注显像对于评价女性的临床和运动变量的增加有特殊价值，尤其是此检查可通过结合临床资料用于糖尿病患者的危险分层。因此，有正常 SPECT 结果的糖尿病女性比非糖尿病女性患 CMVD 的风险更高，这很可能是因为糖尿病引起了神经调节的重要改变。冠状动脉血管舒张功能在心外膜和阻力冠状血管中均有作用，其功能异常先于阻塞性冠心病的出现，虽然 SPECT 可以提高冠心病患者的诊断准确性，但由于乳腺组织的影响，结果可能会出现假阳性，且由于空间分辨率和时间分辨率低，目前应用范围不广。

4. CMR　CMR 在诊断单支冠状动脉血管阻塞病变时有较高的准确率。CMR 可以检测和量化坏死及瘢痕组织的区域，量化心内膜下的灌注缺损。CMR 有较好的软组织分辨率、对比度、三维性，故很适用于女性微血管病变的诊断。该技术的结果描述的是心内膜下缺血的情况，表现为在静脉注射腺苷时发生心内低灌注，这与剧烈的胸痛有关。研究表明 CMR 技术对于 ST 段抬高型心肌梗死患者的预后的评估较好，对 CMVD 有更好的危险分层。近年来对 CMR 的研究也越来越多，未来 CMR 作为诊断微血管病变辅助检查的可能性也增大。

5. 负荷超声心动图　负荷（无论是运动还是药理压力）超声心动图是一种有效的、高度精确的非创伤性检测方法，用于检测女性的冠心病，并对可疑的或已知的冠心病患者的运动心电图和临床参数提供持续的预后价值。负荷超声心动图是最常用的评价室壁运动的测试，它具有较低的成本、无辐射暴露、能对心脏结构和心室功能成像的优点，可对冠心病进行准确的风险评估。目前该技术仍然是一种用来确定左室壁运动和瓣膜异常的广泛使用的方法。先进的超声心动图技术，如组织多普勒和应变成像技术，可以评估心肌舒张功能，但图像质量受限于患者的特征（肥胖、肺气肿等），这种限制发生在 5%~10% 的患者身上，而检查者熟练的技术往往可降低这种限制。压力超声心动图具有较高的特异性，但比核成像的压力心肌灌注研究检测缺血的敏感性要低。压力超声心动图在检测 CMVD 的敏感性和特异性方面均有较好的表现。

6. PET　PET 利用葡萄糖代谢来评估心肌的存活能力。PET 的高灵敏度、对比度和分辨率有利于准确的缺血检测，并对未来心脏事件的发生具有很高的预测价值。从理论上讲，高精度可以消除其他不必要的检查，减少昂贵的检查费用，从而平衡成像测试本身的高成本。总的来说，与传统的诊断技术相比，PET 尚未进行过随机对照试验，因此不能提出正式的建议。目前用于 PET 的放射性示踪剂正在开发中。

7. 心电图运动试验　心电图运动试验是目前临床中最常用的检查方式之一，且价格便宜。由于假阳性率高等原因，运动心电图在临床应用中受到一定限制，特别是在男性患者中。但因激素及男女之间冠状动脉解剖的差异，运动心电图在女性人群中的诊断价值要高于男性。该技术主要适用于具有相对正常的 12 导联心电图且能够达到中等到高水平的运动的女性使用。对于无症状和有症状的女性，最初测试的选择方法是通过将女性划分为低、中或高级的预先测试风险类别。对于有中度风险的、有症状的女性，若其有正常的休息心电图并有能力进行锻炼，美国指南推荐其进行运动心电图测试。一项共识指出，运动心电图测试在有症状的女性人群中具有最大的诊断价值。

六、女性 MVA 的治疗进展

1. 雷诺嗪　雷诺嗪是哌嗪类衍生物，是一种相对较新的药物，是脂肪酸氧化的部分抑制剂，尚未在中国上市。其抗缺血的作用机制是抑制心肌细胞内晚期钠离子的内流，这同时导致在缺血时细胞内钙离子的流入减少，并改善心肌收缩和心室舒张功能。最近的研究还得出雷诺嗪可以改善内皮功能的结论。在许多临床试验中，雷诺嗪明显改善了 MVA 患者的症状，且对于男女性患者的治疗效果具有一致性。使用雷诺嗪治疗心绞痛的患者可明显减少使用硝酸甘油的频率，例如在 Villano 等的研究中选取的 46 例劳力性心绞痛患者中，有 20%~30% 患者的症状在使用雷诺嗪后得到不同程度的缓解，且在运动试验中到达 ST 段压低 1mm 的时间明显延长。但 Rambarat 的研究结果显示，雷诺嗪对于 CFR 值 >2.5 的女性患者疗效差。雷诺嗪已被美国食品药品监督管理局批准用于心绞痛的辅助治疗，但有肝功能损害的患者不宜使用。

2. 尼可地尔　尼可地尔属于硝酸酯类化合物，由于其有使 ATP 敏感钾通道的开放和硝酸盐类的作用，故有扩张冠状动脉的作用。其抗缺血的作用机制是阻止细胞内钙离子的释放，增加细胞膜对钾离子的通透性，从而扩张冠状动脉，持续增加冠状动脉血流量，并抑制冠状动脉痉挛。在扩张冠状动脉血管时，尼可地尔并不影响血压、心率、心肌耗氧量等。大规模的临床研究表明，尼可地尔对女性 MVA 的症状及运动表现的改善有显著作用，例如 Chen 等研究者观察 13 例 MVA 患者服用尼可地尔 2 周后，通过心电图运动试验明确观察到患者心绞痛发作频率减少，提示尼可地尔可能直接舒张 MVA 患者的冠状动脉微血管。在另一项非对照研究中，对 11 例患有高血压、糖尿病且 CAG 几乎正常的患者进行观察，发现尼可地尔静脉滴注时有抗心绞痛作用。因此，在治疗女性 MVA 患者时，尼可地尔应当作为一种可考虑的药物。

3. 曲美他嗪　曲美他嗪通过保护细胞在缺氧或低氧血状态下的能量代谢，阻止细胞内 ATP 水平的下降，从而保证了离子泵的正常功能和钠 - 钾跨膜转运的正常运转；通过作用于脂肪酸的氧化过程来改变游离的脂肪酸对葡萄糖氧化的代谢，提高人体对心肌缺血的耐受性。在 Rogacka 等的研究中,选取 34 例 MVA 患者,其中女性患者 20 例,患者通过口服曲美他嗪 20mg,每日三次进行治疗,在 1 个月及 6 个月后观察患者的运动试验。1 个月后发现 4 例运动试验阴性患者,占 11.76%;6 个月后发现 5 例,占 14.71%。治疗前的心绞痛发生率为 76.47%(26/34);治疗 6 个月后心绞痛发生率降为 38.23%(13/34)。实验数据表明,曲美他嗪可改善女性 MVA 患者的发作时间和症状,提高女性患者对于心绞痛的耐受性等。因此,曲美他嗪可减少女性 MVA 患者在运动中心绞痛发作的频率,但值得注意的是,曲美他嗪不用于心绞痛发作的及时对症治疗。

4. 前列地尔 前列地尔是前列腺素家族的一员,具有显著的扩血管作用,可减轻心脏的前后负荷,降低心肌耗氧量。其对冠状动脉的作用特别强,是硝酸甘油的 5 倍,可增加阻塞性狭窄的冠状动脉的血流量。根据临床研究及随访总结资料的结果可知,前列地尔可为 MVA 的患者带来近期及远期的益处。根据 Wei 在前列地尔注射剂治疗 MVA 的疗效分析研究中得出的结论可知,前列地尔治疗 MVA 的效果显著,能显著改善心肌缺血状况,缓解心绞痛发作症状等,是一种合理且有效的治疗药物。

七、总结

在几十年的努力与实践中,研究人员对女性 MVA 的认知水平不断提高,从无性别差异的治疗到针对女性特有的不典型症状的认知及治疗,该进程已经有质的飞跃。在此期间,CMR 及 PET 等多种新技术也已投入 MVA 的诊断中。过去的研究中也提出许多传统药物对女性微血管病变治疗的价值,如:血管紧张素转换酶抑制剂治疗 CFR 值 <2.5 的女性 MVA 患者,可以明显改善心绞痛的发作频率。当然也有人提出在针对女性 MVA 的治疗中需要加入适当的镇痛、精神治疗及其他非药物治疗等手段。

虽然近年来,在预防、诊断和管理女性心血管疾病方面,对其特有问题的认识有所完善,但许多问题仍未得到解决,例如,关于探索新的诊断技术是否能提高对于女性 MVA 的诊断率方面,未来需要更多的试验加以验证。诊断及药物治疗女性 MVA 的研究有利于提高女性患者的生活质量及减轻其经济负担,也是今后心血管临床及基础研究领域的最大动力之一。

第三章 冠状动脉微血管疾病的中医认识

第一节 病 名 源 流

CMVD是临床常见的疾病,具有发病率高、诊断率低、复发率高的特点。CMVD属于中医"胸痹心痛"范畴。近年来,随着中医药治疗CMVD临床研究的陆续发表可知,中医药在缓解MVA,改善患者生命质量方面发挥了重要作用。因此,不断完善和提高中医药在该病的病因病机、辨证分型、理法方药等方面的认识,充分发挥CMVD的中医诊疗优势,对于减少CMVD的发生,缓解其疾病进展,改善其疾病预后方面,具有重要意义。

一、病名源流

CMVD以胸闷或胸痛为主症的疾病,轻者胸闷窒息,呼吸不畅;重者胸痛彻背,背痛彻心,手足逆冷。多因邪遏胸阳而使心脉痹阻所致。结合CMVD临床表现和发病特点,多数学者认为,CMVD可归属于中医"心痛""胸痹""心悸"病证范畴。根据冠状动脉微血管解剖学和发病特点,也有学者将其归属于中医的"络病"范畴。近年来,随着最新指南和专家共识的发布,大多数专家将CMVD归属于中医的"胸痹心痛"范畴。

胸痹的临床表现最早记载于《黄帝内经》。《灵枢·五邪》中曰:"邪在心,则病心痛,喜悲,时眩仆。"邪气滞留于心,患者会出现心痛、情绪悲喜无常、时有眩晕跌倒等症状。《素问·脏气法时论》亦曰:"心病者,胸中痛,胁支满,胁下痛,膺背肩胛间痛,两臂内痛。"此句言心经实证的症状。《素问·刺论》又有"卒心痛""厥心痛"之称。《灵枢·厥病》曰:"真心痛,手足青至节,心痛甚,旦发夕死,夕发旦死。"形容心中的痛苦和悲伤之深,如同身体的疼痛一样剧烈,甚至可以导致生命的消逝。汉代张仲景《金匮要略·胸痹心痛短气病脉证治》正式提出"胸痹"病名,并进行专门论述。"胸痹之病,喘息咳唾,胸背痛,短气,寸口脉沉而迟,关上小紧数。""胸痹不得卧,心痛彻背。"均详细阐述了胸痹心痛发作时的症状和体征。宋朝到元朝,亦有关于胸痹症状的论述记载,如《圣济总录·胸痹门》的:"胸痛者胸痹痛之类也,此由体虚挟风,又遇寒气加之,则胸膺两乳间刺痛,甚则引背胛,或彻背臂,咳唾引痛是也。"明清时期,对胸痹的认识有了进一步提高,如《临证指南医案·心痛》曰:"心痛,胃脘痛却是二病,然心痛绝少,而胃痛极多,亦有因胃痛及心者,故此二症,古人不分两项,医者细心求之,自能辨其轻重也。"指出胃脘部疼痛与心痛相鉴别,但胃痛也可引起心痛。

(一)胸痹心痛

1. 先秦时期,病名初现 "心痛"之名,最早见于古籍《山海经·西山经》曰:"其草有萆荔,状如乌韭,而生于石上,亦缘木而生,食之已心痛。又东南五十里,曰高前之山。其上有水焉,甚寒而清,帝台之浆也,饮之者不心痛。"最早记录了治疗心痛的方法。《足臂十一脉灸经》记载:"足少阴温(脉)……其病:病足热……心痛,烦心。""臂泰(太)阴温(脉)……其病:心痛,心烦而意(噫)。"描述了经络发生病变时的症状,是现存医学文献中关于"心痛"的最早记载。

《黄帝内经》多篇论述"心痛",并最早提出"胸痹"病名。

《素问·标本病传论》曰:"夫病传者,心病先心痛,一日而咳,三日胁支痛,五日闭塞不通,身痛体重,三日不已死。"《素问·举痛论》曰:"寒气客于背俞之脉则脉泣,脉泣则血虚,血虚则痛,其俞注于心,故相引而痛,按之则热气至,热气至则痛止矣。"《素问·五常政大论第七十》曰:"大暑以行,咳嚏鼽衄鼻窒,疮疡寒热胕肿。风行于地,尘沙飞扬,心痛胃脘痛,厥逆膈不通,其主暴速。"由此可见,《黄帝内经》中提到的"心痛"以部位和症状命名,指心前区疼痛的病证,不包含胃脘痛,提出了心痛是心病的主要表现。书中指出心痛是由于血脉不通,不通则痛;或气虚血少,血不养心而痛。引起心痛的外邪多以风寒为主,寒凝气滞血瘀,不通则痛。

《灵枢·厥病》中还提及真心痛和厥心痛。曰:"真心痛,手足清至节,心痛甚,旦发夕死,夕发旦死。""厥心痛,与背相控,善瘈,如从后触其心,伛偻者,肾心痛也,先取京骨、昆仑,发针不已,取然谷。厥心痛,腹胀胸满,心尤痛甚,胃心痛也,取之大都、太白。厥心痛,痛如以锥针刺其心,心痛甚者,脾心痛也,取之然谷、太溪。厥心痛,色苍苍如死状,终日不得太息,肝心痛也,取之行间、太冲。厥心痛,卧若徒居,心痛间,动作痛益甚。"从其临床表现来看,厥心痛的症状更接近于现代的心绞痛。

胸痹之名,则最早见于《黄帝内经》《养生方》。《养生方》曰:"以右足践左足上,除胸痹,食热呕。"《灵枢·本脏第四十七》曰:"肺小则安,少饮,不病喘喝;肺大则多饮,善病胸痹、喉痹、逆气。肺高则上气,肩息咳;肺下则居贲迫肺,善胁下痛。肺坚则不病咳上气;肺脆则苦病消瘅易伤。肺端正则和利难伤;肺偏倾则胸偏痛也。"由此可见,当时"胸痹"多指肺病,肺大者,有饮邪停留,易患胸痹、喉痹、逆气,说明胸痹和肺脏增大、饮邪停留有关。

综上,先秦时期,病名"心痛""胸痹"开始出现。该时期的学者更注重描述其相应临床表现,但病名的描述与后世的认知不尽相同。

2. 从汉至宋时期,胸痹、心痛的病名内涵不断充实 汉代张仲景在《金匮要略·胸痹心痛短气病脉证治第九》中正式提出"胸痹心痛"的名称,曰:"夫脉当取太过不及,阳微阴弦,即胸痹而痛,所以然者,责其极虚也。今阳虚知在上焦,所以胸痹、心痛者,以其阴弦故也。""胸痹之病,喘息咳唾,胸背痛,短气,寸口脉沉而迟,关上小紧数。瓜蒌薤白白酒汤主之。""胸痹心中痞,留气结在胸,胸满,胁下逆抢心。"

从其临床表现"胸痹,不得卧,心痛彻背,背痛彻心"来看,此处的"胸痹"与现代心绞痛的描述相近。张仲景认为,胸痹、心痛的病位是心胸部,病机是上焦阳微阴弦,胸闷痞塞与疼痛是胸痹心痛的特征,除此以外,还可见不得卧、心痛彻背、心中痞、胸满、胁下逆抢心、胸中气塞等症状。张仲景还将胸痹心痛病分成饮邪上逆、痰涎壅盛、气逆饮阻、中焦阳虚、寒虚上乘五个证型论治,开创了辨病与辨证结合的诊疗方式和胸痹、心痛依病分型、辨证论治的里程。

东晋·葛洪《肘后备急方·治卒患胸痹痛方》曰:"胸痹之病,令人心中坚痞忽痛,肌中苦痹。绞急如刺,不得俯仰,其胸前皮皆痛,不得手犯,胸满短气,咳嗽引痛,烦闷自汗出,或彻引背膂,不即治之。数日害人。"强调了胸痹急性发作的特征,但也描述了"胸满短气,咳嗽引痛"的肺系疾病症状。

隋·巢元方《诸病源候论》将"胸痹""心痛"分篇论述,对其概念进行了区分,所属病位病机不同,对这两个概念的内涵进行充实。《诸病源候论·卷之十六·心痛病诸候》曰:"心痛者,风冷邪气乘于心也。其痛发,有死者、有不死者、有久成疹者。心为诸脏主而藏神,其正经不可伤,伤之而痛,为真心痛,朝发夕死,夕发朝死。心有支别之络脉,其为风冷所乘,不伤于正经者,亦令心痛。""若诸阳气虚,少阴之经气逆,谓之阳虚阴厥,亦令心痛,其痛引喉是也。"这里提出伤心之正经者为"真心痛",伤心之别络者为"心痛"的概念,表示两类疾病的病情有所区别。同时,巢元方还强调了"心痛"内因为胸阳先衰,人体正气不足,外因为寒邪侵犯;也可因壅瘀生热,热结而心痛。《诸病源候论·咽喉心胸病诸候》曰:"胸痹候:寒气客于五脏六腑,因虚而发,上冲胸间,则胸痹。胸痹之候,胸中幅幅如满,噎塞不利,习习如痒,喉里涩,唾燥。"指出胸痹包括了心、肺、气道和胸壁的病理表现,寒邪入侵人体为胸痹的病因,病机转归为邪壅生热。

唐·孙思邈《备急千金要方·胸痹第七》曰:"胸痹之病,令人心中坚,满痞急痛,肌中苦痹,绞急如刺,不得俯仰,其胸前皮皆痛,手不得犯,胸中幅幅而满,短气,咳唾引痛,咽塞不利,习习如痒,喉中干燥,时欲呕吐,烦闷,白汗出,或彻引背痛,不治之,数日杀人……夫脉当取太过与不及,阳微阴弦,即胸痹而痛,所以然者,责其极虚也。今阳虚,知在上焦,所以胸痹心痛者,以其人脉阴弦故也。"指出胸痹还表现有"心中坚""满痞急痛"及"时欲呕吐"等脾胃病消化系统症状。

宋·窦材《扁鹊心书》曰:"心为一身之主宰,一毫不可犯,处正无偏,岂宜受病。凡痛非心痛,乃心之包络痛与脾痛、胃痛、膈痛耳。"脾痛、胃痛、膈痛,其说法与前人有不同,窦材认为痛非心痛。宋·陈言在《三因极一病证方论·九痛叙论·卷之九》中曰:"夫心痛者,在方论则曰九痛,内经则曰举痛,一曰卒痛。种种不同,以其痛在中脘,故总而言之曰心痛,其实非心痛也。若真心痛,则手足青至节,若甚,旦发昼死,昼发夕死,不在治疗之数。方中所载者,乃心主包络经也。"首次将各种心痛的病因归纳整理,明确提出心痛的病因为外感六淫、七情、饮食不节、劳役所伤,其病机多为气血阻隔不通,所以当通散之,以实证为多。

宋·王怀隐等撰《太平圣惠方·治胸痹短气诸方》曰:"夫胸痹短气者。由脏腑虚弱。阴阳不和。风冷邪气。攻注胸中。其脉太过与不及。阳微阴强而又气盛,治胸痹短气。喘息不利。心膈壅闷。宜服细辛散方……治胸痹短气。脏腑久寒。脐腹疼痛。两胁胀满。心膈不利。宜服草豆蔻散方。"其载方除《金匮要略》方外,还有多方治疗胸痹症见心痛、背痛、腹胀、胸膈不利、饮食难下、心下坚痞、胸背缓急疼痛、气膈噎塞不通、脾虚胃冷不能下食、痰壅、噎塞不下饮食、喉中噎塞唾沫、脐腹疼痛、两胁胀满、心膈不利等。所论胸痹范围包括心、肺、咽喉、食管、脾胃等病,范围更加广阔。宋·齐仲甫《女科百问·第七十问·何谓胸痹》曰:"胸痹者,由寒气客于脏腑,气上冲心,胸下幅幅如满,噎塞习习痹痛,饮食不下,谓之胸痹也。"所论胸痹应属食管、脾胃病变。

总而言之,此时期的"心痛"为广义的心痛,包括心包络痛、胃脘痛、脾痛等。而"胸痹"论述的范围更加广阔,历代医家对其所属的脏腑、范围见解不同。胸痹是范围较广的一类疾病,包含心系病证、肺系病证、咽喉病、食管病、脾胃病等,包括如今西医之支气管炎、支气管扩张、胸膜炎、肺气肿等呼吸系统疾病;肋间神经痛、肋软骨炎、带状疱疹等胸膈病变;还有食管炎等消化系统疾病等。

3. 金元明清,心痛、胃脘痛病名更加明确区分 从金元至明代,朱丹溪、虞抟、张景岳等多数医家对于"心痛",认为除了真心痛之外,都是胃脘痛。明代已能鉴别心痛、胃脘痛,辨证论治体系基本形成。

金·刘完素在《素问病机气宜保命集》中把心痛从病因角度分成热厥心痛、寒厥心痛、大实心痛三种,分别用汗、温、利等法及相关方药治疗,成为心痛辨证论治的开端。明·皇甫中《明医指掌》曰:"寒厥、热厥之分,大实、大虚之别。"在刘完素的基础上增加了大虚心痛证,叙述了由各种邪气引起心痛的症状特点,分别分虚痛、实痛、热厥心痛、寒厥心痛、痰积食积心痛、瘀血痛,并针对这些症状施治处方。明·王肯堂在《证治准绳·杂病》曰:"或问丹溪言心痛即胃脘痛,然乎?曰心与胃各一脏,其病形不同,因胃脘痛处在心下,故有当心而痛之名,岂胃脘痛即心痛者哉。"书中指出心痛与胃脘痛有别,主要区别在疼痛部位和疼痛轻重程度。该书首次区分心痛和胃脘痛,并开辟了活血化瘀治疗心痛的先河。明·虞抟《医学正传·胃脘痛》曰:"古方九种心痛:曰饮,曰食,曰风,曰冷,曰热,曰悸,曰虫,曰疰,曰来去痛。夫所谓冷者唯一耳,岂可例以热药治之乎。详其所由,皆在胃脘,而实不在于心也。"《黄帝内经》曾指出:"真心痛,手足清至节,心痛甚,旦发夕死。"提示真心痛的症状在临床上与胃脘痛是有区别的。清代医家也逐渐承认将心痛和胃脘痛区别开的观点。

宋金元时期诸多医家及著作所论"胸痹"症状基本同《诸病源候论》,认为其病位为胸间、胸脯、心、肺,所用方剂增加了很多;而到明清时期,随着认识的不断深入,胸痹、心痛的病因病机理论逐渐完善,常见的病因病机,包括血瘀、气滞、寒凝、痰饮等方面均有详细阐述,但对于"胸痹"这一概念的定义和范畴,仍未形成统一认识。

明·王肯堂《证治准绳·杂病·诸气门》曰:"胸痞,心下满而不痛为痞,心下满而痛为胸痹。"区分了胸痹和胸痞的不同。

明·秦景明《症因脉治·卷一·胸痛论》曰:"胸痹之症:即胃痹也。胸前满闷,凝结不行,食入即痛,不得下咽,或时作呕,此胸痹之症也。"明确指出胸痹即胃痹,所论症状亦为食管、胃病症状。还把胸痹分为外感表证和内伤里证。

清·吴谦《订正仲景全书金匮要略注·胸痹心痛短气病脉证》曰:"凡阴实之邪,皆得以上乘阳虚之胸,所以病胸痹心痛。胸痹之病轻者即今之胸满,重者即今之胸痛也。"指出胸痹心痛的病因病机,并按轻重区分胃胸满、胸痛。

清·柳宝诒《柳选四家医案·痹气门》曰:"胸痛彻背。是名胸痹。痹者,胸阳不旷。痰浊有余也。""胸痹证,前人无有指为瘀血者。如此证,纳食梗痛,乃瘀血阻于胃口,当归入噎膈证内论治矣。"进一步论述了胸痹心痛的病因病机。

清·王清任《医林改错》主张瘀血致病说,主张通过活血化瘀,包括血府逐瘀汤、膈下逐瘀汤等治疗本病。另一方面,明清医家也开始针对五脏,包括肝、胆、肾等治疗心痛,通过通络疗法、滋阴降火、通利小肠等方法,明确提出"治气弗动血,治血兼治气""保护胸中阳气""惟用辛润宣通,不用酸塞敛涩"等重要治则,提出不可一味使用香燥等治疗胸痹心痛,因其会耗劫阴本等的注意事项。

4. 中华人民共和国成立至今,病名初步统一 1949 年以后,随着中医药事业的蓬勃发展,临床常见的中医病证的整理逐步规范化。1997 年,国家技术监督局颁布的 GB/T 16751.1—1997《中医临床诊疗术语 疾病部分》中规定把中医临床诊疗术语的"胸痹""心痛"合并归入心系病类,并有高原胸痹病名。1997 年版规划教材《中医内科学》将胸痹心痛合并,认为其是由于正气亏虚、痰阻、瘀血、气滞、寒凝而引起心脉痹阻不畅,临床以膻中或左胸部发作性憋闷、疼痛为主要表现的一种病症,病位以心为主,发病多与肝、脾、肾三脏功能失调有关。2003 年,中华中医药学会内科分会内科疾病名称规范研究组在其编写的《中医内科疾病名称规范研究》中纳入了胸痹心痛,并提出此病多见于中老年人。该病患者的心电图提示有心肌缺血、损伤及梗死样改变,多见于西医的 IHD。

综上所述,当代对于此类疾病的中医病名认识基本趋于统一,即"胸痹心痛"。胸痹心痛的八纲辨证标志着心痛辨证论治体系基本确定,气血、寒热、虚实辨证,胸痹心痛的辨证论治体系逐渐发展,趋于完善,被诸多医家广泛应用。

(二)中医络病

先秦时期,络病理论初步形成,代表作是《黄帝内经》。该书提出"经络""经气"的概念,指出血液运行通道的"血脉"概念,初步构建了络脉络病理论体系。《灵枢·脉度》首次提出了络脉的概念,记载"经脉为里,支而横者为络,络之别者为孙。""久病入络"的思想也开始萌芽,《灵枢·终始》曰:"久病者,邪气入深,刺此病者,深内而久留之,间日而复刺之,必先调起左右,去其血脉。"《素问·调经论》曰:"病在血,调之络。"。

汉代张仲景在《伤寒杂病论》中提出"脉络"的概念,以"经络"与"血脉"并列阐述疾病传变的途径,包括内伤杂病和络病。书中设立了胸痹心痛、中风、心积等脉络病专篇,首创活血化瘀通络法和活血化痰通络法及多首著名方剂,如旋覆花汤、大黄䗪虫丸、鳖甲煎丸、下瘀血汤、抵当汤等;首用虫类通络药搜剔络瘀,包括䗪虫、蛴螬、虻虫、水蛭、蜂房、蜣螂等。《伤寒杂病论》创立了络病辨证论治的体系,明确了治疗络病的理法方药,奠定了络病临床辨证论治的基础。

金元时期,朱丹溪指出:"痰挟瘀血,遂成窠囊",意谓痰瘀之邪阻滞络脉,则搜逐不易,迁延难愈。主张对中风、肺胀、积聚等络病应予以通络治疗。

周学海《读医随笔》将"络"分为"气之细络"和"血之细络"(脉络),指出"有气并于气之细络,而胀闷不堪""有气滞于血之细络,而怫郁不解。"治疗上指出:"刘河间力发玄府之功用……滑伯仁谓每用补剂,参入活血通经之品,其效更捷;史载之之方之多用三棱、莪术……不皆治络之胃耶"。

清代时络脉络病理论得到了进一步发展。著名医学家喻嘉言、叶天士、王清任、林珮琴、唐容川、张聿青等人均是络脉络病理论的倡导者和实践者,他们通过各自的实践丰富并发展了络脉络病理论。喻嘉言在《医门法律》中著有络脉论专篇,感叹"十二经脉,前贤论之详矣,而络脉则未之及,亦缺典也"。叶天士提出了"络病"的概念,并十分尊崇络脉络病理念。"考仲景于劳伤血痹诸法,其通络方法每取虫蚁迅速飞走诸灵,俾飞者升,走者降,血无凝着,气可宣通,与攻积除坚,徒入脏腑者有间"谓此法是圣人另辟手眼,以搜剔络中混处之邪,治经千百,历有明验。叶天士在临床中善于治络,他在《临证指南医案·积聚》中提出:"初为气结在经,久则血伤入络",将气血引入到"络"的病理阐述中,提出了"久病必入络,气血不行""久痛入络"等千古名言;创立了辛味通络诸法,常用治法有辛温通络法、辛香通络法、辛润通络法等;补充了"络虚"一证及治法,指出"大凡络虚,通补最宜""当与通补入络"。

血脉的分支是脉络,脉络是逐级细化的网状分支,与西医学对血管的认识,即从大血管、中小型血管细化至微血管,甚至微血管的各级微细动静脉基本相似。由上可知,历代医家有关"孙络"的论述,与现代医学微血管具有更大相似性。

二、病名源流的临床意义

传统中医运用辨证论治原则,结合个体特征制订治疗方案,在综合改善 CMVD 上具有一定优势。

多数医者认为,MVA,以心绞痛、气短为主症,属于祖国医学"胸痹心痛"病范畴,病位在心。其脏腑亏虚,加上寒凝、饮食失调、情志不畅等引起痰浊、气滞、血瘀,从而导致心络痹阻,失于濡养,引发胸痹心痛。治疗上可参考胸痹心痛病的治疗,运用脏腑辨证,从心肺、心肾、心脾、心肝方面进行论治。胸痹心痛是一类常见的中医疾病,对于该病的病因病机、辨证分型、治疗方法和预防调摄上,中医学积累了丰富的理论和实践经验,值得充分地挖掘、整理和继承。

另一方面,针对 CMVD 的特征和解剖特点,部分医家认为,CMVD 与传统"心脉痹阻"不完全相同,冠状动脉慢血流现象即有"痹"而无"闭"之象,表现为心脉血行滞缓。孙络是该病的关键病位,因分支细小而更易受邪气侵袭发病。从孙络角度认识 CMVD 病位可指导其临床诊断及用药。孙络是营卫交互生化的场所,孙络病变多影响营卫循行,干扰其渗灌气血、濡养形骸。治疗上,可按通络为治则。

也有医者提出"杂"合而治,即证素组合,兼顾五脏,使机体达到统一状态。

从历代医家典籍可看出,胸痹心痛病和络病的类似病名很多,在不同时期,不同病名有不同内涵。因此,通过整理其病名源流,考察其出处和内涵,对于不断丰富 CMVD 的中医内涵,把握其核心病机,审辨其关键论治要点,从而不断开展对该病的研究等方面有重要意义。

第二节 病 因 病 机

中医古籍中未见"CMVD"的记载,根据其临床表现,CMVD 导致的 MVA 与冠心病心绞痛同属中医学"胸痹心痛"范畴。因冠状动脉微血管直径 <500μm,现代学者认为冠状动脉微血管属于中医学之"络脉",CMVD 属中医络病的范畴。本节采用文献回顾的形式,总结了不同历史年代的医家关于 CMVD 的认知体会。

一、中医病因

(一)情志失常

情志失调为胸痹心痛最基本的病因。《素问·灵兰秘典论》曰:"心者,君主之官也,神明出焉。"指出心主宰人的精神意识思维活动,故七情过极会影响心的功能,导致心的病变。

《素问·五藏生成》曰:"心痹,得之外疾,思虑而心虚,故邪从之。"说明思虑过度会劳伤心气,加上外邪侵袭,邪气停于胸中而患病。《素问·血气形志》曰:"行乐志苦,病生于脉。"指出形体安逸但精神苦闷的人多在经脉发病,累及于心。《素问·刺热》曰:"心热病者,先不乐,数日乃热,热争则卒心痛。"明确提出心脏发热病,最初是由于情志不调,郁而化热;当热邪入脏与正气相争时,则引发心痛。《脉经·心手少阴经病证》曰:"愁忧思虑则伤心,心伤则苦惊,喜忘,善怒。心伤者,其人劳倦,即头面赤而下重,心中痛彻背,自发烦热,当脐跳手,其脉弦,此为心脏伤所致也。"表示七情过极皆可伤心,从而引发一系列心系疾病的症状。《诸病源候论·心痹候》曰:"思虑烦多则操损心,心虚故邪乘之。邪积而不去,则时害饮食,心里如满,蕴蕴而痛,是谓之心痹。"强调情志因素为该病的重要病因。《三因极一病证方论·内所因心痛证治》曰:"真心痛者,手足青至节,旦发夕死,夕发旦死。皆脏气不平,喜怒忧郁所致,属内所因。"认为真心痛为七情过极所致,内郁而致心痛。《医学入门》曰:"悸痛,内因七情,轻则怔忡惊悸,似痛非痛……重则两目赤黄,手足青至食,即真痛,不治。"强调七情内伤,逆传心包,轻者发为惊悸,重者发为真心痛。《证治准绳·杂病·心痛胃脘痛》亦曰:"夫心统性情,始由怵惕思虑则伤神,神伤,脏乃应而心虚矣。心虚则邪干之,故手心主包络受其邪而痛也。"恐惧焦虑的情绪会伤及心神,心气虚则邪气乘虚而入,心包受邪则痛。张景岳在《类经》中曰:"凡情志之属,惟心所统。"丰富和发展了双心医学理论,强调心神统领人的精神意识和思维活动,提出"神自形生"。《医述》又曰:"其络与腑之受邪,皆因怵惕思虑,伤神涸血,是以受如持虚。"指出七情过极有损心神,耗神伤血。《杂病源流犀烛·心病源流》亦曰:"总之,七情之由作心痛,七情失调可致气血耗逆,心脉失畅,痹阻不通而发心痛。""除喜之气能敲外,余皆足令心气郁结而为痛也"故由于肝气通于心气,肝气滞则心气涩,所以七情太过,是引发本病的常见原因。

(二)饮食失节

嗜食肥甘厚味会损伤脾胃,脾胃运化失职而生痰,致心脉痹阻,或郁而化热,引发胸痹心痛。《素问·五藏生成》言:"有积气在中,时害于食,名曰心痹。""多食咸,则脉凝泣而变色。"同样指明偏嗜过咸则导致血脉瘀阻不畅,气滞血瘀发为胸痛。

《太平圣惠方·治冷气心腹痛诸方》中说:"夫冷气心痛者。由脏腑虚弱。宿有冷疹。因外触风寒。内伤饮冷。而致发动邪气与正气相搏,治冷气攻心。"强调饮食过于寒凉则诱发心痛。《济生方·心腹痛门》曰:"夫心痛之病……或饮啖生冷果食之类,使邪气搏于正气,邪正交击,气道闭塞,郁于中焦,遂成心痛。"指出饮食偏嗜寒凉损伤中焦脾胃,痰湿内生,痹阻胸阳,发为心痛。《儒门事亲·酒食所伤》中记载:"膏粱之人,起居闲逸,奉养过度,酒食所伤,以致中脘留饮,胀闷,痞膈醋心。"认为长期嗜食肥甘厚味,缺乏运动者,易生湿热,蕴结生痰,痹阻胸阳引起胸痹心痛。《医学入门·心脾痛》曰:"热痛,内因酒食积热,痰郁发厥。"指出酒食停积可生热致痛。《寿世保元·饮食·嗜酒丧身》又曰:"酒性大热有毒,大能助火,一饮下咽,肺先受之,肺为五脏之华盖,属金本燥,酒性喜升,气必随之,痰郁于上,溺涩于下,肺受贼邪,不生肾水,水不能制心火,诸病生焉,其始也病浅,或呕吐,或自汗,或疮疥,或鼻,或泄利,或心脾痛。"言明酒性大热助火,饮酒会导致心脾痛的发生。

（三）年老体虚

CMVD 多发于中老年人，因其年过半百，肾气渐衰。肾阳虚衰则不能鼓动五脏之阳，引起心气不足或心阳不振，血脉失于阳之温煦、气之鼓动，则气血运行滞涩不畅，发为心痛；若肾阴亏虚，则不能滋养五脏之阴，阴亏则火旺，灼津为痰，痰热上犯于心，心脉痹阻，则为心痛。

《素问·脏气法时论》曰："肾病者……虚则胸中痛。"认为肾虚会引发胸痹心痛。《素问·举痛论》又曰："脉泣则血虚，血虚则痛，其俞注于心，故相引而痛。"血脉凝涩则血虚，血虚则疼痛。因为背腧与心相连，所以互相牵引作痛，故胸痹心痛与血虚相关。《太平圣惠方·治心背彻痛诸方》曰："夫心背彻痛者，由人脏腑虚弱，肾气不足。"强调胸痹心痛的主要病因是脏腑虚弱，肾气不足。《圣济总录·心腹痛》又曰："脏腑气虚，风寒客之，邪正相搏，故上冲于心络而为心痛。"同样强调胸痹心痛是由于体虚外感而发病的。《玉机微义·心痛》曰："然亦有病久，气血虚损及素作劳羸弱之人患心痛者，皆虚痛也。"提示年老体虚之人患胸痹心痛为虚证。《医学入门》曰："盖心劳曲运神机，则血脉虚而面无色，惊悸梦遗盗汗，极则心痛"，指出劳神伤心，气血亏损导致胸痛。《证治准绳·杂病·胁痛》曰："房劳过多，肾虚羸怯之人，胸膈之间多有隐隐微痛，此肾虚不能纳气，气虚不能生血之故。气与血犹水也，盛则流畅，少则壅滞，故气血不虚则不滞，既虚则鲜有不滞者，所以作痛。宜用破故纸之类补肾，芎、归之类和血，若作寻常胁痛治，即殆矣。"再次强调体虚失养之人易患胸痹心痛。《景岳全书》亦曰："然必以积劳积损及忧思不遂者，乃有此病，或心、脾、肝、肾气血本虚"，指出胸痹心痛以虚为本。

（四）寒邪内侵

寒邪内侵，素体阳虚，胸阳不振，阴寒之邪乘虚而入，寒凝气滞，胸阳不展，血行不畅，而发本病。

《素问·至真要大论》曰："太阳司天，寒淫所胜，则寒气反至，水且冰，血变于中，发为痈疡，民病厥心痛。"寒邪侵袭，人多病，血脉变化于内，多发生心痛。《素问·气交变大论》曰："岁火不及，寒乃大行，长政不用，物荣而下，凝惨而甚，则阳气不化，乃折荣美，上应辰星，民病胸中痛，胁支满，两胁痛，膺背肩胛间及两臂内痛，郁冒朦昧，心痛暴痛，胸腹大，胁下与腰背相引而痛。"指出阴寒凝滞之气过盛，阳气不能生化所致心痛。《金匮要略·五脏风寒积聚病脉证并治第十一》曰："心中寒者，其人苦病心如啖蒜状……谓辛辣刺心之状也。剧者心痛彻背，背彻心，谓心背相应而痛也。譬如蛊注，谓似虫之往来不已而痛也。此皆心中寒邪之证。"同样指出寒邪导致心痛。《诸病源候论》亦曰："心腹痛者，由腑脏虚弱，风寒客于其间故也。""心痛者，风冷邪气乘受于心也，其痛发，有死者，有不死者，有久成疹者。心为诸藏主而藏神，其正经不可伤，伤之而痛，为真心痛，朝发夕死，夕发朝死。心有支别之络脉，其为风冷所乘，不伤受于正经者，亦令心痛，则乍间乍甚，故成疹不死。""寒气客于五脏六腑，因虚而发，上冲胸间，则胸痹"。均阐述了本病由天气变化、骤遇寒凉、阳虚感寒而发作。孙思邈在《备急千金要方·心腹痛》中提道："寒气卒客于五脏六腑，则发卒心痛胸痹。"强调胸痹心痛的主要病因为寒邪侵袭。《太平圣惠方》曰："卒心痛者，由脏腑虚弱，风邪冷热之气。客于手少阴之络。正气不足。邪气胜盛。邪正相。"《圣济总录》曰："脏腑气虚，风寒客之。""卒心痛者,本于脏腑虚弱,寒气卒然客之。""虚极之人,为寒邪所客,气上奔迫,痹而不通,故为胸痹。"均认为寒邪在正虚的基础上侵袭人体,发为心痛。《医学正传》中记载:"大寒触犯心君。"李梴在《医学入门》中同样记载:"或肺寒乘心,痛则短气。""或脾寒乘心"等因寒凉导致心痛的论述。

(五)痰瘀为患

胸痹心痛为本虚标实之病,以气血阴阳亏虚为本,寒凝、痰浊、气滞、血瘀为标。而痰浊和血瘀为该病最常见的致病因素,二者相互作用,形成心痛顽疾。

《诸病源候论·心痛病诸候》曰:"心痛而多唾者,停饮乘心之络故也。"《诸病源候论·妊娠心痛候》亦曰:"夫心痛,多是风邪痰饮,乘心之经络,邪气搏于正气,交结而痛也。"痰饮上犯于心,导致胸痹心痛。宋代杨士瀛于《仁斋直指方·心气》中曰:"夫心为五官之主,百骸之所以听命者也。心之正经,果为风冷邪气所干,果为气、血、痰、水所犯,则其痛掣背,胀胁胸烦,咽干,两目赤黄,手足俱青至节,朝发而暮殂矣。"同样指出,引起胸痹心痛病的病因除外感之邪外,还有痰饮,肯定了标实在该病中的作用。《古今医鉴·心痛》曰:"心脾痛者,素有顽痰、死血。"强调了心痛与痰瘀的关系。万全《万氏家传保命歌括》曰:"瘀血痰饮之所冲,则其痛掣背……手足青至节,谓真心痛。"《症因脉治·胸痹》又曰:"胸痹之因,饮食不节,饥饱损伤,痰凝血滞。"皆明确指出痰瘀为胸痹心痛的致病因素。《证治汇补·心痛》曰:"肺郁痰火,忧恚则发,心膈大痛,攻走胸背。"提出痰火与情志失调为引发胸痹心痛的诱因。徐大椿在《兰台轨范·心胃痛》曰:"近人患心胃痛者甚多,十人之中必有二三,皆系痰饮留于心下,久成饮囊,发作轻重疏数虽各不同,而病因一辙,治法以涤饮降气为主。"同样提出胸痹心痛的致病因素在于痰饮。王清任对于瘀血颇有见解,其于《医林改错》中曰:"元气既虚,必不能达于血管,血管无气,必停留而瘀。"提出气虚血瘀的观点,认为血瘀多与气虚有密切关系。曹仁伯于《继志堂医案》中曰:"胸痛彻背,是胸痹,此病不惟痰浊,且有瘀血交阻膈间。"唐容川于《血证论》中曰:"审系血瘀上焦,则见胸、背、肩、膊疼痛,麻木,逆满等证。"二者均认为痰浊血瘀为胸痹的病因,也为活血化瘀治法提供理论依据。

二、中医病机

胸痹心痛的病机关键在于心脉痹阻,其病位虽在心,但与肝、脾、肾三脏功能的失调有密切的关系。因心主血脉功能的正常发挥有赖于肝(主疏泄)、脾(主运化)、肾(藏精主水)等功能正常。其病性有虚实两方面,常常表现为本虚标实、虚实夹杂。虚者多见气虚、阳虚、阴虚、血虚,尤以气虚、阳虚多见;实者则多见气滞、寒凝、痰浊、血瘀,并可交互为患,其中又以血瘀、痰浊多见。但无论虚实,均以心脉痹阻不畅、不通则痛为病机关键。发作期以标实表现为主,血瘀、痰浊尤为突出;缓解期主要表现为心、脾、肾的气血阴阳之亏虚,其中又以心气虚、心阳虚最为常见。以上病因病机可同时存在,交互为患。

《黄帝内经》中对胸痹心痛的病机阐述全面,从寒热虚实四个方面均有论述。《素问·调经论》曰:"寒气积于胸中而不泻,不泻则温气去,寒独留,则血凝泣,凝则脉不通,其脉盛大以涩,故中寒。"《素问·举痛论》又曰:"寒气客于脉外则脉寒。脉寒则缩踡,缩踡则脉绌急,绌急则外引小络,故卒然而痛。"皆指出寒主收引,故气血凝滞,致心脉痹阻,不通则痛。《素问·刺热》曰："心热病者,先不乐,数日乃热,热争则卒心痛。"《素问·气交变大论》曰:"岁金不及,炎火乃行,甚则心痛。""岁火太过,炎暑流行,甚则胸中痛。"《素问·至真要大论》曰:"少阳在泉,主胜则热,反上行而客于心,心痛发热。"均说明热邪伤津耗液,郁而成痰,导致心脉痹阻而发为心痛。《素问·至真要大论》曰:"岁太阴在泉,湿淫所胜,民病饮积心痛。"《灵枢·本脏》曰:"肺大则多饮,善病胸痹。"认为痰饮水湿病理产物阻遏气机,气滞血瘀,痰瘀互结,致心脉痹阻而发病。《素问·举痛论》中亦有对"不荣则痛"的论述,即"脉泣则血虚,血虚则痛,其俞注于心,故相引而痛。"阐明心痛与气血亏虚导致的心脏供血不足有关。张仲景以脉象高度断虚实,用以概括胸痹心痛的病机,如:"夫脉当取太过不及夫脉,阳微阴弦,即胸痹而痛,所以然者,责其极虚也。今阳虚知在上焦,所以胸痹心痛者,以其阴弦故也。"阳微通过胸中气分来判断,故曰阳微知在上焦;阴弦通过阴脉判断,如阴寒之脉,上于胸中气分,则为胸痹,如阴脉上乘于心,则为心痛也。切脉需要分辨虚脉和实脉,实脉太过主邪气盛,虚脉不及为正气虚。阳气亏虚而阴寒偏盛导致血脉痹阻于胸中,不通则痛。阳气虚是致病的根本原因。上焦心阳亏虚,下焦阴寒上犯,本虚标实是胸痹心痛的根本病机。

胸部为人清阳之所,若虚实致病因素上扰清阳,则导致胸中气机升降失常,使心脉痹阻而引发胸痹胸痛。如《医灯续焰·心腹痛脉证》曰:"痰饮留中,清阳淆浊,故痛。……不正之邪,一时干忤,乱其清道,挠其运机,故痛。"痰饮扰乱气机导致胸中之气升降失常,发为胸痛。《冯式锦囊秘录·方脉心脾病合参》亦曰:"因于怵惕思虑,伤神涸血,于是清阳不升,浊阴不降,以致食饮风冷热悸虫疰之九种,乘虚侵凌也。"认为清阳不生,浊阴不降,气机升降失常而引发胸痹心痛。《类证治裁·胸痹》曰:"胸痹,胸中阳微不运,久则阴乘阳位而为痹结也。其症胸满喘息,短气不利,痛引心背,由胸中阳气不舒,浊阴得以上逆,而阻其升降,甚则气结咳唾,胸痛彻背。夫诸阳受气于胸中,必胸次空旷,而后清气转运,布息展舒。"亦为气机升降失常而发病。

因冠状动脉微血管直径 <500μm,现代学者对于 CMVD 的分类各有观点。邓悦教授认为该疾病属中医络病的范畴,主要证型为络气虚滞、痰浊阻络、气虚络瘀。"络脉"作为经脉的分支,多指较细小的血脉,而 CMVD 特指冠状微血管(直径 <500μm)病变,符合"络脉"的定义,临床治疗 MVA 时选用活血通络药物效果明显。有学者以胡镜清教授的"病机兼化理论"为指导,结合"络病学说",归纳 MVA 的核心病机为痰瘀互结,并总结为早期兼寒邪而化,中期兼痰、瘀而化,后期兼正虚而化的演变规律。齐锋等学者运用流行病学的方法对吉林省长春市 150 例 MVA 患者进行症候要素的分析,发现 MVA 在中青年人中的表现主要以痰浊、血瘀为主,老年人则以气虚、阴虚为主,且有气虚症状的女性患者较男性患者更多。毛静远教授等采用专家调查法对国内 38 位中医心血管病专家进行问卷调查,结果显示该病主要有痰瘀互结、气滞血瘀、气虚血瘀、心血瘀阻等证型;他们还分析和归纳了 MVA 证候的特点,证实该病病机以气滞、痰阻、血瘀为主,并贯穿发病始终。

三、中医辨证分型

(一)方法

CMVD 是一种心血管疾病,其特征为冠状动脉微循环障碍导致的心肌缺血。中医将

CMVD 归类为"胸痹""心痛"等范畴。中医辨证分型是根据患者的症状、体征、病史等信息,将疾病分为不同的证型,从而指导治疗。中医对 CMVD 的辨证分型主要依据以下几个方面。

1. 症状和体征 中医通过详细询问患者的症状和体征来判断证型。常见的症状包括胸闷、胸痛、心悸、气短等。体征则包括脉象、舌苔、舌质等。

2. 病因病机 中医认为 CMVD 的病因病机主要与心、肝、脾、肺、肾等脏腑的功能失调有关。特别是心血不足、肝气郁滞、脾虚湿困等因素,会导致血行不畅,从而引发心肌缺血。

3. 气血阴阳辨证 中医将 CMVD 分为气滞血瘀证、痰瘀互结证及气虚血瘀证等,这些证型反映了患者气血阴阳失调。不同的证型需要采取不同的治疗方法。

(二)证型

根据患者提供的材料选择适当的辨证分型,分型应符合 T/CACM 1325—2019《冠心病稳定型心绞痛中医诊疗指南》、ZY/T001.1-94—2016《中医内科病证诊断疗效标准》界定的要求,同时参照《中医内科学》。基于中医的辨证论治原则,CMVD 可分为多种辨证分型,每种分型都有其独特的症状、舌质、舌苔及脉象等。具体分型如下。

1. 气滞血瘀证

（1）主症:胸闷胀痛,痛有定处,夜间加重,日久不愈。

（2）次症:善太息,脘腹两胁胀闷、刺痛,遇情志不遂时容易诱发或加重。

（3）舌象:舌紫或暗红,有瘀斑,苔薄。

（4）脉象:脉弦。

2. 痰瘀互结证

（1）主症:胸闷重而心痛微,痰多气短,肢体沉重,形体肥胖,遇阴雨天而易发作或加重。

（2）次症:倦怠乏力,纳呆便溏,咯吐痰涎,口黏恶心。

（3）舌象:舌体胖大且边有齿痕,苔浊腻或白滑。

（4）脉象:脉滑。

3. 气虚血瘀证

（1）主症:胸痛胸闷、劳则诱发。

（2）次症:气短乏力,身倦懒言,心悸自汗,面色淡白或晦暗。

（3）舌象:舌胖淡暗。

（4）脉象:脉沉涩。

4. 阳虚寒凝证

（1）主症:猝然心痛如绞,心痛彻背,重则喘息不能平卧,多因气候骤冷或骤感风寒而发病或加重。

（2）次症:畏寒肢冷,心悸怔忡,自汗神倦,面色苍白,便溏,肢体浮肿。

（3）舌象:舌淡胖、苔白。

（4）脉象:脉沉迟、沉紧或沉细。

中医对 CMVD 的辨证分型及治疗具有独特的优势和特色:通过辨证分型,中医能够准确把握病情,制订个性化的治疗方案;通过整体调理和个体化治疗,中医能够全面改善患者的身体状况,提高其生活质量。因此,在 CMVD 的诊疗过程中,应充分发挥中医的优势,综合运用多种治疗手段,以达到最佳的治疗效果。同时,也需要进一步加强中医与现代医学的交流与合作,共同推动心血管疾病防治事业的发展。

四、总结

综上所述,CMVD主要病位在心,但与肝、脾、肾三脏功能的失调有密切的关系,属"胸痹心痛""络病"范畴。病因多为情志失常、饮食失节、年老体虚、寒邪内侵和痰瘀为患。其病性常为本虚标实,虚实夹杂,虚者多见气虚、阳虚、阴虚、血虚,尤以气虚、阳虚多见;实者则多见气滞、寒凝、痰浊、血瘀,并可交互为患,其中又以血瘀、痰浊多见,但虚实两方面均以心脉痹阻不畅,不通则痛为病机关键。该疾病常见气滞血瘀、寒凝心脉、心脾两虚、瘀血阻络、痰瘀互结、肝肾亏虚等证型。

第四章 冠状动脉微血管疾病的分类

第一节 原发性微血管性心绞痛

原发性 MVA 分为 PSMA 及 PUMVA,后者包括与 MINOCA 相关的 CMVD。在接受有创血管造影术的心绞痛患者中,没有发现 OCAD 的高达 70%,这一现象在女性患者中更为常见。在这些患者中,很大一部分是由于原发性 MVA 所致。原发性 MVA 经常被误诊为非心脏性疾病,导致诊断和治疗不足。原发性 MVA 并非的一种良性疾病,与无症状对照人群相比,其主要心血管事件的风险增加,并与反复入院、生活质量受损、相关的医疗保健费用增加相关。

MINOCA 是一种综合征,有非 ST 段抬高心肌梗死的症状和冠状动脉微血管功能障碍的实验室证据,应排除阻塞性和痉挛性心外膜冠状动脉病变、短暂性冠状动脉血栓形成、心肌病和其他心血管疾病。MINOCA 最常见的病因是斑块破裂或糜烂、血栓栓塞、遗传性血栓病或微血管痉挛相关的微血管阻塞。临床表现为休息或清晨反复发作的胸痛,轻度运动引起的胸痛,疼痛时间可持续 1~2 小时,使用硝酸甘油治疗无效。在胸痛发作期间或动态心电图监测时,可以记录心电图上的缺血性和动态 ST-T 段变化。MINOCA 患者重大不良心血管事件的风险明显升高,生活质量明显降低。

一、流行病学

美国一项大型多中心研究显示,在因疑似心绞痛和 / 或负荷试验呈阳性而选择接受 CAG 的患者中,近 39% 的患者患有 MINOCA。在丹麦东部的一项回顾性登记研究中,纳入了 1998—2009 年间转诊接受 CAG 的 11 223 名心绞痛患者,其中 65% 的女性和 33% 的男性患有非阻塞性 CAD。在 10 年的研究期间,男性女性群体的发病率都呈上升趋势,2009 年,纳入研究的女性心绞痛患者中,非阻塞性 CAD 的发病率高达 73%。在接受 CAG 检查并参加美国国家心肺血液研究所赞助的 WISE 研究中,近三分之二(62%)的女性没有明显的阻塞性狭窄。患有非阻塞性 CAD 的女性比患有阻塞性 CAD 的女性年轻。Aribas E 等检索分析了 4 547 篇摘要,其中有 20 项研究报告了 MVA 的患病率:在有症状且无梗阻的患者中,疑似 MVA 的中位患病率为 28%(使用 MVA 特定诊断标准的疑似 MVA);在有症状、无梗阻且有微血管功能受损证据的患者中,明确 MVA 的中位数患病率为 30%。一项针对中国 6 个中心 1 600 例患者进行 CAG 检查的回顾性研究的结果显示,INOCA 的患病率约为 20%,其中女性人群更容易患 INOCA。在一项包括了 56 项研究和 14 427 例 INOCA 患者的系统回顾和荟萃分析中,使用侵入性或非侵入性诊断方法评估微血管功能,结果显示 41%

的患者存在冠状动脉微血管功能障碍,40% 的患者有心外膜冠状动脉痉挛,24% 的患者有微血管痉挛,其中,女性患者冠状动脉微血管功能障碍的发生率是男性患者的 1.45 倍。

46 项研究的荟萃分析显示,MINOCA 的发病率为 6%(患者的中位年龄为 55 岁),该疾病在没有高脂血症的年轻女性中更为常见。MINOCA 患者的 12 个月全因死亡率(4.7%)低于 MIOCA(6.7%)。在没有斑块破裂或侵蚀的情况下,微血管功能障碍可能在 MINOCA 发病中起关键作用。44 例 MINOCA 女性患者接受了 CMR 检查,其中 59% 出现了晚期钆增强成像,提示引起心肌缺血的原因是其微血管的功能障碍;此外,96 例 MINOCA 患者进行了乙酰胆碱应激测试,发现三分之一的患者存在微血管痉挛。

二、病因

CMVD 的危险因素与心外膜大血管动脉疾病的危险因素并无不同,包括糖尿病、肥胖、高血压、高脂血症、吸烟和年龄等,这些危险因素分别或共同导致了 CMVD 的发生。在具有 CFR 受损和高龄、高血压、吸烟史、心率偏快和 HDL 较低的女性中,有较为显著的相关性。

三、发病机制

CMVD 的发病机制与冠状动脉微血管的结构重塑和功能障碍有关(包括血管扩张和收缩能力的损害),与 CMVD 相关的临床胸痛、冠状动脉微血管的过度收缩和痉挛密切相关。至少有两类因素能引起冠状动脉微循环阻力增高,一是 NO 减少导致内皮血管舒张不良,二是 CBF 对乙酰胆碱的反应性降低。另外,有研究报道微血管平滑肌细胞存在原发性损伤以致其存在松弛障碍,它不受经典的血管舒张剂影响。

非阻塞性 CAD 中 CMVD 的机制尚不完全明确,但它们涉及冠状动脉功能和结构的变化。实验研究和临床研究都表明内皮功能障碍是 CMVD 发病机制的关键因素,在猪代谢失调模型中也证明了这一点,由于其 NO 生物利用度降低而导致内皮依赖性血管舒张的敏感性减弱,以及对 ET-1、前列腺素 H_2 和血栓素 A_2 导致的血管收缩反应的敏感性增加。

代谢失调和 INOCA 之间的病理生理联系最有可能和 CMVD 相关。代谢性综合征患者的交感神经兴奋,可作用于 α- 受体,从而引起冠状动脉血管收缩。在高血压前期和代谢综合征患者中,RAAS 的激活会增加冠状动脉循环中血管紧张素 Ⅱ 介导的血管收缩程度。脂肪细胞衍生的游离脂肪酸和瘦素也会导致肾上腺素能张力的增加。实验研究表明,脂肪细胞和血管周围脂肪组织衍生的脂肪因子,如瘦素、抵抗素、IL-6 和 TNF-α 等,是有效的促炎分子,可以直接或通过增加 ET-1 的产生间接促进内皮细胞的氧化应激,损害内皮功能,降低 NO 的生物利用度。在没有心外膜狭窄的人类和有合并症的动物模型中,微血管功能障碍、阻力动脉向内重构和血管密度降低均可减少血流储备并产生局部缺血。

CMVD 与促炎症标志物水平相关。在心绞痛和 CMVD 的患者中,常伴有系统性红斑狼疮和类风湿关节炎。与男性相比,炎症性疾病在绝经后的女性人群中更为常见,这一现象可能导致 CMVD 的性别差异。与阻塞性 CAD 相比,心理社会压力更多地与冠状动脉血管运动障碍和变异性心肌缺血相关,这些影响在男性和女性中似乎存在不同。女性 hs-CRP 水平升高的程度较大以及单核细胞和嗜酸性粒细胞计数比男性更低。在男性人群中,研究人员观察到 Beck 抑郁量表认知症状与 hs-CRP 水平升高之间呈显著正相关,但在女性人群中没有该现象。

四、临床表现

患者表现出广泛的症状和体征,这些症状和体征经常被误诊为非心脏起源,详见表 4-1-1。患者可能会出现类似于阻塞性 CAD 引起的心绞痛的症状,也可能出现其他症状,如呼吸困难、肩胛骨疼痛、消化不良、恶心、极度疲劳、虚弱、呕吐和 / 或睡眠障碍。在具有相同症状的患者中,女性患阻塞性 CAD 的可能性相比男性要小得多,而患 MVA 的可能性要大得多。此外,由于患者的症状可能不典型,许多 CMVD 病例可能无法诊断。

表 4-1-1 原发性 MVA 的可能表现

典型心绞痛	满足以下所有 3 个特征。 1. 挤压、紧绷、胸骨后胸部不适、灼热、压迫。 2. 因劳累或情绪压力引起。 3. 在几分钟内通过休息和 / 或硝酸盐缓解
非典型心绞痛	符合以上任意两个特征
可能存在的其他表现	1. 休息和运动后可能会出现心绞痛。 2. 心绞痛可能会持续数分钟。 3. 硝酸盐不能有效缓解心绞痛。 4. 渐增性疼痛。 5. 压力相关症状。 6. 心绞痛发作后可能出现极度疲劳。 7. 呼吸困难、焦虑、肩胛骨疼痛、消化不良、恶心、疲劳、虚弱、呕吐、睡眠障碍
非心绞痛性胸部不适	缺乏任何上述特征或仅满足上述特征之一

五、诊断

参照《冠状动脉微血管疾病诊断和治疗中国专家共识》(2023 年版)以及 2023 年《冠状动脉微血管疾病中西医结合诊疗指南》,推荐原发性 MVA 的诊断依据如表 4-1-2。

表 4-1-2 原发性 MVA 的诊断标准

条件	证据	诊断参数
1	心肌缺血的症状	(1)典型症状:劳力或静息时心绞痛。 (2)其他非典型症状:如呼吸困难、肩胛骨之间的疼痛等

条件	证据	诊断参数
2	排除阻塞性CAD	经 CTA 或有创性的 CAG 检查提示: 心外膜冠状动脉直径狭窄程度 <50% 或冠状动脉血流储备分数(fractional flow reserve, FFR) $\geqslant 0.8$(彩图 4-1-1)
3	心肌缺血的客观证据	(1)胸痛发作时有缺血性心电图改变。 (2)负荷试验引起胸痛和/或缺血性心电图改变,伴或不伴室壁运动异常和/或心肌灌注异常
4	冠状动脉微血管功能受损的证据	(1)CFR<2.0。 (2)乙酰胆碱应激试验诱发冠状动脉微血管痉挛(即乙酰胆碱激发试验证实患者心外膜冠状动脉无痉挛发生,但出现反复心绞痛症状和缺血性心电图改变)。 (3)异常 IMR $\geqslant 25$。 (4)冠状动脉"慢血流"现象——TFC>25

六、鉴别

心外膜血管痉挛性心绞痛:血管痉挛性心绞痛(vasospastic angina, VSA)是由血管运动障碍导致的动态心外膜冠状动脉阻塞而引起的心肌缺血的临床表现。1959 年, Prinzmetal 提出了一种被认为是由心外膜冠状动脉痉挛引起的疾病,描述了其临床和心电图表现(短暂性 ST 段抬高)。同时,他还描述了其他形式的血管舒缩性疾病,这些疾病均会导致患者胸痛,其还伴有短暂性 ST 节段压低或 T 波倒置。总的来说,这些由心外膜血管痉挛引起的临床症状被归为由 VSA 引起的症状。基于 CorMicA 试验的结果,建议对 INOCA 患者进行有创压导丝试验和乙酰胆碱应激试验分别测试其冠状动脉功能和内皮功能,以鉴别 MVA 和 VSA。诊断标准为:有创压导丝测量 FFR>0.8, CFR<2.0, IMR $\geqslant 25$, HMR $\geqslant 1.9$;乙酰胆碱应激试验时出现心绞痛症状,心外膜冠状动脉内径缩窄 <90%,心电图出现缺血性 ST 段改变。VSA 的诊断标准为:有创压导丝测 FFR>0.8, CFR $\geqslant 2.0$, IMR<25, HMR<1.9;乙酰胆碱应激试验时出现心绞痛症状,心电图缺血性 ST 段改变,冠脉缩径 $\geqslant 90\%$。合并 MVA 和 VSA 的诊断标准为:有创压导丝测量 FFR>0.8, CFR<2.0, IMR $\geqslant 25$, HMR $\geqslant 1.9$;乙酰胆碱应激试验时出现心绞痛症状,心电图缺血性 ST 段改变,冠状动脉内径缩窄 $\geqslant 90\%$。

七、预后

长期以来,缺血性非阻塞性 CAD 被认为是一种几乎只影响女性的临床疾病,与任何严重的心脏不良事件风险无关。然而,21 世纪初发表的几项研究得出了有争议的结果。Al Suwaidi 等人报道,42 例冠状动脉管腔狭窄 <40% 和严重内皮功能障碍的稳定患者在 2 年的观察中有 4.8% 的死亡率、2.4% 的 AMI 得病率和 14% 的冠状动脉重建术实施率。随后对 ACS 患者和管腔狭窄 <50% 患者的大队列分析,结果显示,1 年后主要心血管事件(死亡、

AMI、卒中、实施血运重建术或严重心绞痛）的发生率 >12%。

Sharaf 等人在一项针对疑似心绞痛的女性群体的临床研究中观察到,无阻塞性、非阻塞性（阻塞程度 >20% 但 <50%）和阻塞性 CAD 患者的 10 年心血管死亡或 AMI 的发生率分别为 6.7%、12.8% 和 25.9%。丹麦一项包含了 11 223 例稳定型心绞痛患者的患者队列的数据也显示非阻塞性 CAD 与 MACE 之间存在关联。这项研究的结果显示,与健康个体相比,冠状动脉正常和非阻塞性冠心病患者发生主要心脏不良事件的风险分别增加了 1.52 倍和 1.85 倍。此外,无论性别,风险的增加与冠心病的程度（正常、非阻塞性和阻塞性）有关。据报告,患者的死亡率在随访 2.5 年时为 2.4%,在随访 6.5 年时为 5.3%。

CFR 受损并不一定意味着内皮血管功能存在障碍,因为相关的缺陷也可能存在于内皮非依赖性反应中。冠状动脉微血管对腺苷（主要与内皮无关）的反应异常并不足以作为预测不良后果的可靠指标。然而,当 CFR 受损并伴有冠状动脉内皮功能障碍时,通过乙酰胆碱应激试验评估,则往往预示着不利的结果。许多研究已经讨论了内皮功能测试在非阻塞性 CAD 患者中的长期预后价值,并证明内皮功能障碍与更多的不良心血管事件显著相关。一项对 42 名女性的调查显示,在 10 年的随访期间,胸痛、血管造影"正常"和严重内皮功能障碍的女性中有 30% 发展为 CAD。另一项对 163 名 CAG"正常"但内皮功能异常的患者的研究显示,在随访到第 48 个月时,总不良事件的发生率为 14%。结局数据包括心血管死亡（占不良事件的 10%）、AMI、充血性心力衰竭或中风（占不良事件的 21%）、心绞痛、血运重建术或其他血管事件（占不良事件的 69%）的发生率增加。乙酰胆碱诱导内皮依赖性血管舒张这一功能的丧失是血管损伤最终导致动脉粥样硬化的早期征兆,因此进一步说明了乙酰胆碱检测可能的预后价值。

如果在患者的 CAG 显示没有阻塞性疾病后,治疗医生没有考虑到原发性 MVA 的可能性,则可能会对患者的症状进行错误的解释,从而导致缺乏对患者进一步的检查评估,以致缺乏充分的治疗,甚至中断适当的药物治疗,因此许多患者的症状可能持续出现,导致其再次住院、重复诊断测试（包括 CAG）和可能接受不适当的治疗。

八、防治

（一）PSMA 的防治

1. 生活方式的改变　包括健康饮食、戒烟、控制体重和减轻心理压力。个体化运动方案和心脏康复可以改善 CMVD 患者的心绞痛症状、运动耐量、生活质量和 CFR。由于压力常引起 PSMA 患者,尤其是女性患者的冠状动脉大血管和微血管痉挛,因此预防压力和心理咨询可能是必要的,行为治疗可能有助于缓解压力和减轻痉挛性心绞痛。

2. 风险因素的管理　动脉粥样硬化是大多数 CMVD 患者的病理基础,吸烟、高血压、高脂血症、糖尿病等传统的动脉粥样硬化危险因素可促进 CMVD 的发生。因此,通过强化动脉粥样硬化一级预防来控制危险因素的方法可能有助于缓解 CMVD 和心绞痛症状。生活方式的改变和危险因素的管理应被视为任何治疗方法的重要组成部分。以下将详细介绍各个风险因素的管理方法。

（1）高血压:首选血管紧张素转化酶抑制剂（ACEI）或血管紧张素受体阻滞剂（ARB）。

ACEI 已被证明可改善 MVA 患者因高血压引起的充血性心肌血流量,可改善女性 INOCA 合并高血压患者的心绞痛症状和 CFR。一项荟萃分析显示,接受 ACEI 和 ARB 治疗的高血压和 CMVD 患者的 CFR 得到显著改善。

（2）高脂血症

1）他汀类药物:几项小样本研究表明,他汀类药物可显著改善 INOCA 患者的运动耐量不足、CFR、运动诱导的组织灌注不足和生活质量。

2）前蛋白转化酶枯草溶菌素 9（PCSK9）抑制剂:依洛尤单抗（evolocumab）和阿利西尤单抗（alirocumab）可显著改善血管内皮功能,抑制炎症和氧化应激反应,稳定动脉粥样硬化斑块,同时降低 LDL-C 水平。然而,研究发现依洛尤单抗不能预防患者 PCI 术后的微血管功能障碍。

（3）糖尿病:有研究表明,口服降糖药或胰岛素可改善冠状动脉微血管的内皮功能。二甲双胍可减轻体重和胰岛素抵抗,改善乙酰胆碱介导的内皮依赖性微血管功能,从而缓解 ST 段压低和心绞痛症状。钠 - 葡萄糖耦联转运体 2（SGLT-2）抑制剂通过改善血管内皮功能,抑制平滑肌细胞增殖、内皮细胞氧化应激和炎症反应来减轻 CMVD 的相关症状。

（4）微栓塞:替格瑞洛是一种新型的 $P2Y_{12}$ 受体抑制剂,可以抑制腺苷的降解并增加腺苷的水平,从而通过扩张微血管改善 CMVD 的相关症状。

3. 药物治疗

（1）血小板抑制剂:使用包括阿司匹林在内的血小板抑制剂治疗 CMVD 的数据尚不充分,无法给临床治疗提供相应的建议。尽管如此,在接受 CAD 诊断评估的患者中,若诊断出 CMVD 的存在,通常认为使用阿司匹林是合理的,因为这些患者通常也患有非阻塞性 CAD。替格瑞洛可以通过其腺苷介导的血管舒张作用来保护微循环。目前,临床研究正在进一步调查其对微循环的保护作用。

（2）ACEIs 或 ARBs:可通过抑制肾素 - 血管紧张素轴改善微循环功能和 CFR,起到有益的血管保护作用。ACE 抑制剂和他汀类药物可改善内皮功能障碍,可能对抗氧化应激,并可能对 CMD 患者有益。研究表明,ACEIs 或 ARBs 通过增加 CFR、降低心脏负荷和改善微血管的重塑来缓解 CMVD 患者的心绞痛症状。

（3）他汀类药物:除了降低胆固醇水平外,他汀类药物还具有抑制血管炎症、上调 eNOS 和提高血管对 NO 生物利用度的作用。一些小型随机试验和病例对照研究显示在血管造影正常但诱导心肌缺血的患者中,他汀类药物对改善运动耐量、运动诱导的可逆性灌注缺陷、内皮功能和生活质量等方面有积极作用。

（4）β 受体阻滞剂:β 受体阻滞剂已被证明在减少日常生活中的胸痛发作方面非常有效。β 受体阻滞剂减少胸痛复发的几种潜在机制可能是降低心肌需氧量、诱导内皮依赖性血管舒张等。运动训练可以增加副交感神经活动,已被证明对疾病的恢复是有益的,表明肾上腺素能的调节对疾病的影响。变异性心绞痛患者应避免使用 β 受体阻滞剂,应选用其一线治疗药物钙通道阻滞剂。在没有阻塞性 CAD 的围绝经期女性群体中,因其雌激素的流失通常会导致自主神经功能障碍,运动时心率会快速上升,导致 MVA 发生。低剂量 α 受体阻滞剂或选择性 β 受体阻滞剂（奈必洛尔、比索洛尔）和钙通道阻滞剂（地尔硫䓬）的联合方案可以非常有效地减少心绞痛症状。

（5）窦房结 I_f 电流的选择特异性抑制剂：伊伐布雷定是一种窦房结 I_f 电流的选择特异性抑制剂，它通过减慢心率和减少心肌耗氧量而起到抗 MVA 的作用。临床研究表明，伊伐布雷定可减轻 INOVA 患者的 MVA 症状。

（6）钙通道阻滞剂（CCB）：米贝地尔作为 L 型和 T 型 CCB，可降低冠状动脉慢血流患者心绞痛的频率。氨氯地平和贝尼地平作为长效二氢吡啶类药物，可缓解 MVA 患者的症状。

（7）硝酸酯类药物：硝酸酯类药物在诱导血管舒张和缓解心绞痛症状方面有效，但在非阻塞性 CAD 患者中其疗效不一致。短效硝酸盐类药物的疗效可能各不相同，通常需要患者重复使用。长效硝酸盐类药物通常无效，耐受性差，并可能因窃血效应而加重 MVA 患者的症状。

（8）钾通道激活剂：尼可地尔是一种 ATP 敏感钾通道激活剂，可有效扩张冠状动脉微血管，对 MVA 产生有益作用。尽管经常有研究报道其副作用，但它的使用仍可能是一种有效的替代治疗方案。

（9）雷诺嗪：抑制钠离子向内流动，促进钙离子向外流动，缓解细胞内钙超载，扩张冠状动脉，从而缓解 MVA 症状。一项开放性多中心试验发现，雷诺嗪可显著减轻 MVA 患者的心绞痛症状，增加运动耐量。但尚未在中国上市。

（10）曲美他嗪：一项研究表明，曲美他嗪可增加 INOCA 和 CMVD 患者的运动耐量，并显著缩短 ST 期压低的持续时间。

（11）内皮素受体拮抗剂：MVA 患者 ET-1 水平升高，可降低女性心绞痛的运动阈值并降低 CFR。CorMicA 试验中，INOCA 患者对 ET-1 的反应增强。在一项随机对照研究中，内皮素受体拮抗剂齐泊腾坦（zibotentan）可改善 CMVD 患者的血管内皮功能，目前尚未在中国上市。

（12）L-arginine：长期（6 个月）补充 L-arginine（NO 的前体），可改善非阻塞性 CAD 患者的内皮功能、冠状动脉血流量和症状，但在改善 CFR 方面的作用不大。

（13）三环类抗抑郁药：使用低剂量三环类抗抑郁药，如丙咪嗪，可能有助于减轻患者的发病症状。

（14）其他：一种尚未得到证实的新治疗策略是抑制 Rho 激酶以改善 CMVD 和血管痉挛性心绞痛。此外，针对血管周围脂肪组织的靶向治疗可刺激其产生血管活性、血管松弛因子，如脂联素（adiponectin）或（hydrogen sulphide），或许能为治疗 CMVD 带来益处。

（15）中医药治疗：2023 年我国《冠状动脉微血管疾病中西医结合诊疗指南》提出的推荐意见如下。

1）气滞血瘀型原发性 MVA：推荐使用血府逐瘀汤（桃仁 12g、红花 9g、当归 9g、川芎 4.5g、赤芍 6g、生地黄 9g、柴胡 3g、枳壳 6g、牛膝 9g、桔梗 4.5g、甘草 6g）联合西医常规治疗，可有效缓解心绞痛（弱推荐，证据等级：C）。推荐使用复方丹参滴丸（由丹参、三七、冰片组成）联合西医常规治疗，可能有效（弱推荐，证据等级：C）。

2）气虚血瘀型原发性 MVA：推荐在西医常规治疗基础上，联合服用通心络胶囊（由人参、水蛭、全蝎、赤芍、蝉蜕、土鳖虫、蜈蚣、檀香、降香、制乳香、炒酸枣仁、冰片组成），可有效改善心绞痛症状（强推荐，证据等级：B）；推荐在西医常规治疗基础上，联合使用麝香通心滴丸（由人工麝香、人参茎叶总皂苷、蟾酥、丹参、人工牛黄、熊胆粉、冰片组成），可有效改善冠状动脉微血管功能（弱推荐，证据等级：C）。

3）阳虚寒凝型原发性 MVA：在西医常规治疗基础上，联合使用宽胸气雾剂（由细辛油、檀香油、高良姜油、荜茇油、冰片组成），可能对冠状动脉微血管的内皮功能有改善效果（弱推荐，证据等级：C）。

4）此外，推荐常规治疗联合针刺治疗，可能对冠状动脉微血管的内皮功能有改善效果（弱推荐，证据等级：C），推荐心可舒用于合并情绪障碍的 MVA 患者的治疗（强推荐，证据等级：C）。

4. 非药物治疗　对于难治性 MVA 且药物治疗失败的患者，可以考虑脊髓电刺激（SCS）或增强型体外反搏（EECP）。研究表明，SCS 可降低 CMVD 患者的 MVA 频率和持续时间，提高西雅图心绞痛问卷评分和生活质量。EECP 通过增加逆行主动脉血流，延长舒张期，增加冠状动脉灌注、静脉回流和心输出量来缓解 MVA。表 4-1-3 总结了在 INOCA 相关 MVA 的治疗建议。

表 4-1-3　INOCA 相关 MVA 的推荐治疗

治疗	推荐等级	证据水平
生活方式改变		
健康饮食、戒烟，控制体重，运动，心脏康复，避免压力	I	A
风险因素管理		
高血压		
ACEIs/ARBs	I	A
高胆固醇血症		
他汀类药物	I	A
PCSK9 抑制剂	IIb	B
糖尿病		
二甲双胍	IIa	B
SGLT2 抑制剂（达格列净、恩格列净）	IIa	B
血栓栓塞		
小剂量阿司匹林	IIa	B
氯吡格雷或替格瑞用于阿司匹林不耐受患者	IIb	C
CMVD 的分层治疗		
基于有创压导丝冠状动脉功能检查和注射乙酰胆碱内皮功能检查分层诊断和治疗	IIa	B
MVA 的治疗		
β 受体阻滞剂，如奈必洛尔	I	A
钙通道阻滞剂（如氨氯地平、贝尼地平）	I	B

续表

治疗	推荐等级	证据水平
尼可地尔	IIa	B
雷诺嗪	IIa	B
曲美他嗪	IIa	B
ACEI/ARBs	IIa	B
伊伐布雷定	IIa	B
内皮素受体拮抗剂	IIb	B
丙咪嗪（用于常规治疗效果不佳或对心脏疼痛反应过度的患者）	IIb	B
脊髓电刺激或增强型体外反搏（用于难治性 MVA 患者）	IIb	B
VSA 的治疗		
钙通道阻滞剂（氨氯地平、贝尼地平、地尔硫䓬或维拉帕米）	IIa	B
硝酸酯类	IIa	B
尼可地尔	IIa	C
法舒地尔,西洛他唑,西地那非	IIb	B
普萘洛尔	III	C
MVA 合并 VSA 的治疗		
钙通道阻滞剂（如氨氯地平、地尔硫䓬或维拉帕米）	IIa	B
ACEIs/ARBs	IIa	B
尼可地尔	IIa	B
曲美他嗪	IIa	B
他汀类药物	IIa	C

缩略语：PCSK9,枯草杆菌蛋白转化酶 9 型；SGLT2,钠依赖性葡萄糖转运蛋白 2。

（二）与 MINOCA 相关的原发性 MVA 的防治

MINOCA 的二级预防：目前的观察性或前瞻性研究表明,冠心病的二级预防可改善 MINOCA 患者的长期预后。在 SWEDEHEART 注册研究中,9 136 名 MINOCA 患者接受了他汀类药物、ACEIs/ARBs、β 受体阻滞剂和双联抗血小板治疗,平均随访 4.1 年,结果显示他汀类药物和 β 受体阻滞剂可显著降低主要心血管事件（全因死亡、心肌梗死、缺血性卒中和心力衰竭）的发生率,而双联抗血小板治疗不能降低主要心血管事件。Choo 等对 396 例 MINOCA 患者进行了为期 2 年的随访,发现 ACEIs/ARBs 和他汀类药物可显著降低 MINOCA 患者的全因死亡率。Paolisso 等人对 134 例 MINOCA 患者进行了一项前瞻性研究,平均每人随访 20 个月,发现 ACEIs/ARBs 显著降低 MINOCA 患者的全因死亡率和 MACE 的发生率,而双联抗血小板治疗、β 受体阻滞剂和他汀类药物对 MINOCA 患者并没有产生显著的益处。另一项回顾性研究显示用阿司匹林治疗因冠状动脉痉挛引起的 MINOCA 患者无益处。因此,他汀类药物、ACEIs/ARBs 和 β 受体阻滞剂部分原因可能通过改善 CMVD 从而改善 MINOCA 患者的长期预后,表 4-1-4 显示了 MINOCA 相关 MVA 的推荐治疗。

表 4-1-4　MINOCA 相关 MVA 的推荐治疗

治疗	推荐等级	证据水平
CMVD 的分层药物治疗		
基于有创压导丝冠状动脉功能检查和注射乙酰胆碱内皮功能检查分层诊断和治疗	IIa	B
CMVD 的治疗		
冠状动脉直径狭窄≥90% 时可直接进行血运重建治疗	I	A
如存在广泛心肌缺血或 FFR<0.8,可对病变血管进行血运重建	I	A
冠心病的二级预防		
他汀类药物	I	A
ACEIs/ARBs	I	A
β 受体阻滞剂	I	A
阿司匹林与氯吡格雷或替格瑞洛联合使用	IIb	A

第二节　急性冠脉综合征

ACS 是一组由急性心肌缺血引起的临床综合征,主要包括 UA、NSTEMI 以及 STEMI。动脉粥样硬化不稳定斑块破裂或糜烂会导致冠状动脉内形成血栓,这被认为是大多数 ACS 患者发病的主要病理基础。血小板激活在其发病过程中起着非常重要的作用。根据《冠状动脉微血管疾病诊断和治疗中国专家共识》(2023 版)中对于 CMVD 的临床分型,ACS 应归类为心肌缺血相关的 CMVD,包含 IOCA 和 INOCA。

一、UA 和 NSTEMI

UA 和 NSTEMI 是由于动脉粥样斑块破裂或糜烂,伴有不同程度的表面血栓的形成、血管痉挛及远端血管栓塞所导致的一组临床症状,合称为 NSTE-ACS。UA 和 NSTEMI 的病因和临床表现相似但程度不同,主要不同表现在缺血严重程度以及是否导致心肌损害。

UA 没有 STEMI 的特征性心电图动态演变的临床特点,根据临床表现,UA 可以分为以下三种。

1. 静息型心绞痛　发作于休息时,持续时间通常 >20 分钟。

2. 初发型心绞痛　通常在病程的 1~2 个月内,很轻的体力活动便可诱发。

3. 恶化型心绞痛　在相对稳定的劳力性心绞痛的基础上,心绞痛的程度逐渐增强,疼痛更剧烈、时间更长或发作更频繁。

少部分 UA 患者有明显的使其心绞痛发作的诱发因素。①心肌氧耗的增加:感染、甲状腺功能亢进或心律失常;②CBF 的减少;③低血压;④血液携氧能力的下降:贫血和低氧血症。由以上因素引起的 UA 被称为继发性 UA。变异型心绞痛的特征为静息心绞痛,其发病机制为冠状动脉痉挛,表现为一过性 ST 段动态改变(ST 段抬高),是 UA 的一种特殊类型,其发病机制为冠状动脉痉挛;不过部分冠状动脉痉挛导致的心肌缺血在心电图上可表现为ST 段压低。

(一)病因和发病机制

微血管栓塞是由冠状动脉粥样斑块的碎屑、微血栓和中性粒细胞 – 血小板聚集导致的。

UA 和 NSTEMI 的病理特征是在不稳定粥样硬化斑块破裂或糜烂的基础上,由血小板的聚集、并发血栓的形成、冠状动脉的痉挛收缩、微血管的栓塞导致急性或亚急性心肌供氧减少和缺血加重。虽然该病也可因劳力负荷诱发,但劳力负荷中止后胸痛并不能缓解。其中,NSTEMI 患者常因其心肌严重的、持续性的缺血导致心肌坏死,病理上出现灶性或心内膜下心肌坏死。

冠状动脉痉挛收缩中的微血管痉挛常见于非阻塞性冠状动脉心绞痛或心肌梗死的患者中。冠状动脉微循环痉挛主要归因于 Rho 激酶诱导的肌球蛋白轻链磷酸化、血管收缩激动剂(如内皮素和血清素)的分泌增加和炎症状态引起的冠状动脉微血管收缩反应性增强。

此外,该病的病理特征还有内皮依赖性血管舒张异常和非内皮依赖性血管舒张异常。

内皮依赖性血管舒张异常多见于存在有心血管疾病危险因素(如糖尿病、血脂异常、肥胖、吸烟等)或动脉粥样硬化的患者中。内皮细胞合成和释放的前列腺素、NO 和 EDHF 等在调节血管张力中有关键作用。内皮依赖性冠状动脉微循环障碍可归因于上述血管舒张介质产生的减少或作用的减弱。由于 EDHF 具有扩张冠状动脉阻力血管的作用,在 CMVD 的发病机制中较 NO 更为重要。

非内皮依赖性血管舒张异常多见于糖尿病、代谢综合征、血脂异常、高血压、肥胖、吸烟、肾功能损害和心肌病患者中。该类患者冠状动脉对于罂粟碱、腺苷或双嘧达莫的扩张反应减弱,提示其存在非内皮依赖性血管舒张功能受损,导致冠状动脉对舒张血管物质的反应性降低,从而导致 CFR 减低。

(二)临床表现

1. 症状　UA 患者胸部不适的性质与典型的稳定型心绞痛相似,通常程度更重,持续时间更长,可达数十分钟,在休息时也可发生。有助于诊断 UA 的临床表现包括:①诱发心绞痛的体力活动阈值突然或持久降低;②心绞痛的发生频率、严重程度和持续时间增加;③出现静息或夜间心绞痛;④胸痛放射至附近的或新的部位;⑤发作时伴有新的相关症状,如出汗、恶心、呕吐、心悸或呼吸困难等;⑥常规休息或舌下含服硝酸甘油只能暂时缓解甚至不能完全缓解症状。但 UA 患者中,症状不典型者也不少见,尤其在老年女性群体和糖尿病患者中多见。

INOCA 相关的 CMVD 也称 PSMA,具有慢性心肌缺血、CFR 降低或微血管痉挛症状的实验室证据,但不合并心外膜下冠状动脉阻塞性病变。主要症状是劳力相关的胸痛发作,很难与严重冠状动脉狭窄患者的胸痛症状相区分,但以下特点提示患 CMVD 的可能性:①女性多见,且多数发生在绝经后;②绝大多数患者的胸痛为劳力诱发,静息性胸痛较少见;③单次胸痛持续时间较长,半数以上超过 10 分钟,停止运动后胸痛症状仍持续数分钟;④胸痛发作时含服硝酸甘油效果不佳甚至恶化。

2. 体征　体检可发现一过性第三心音或第四心音,以及由于二尖瓣反流引起的一过性收缩期杂音,这些非特异性体征也可出现在稳定型心绞痛和心肌梗死的患者中。详细的体格检查可发现潜在的加重心肌缺血的因素,并成为判断预后非常重要的依据。

体征的实验室和辅助检查包含的内容如下。

(1)心电图:心电图不仅可以帮助诊断,而且根据其异常的严重程度和范围可以提供更多的预后信息。症状发作时的心电图尤其有意义,与发作之前的心电图对比,心电图异常的诊断价值得到了提高。大多数患者胸痛发作时有一过性 ST 段(抬高或压低)和 T 波(低平或倒置)改变。ST 段的动态改变(≥0.1mV 的抬高或压低)是严重冠状动脉疾病的表现,提示患者可能会发生 AMI 或猝死。不常见的心电图表现为 U 波的倒置。

上述心电图的动态改变通常可随着心绞痛的缓解而完全或部分消失。若心电图改变持续 12 小时以上,则提示 NSTEMI 的可能。若患者具有稳定型心绞痛的典型病史或诊断冠心病的明确因素(既往有心肌梗死,CAG 提示狭窄或非侵入性试验结果阳性),即使没有心电图的改变,也可以根据临床表现作出 UA 的诊断。

(2)连续心电监护:一过性急性心肌缺血并不一定表现为胸痛,因为出现胸痛症状前就可能会发生心肌缺血。连续心电监护可发现无症状或心绞痛发作时的 ST 段改变。在广泛应用阿司匹林和肝素之前,超过 60% 的患者曾有无症状的 ST 段压低;应用阿司匹林和肝素治疗后,短暂的 ST 段偏移的检出率下降至用药前的 5%~20%。连续 24 小时心电监测发现,85%~90% 的心肌缺血患者可不伴有心绞痛症状。

(3)CAG 和其他侵入性检查:CAG 能提供详细的血管相关的信息,帮助指导治疗并评价预后。在长期稳定型心绞痛基础上出现的 UA 患者常有多支冠状动脉病变,而新发作的静息心绞痛患者可能只有单支冠状动脉病变。在所有的 UA 患者中,发生 3 支血管病变的患者占总患者的 40%,2 支血管病变的占 20%,左冠状动脉主干病变的约占 20%,单支血管病变的约占 10%,没有明显血管狭窄的占 10%。在 CAG 正常或无阻塞性病变的 UA 患者中,有些患者的心绞痛诊断可能为误诊;在另外一些患者中,胸痛可能由冠状动脉痉挛、冠状动脉内血栓自发性溶解、微循环灌注障碍所致。

冠状动脉慢血流是一种血管造影征象,其特征为非阻塞性冠状动脉远端血管延迟显影,被认为是 CMVD 的一种表现。在不同的研究中,冠状动脉慢血流的诊断标准有所不同,一些学者使用 TIMI 血流 1~2 级为诊断标准,另一些则使用 TIMI 血流帧数 >25 为诊断标准。

IMR 是近年来提出的评价冠状动脉狭窄病变远端微血管功能的新指标,其定义为冠状动脉充血状态下狭窄病变远端的压力(Pd)除以平均传导时间的倒数(1/T),即压力与流量的比值,Pd 和 T 可用带有温度感受器的压力导丝来测量。IMR 独立于心外膜下血管功能,可特异性地评价狭窄病变远端的微血管功能,具有较好的可重复性。

近年来,连续温度稀释的新方法得到临床研究的验证,可直接测量冠状动脉的绝对血流量和阻力。方法是将专用的单轨输注导管沿压力导丝插入,导管尖端定位在冠状动脉的近端区域,然后以 15~25ml/min 的速率注射室温盐水,于 10~20 秒内诱发最大充血直至稳态。通过导丝可记录冠状动脉远端温度,将温度传感器回撤到输注导管的开口处,即可确定输注液体的温度。使用这些变量可计算绝对血流量值和阻力。

微循环阻力储备是一种针对微血管功能评价的新指标,定义为静息与充血时微循环阻力的比值。计算公式为: 微循环阻力储备 =（Q_{max}/Q_{rest}）×（Pa_{rest}/Pd_{hyper}）。Pa_{rest} 代表静息时的主动脉压,Pd_{hyper} 代表充血状态时冠状动脉的远端压力。Q_{rest} 和 Q_{max} 代表实际测量的静息状态和充血状态的血流量。微循环阻力储备的最佳界值尚待确定。在心绞痛但无 OCAD 的患者中进行的探索性分析表明,微循环阻力储备 >2.7 可很好地排除患 CMVD 的可能性,而微循环阻力储备 <2.1 则提示患 CMVD 的高度可能性。某研究建议把微循环阻力储备 = 3.0 作为界值,以预测心外膜血管病变患者 5 年 MACE 和靶血管事件的风险。微循环阻力储备具有测量准确,重复性好,安全,不受心外膜冠状动脉病变、血流动力学变化、血管自动调节、心外膜血管阻力、心肌质量和操作人员等因素的影响等优点,对临床有良好指导意义。

冠状动脉内超声显像和光学相干断层成像可以准确提供斑块分布、性质、大小和是否有斑块的破溃及血栓的形成等用以判断粥样硬化斑块的更准确的信息。

其他传统侵入性检查技术可见第六章第二节。

（4）心脏标志物检查:cTn 的 T 及 I 较传统的 CK 和 CK-MB 更为敏感、更可靠,根据欧洲和美国对心肌梗死的最新定义,在症状发生后的 24 小时内,cTn 的峰值超过正常对照值的第 99 个百分位时,需考虑 NSTEMI 的可能。另外,cTn 阴性者需考虑由于骨骼肌损伤所导致的 CK-MB 升高。临床上 UA 的诊断主要依靠临床表现以及发作时心电图 ST-T 的动态改变来判断,如 cTn 阳性意味该患者已发生少量心肌损伤,其预后相比 cTn 阴性的患者较差。

（5）其他检查:胸部 X 线、心脏超声和放射性核素检查的结果和稳定型心绞痛患者的结果相似,但阳性的发现率会更高。

检查完毕后,需对结果进行鉴别诊断。根据病史,典型的心绞痛症状、典型的缺血性心电图改变（新发或一过性 ST 段压低 0.1mV,或 T 波倒置≥0.2mV）以及心肌损伤标记物（cTnT、cTnI 或 CK-MB）的测定,可以作出 NSTEMI 诊断。诊断未明确的、不典型的、病情稳定的患者,可以在出院前作负荷心电图或负荷超声心动图、核素心肌灌注显像、CAG 等检查。CAG 仍是诊断冠心病的重要方法,因其可以直接显示冠状动脉的狭窄程度,所以对决定治疗策略有重要意义。尽管 UA 和 NSTEMI 的发病机制类似急性 STEMI,但两者的治疗原则有所不同,因此需要鉴别诊断。

（6）诊断及鉴别诊断:PSMA 的诊断需要具备的条件如下。

1）典型的临床症状。

2）具有至少一项心肌缺血的客观证据:①劳力诱发或自发的典型胸痛伴随心电图 ST 段压低;②心肌负荷 SPECT 显示可逆性的心肌灌注缺损;③多普勒超声检测的 CFR 减低（CFR<2.0）;④CMR 检测的 MPRI 减低（MPRI<2.0）;⑤PET 检查发现有心肌缺血的代谢性证据。

3）CAG 正常但管壁不规则或管腔狭窄,管腔容积 <50%。

4）如临床高度疑诊 CMVD 但 CFR≥2.0,可在严密监护下向冠状动脉内注射乙酰胆碱进行负荷试验,如心外膜冠状动脉无痉挛但出现心绞痛症状和心电图缺血型 ST-T 改变可确诊 CMVD。

5）需排除非心源性胸痛和其他心脏疾病,如变异性心绞痛、心肌病、心肌炎或心脏瓣膜病。

根据病史典型的心绞痛症状、典型的缺血性心电图改变（新发或一过性 ST 段压低 0.1mV,或 T 波倒置≥0.2mV）,以及心肌损伤标记物（cTnT、cTnI 或 CK-MB）的测定,可以作出 NSTEMI 诊断。诊断未明确的、不典型的且病情稳定的患者,可以在出院前做负荷心电图或负荷超声心动图、核素心肌灌注显像、CAG 等检查。

二、ST 段抬高型心肌梗死

STEMI 是指急性心肌缺血性坏死,大多是在冠状动脉病变的基础上,发生冠状动脉血液供应急剧减少或中断,导致相应的心肌发生严重而持久的急性缺血。其通常原因是在冠状动脉不稳定斑块破裂、糜烂的基础上继发血栓形成,导致冠状动脉血管持续、完全闭塞。

1. 病因和发病机制　STEMI 的基本病因是冠状动脉粥样硬化（偶为冠状动脉栓塞、炎症、先天性畸形、痉挛和冠状动脉口阻塞等因素所致）,造成一支或多支冠状动脉管腔狭窄,心肌血液供应不足,且侧支循环未充分建立。在此基础上一旦血液供应急剧减少或中断,使心肌严重而持久地急性缺血 20~30 分钟,即可发生 AMI。

大量研究已证实,绝大多数 AMI 的发生是由于不稳定的粥样斑块破裂,继而造成出血和形成管腔内血栓,使管腔闭塞。少数情况下,粥样斑块会发生内出血或血管会持续痉挛,这些情况也可使冠状动脉完全闭塞。

同时,冠状动脉粥样斑块的碎屑、微血栓和中性粒细胞 - 血小板聚集也可导致 CMVO,常见于急诊、大隐静脉桥血管 PCI 治疗过程中。具体发生机制如下。

（1）冠状动脉急性闭塞造成内皮细胞急性缺氧和剪切应力降低,继发一系列生化及代谢改变,如细胞无氧酵解增加、细胞酸中毒、细胞钙超载、ROS 和炎症因子释放增加,造成内皮细胞肿胀、破坏,血管通透性增加、舒张反应丧失,VSMCs 收缩,最终导致微血管损伤和阻塞。此外,缺血再灌注损伤也可加重微血管的损伤程度。

（2）各种介入操作可引起微小血栓及粥样斑块碎屑脱落,导致远端冠状动脉微血管堵塞。

（3）心肌细胞凋亡、心肌水肿和炎症可使微血管受压,导致红细胞外渗和心肌内出血。

（4）微小血栓和白细胞 - 血小板聚集可引起冠状动脉微血管收缩。

以上都是 STEMI 患者发生 CMVO 的重要原因。

2. 促使斑块破裂出血及血栓形成的诱因

（1）晨起 6 时至 12 时交感神经活动增加,机体应激反应性增强,心肌收缩力、心率、血压增高,冠状动脉张力增高。

（2）在饱餐后,特别是摄入大量脂肪后,血脂水平升高,血黏稠度增加。

（3）重体力活动、情绪过度激动、血压急剧升高或用力排便时,左心室负荷明显加重。

（4）休克、脱水、出血、外科手术或严重心律失常等,可致心排血量骤降,冠状动脉灌注量锐减。AMI 可发生在频发心绞痛的患者中,也可发生在原本无症状的个体中。AMI 后发生的严重心律失常、休克或心力衰竭,均可使冠状动脉灌流量进一步降低,心肌坏死范围进一步扩大。

（一）临床表现

与梗死的面积大小、部位、冠状动脉侧支循环情况密切相关。

1. 先兆　50%~81.2% 的患者在发病前数日有乏力,胸部不适,活动时心悸、气急、烦躁、心绞痛等躯体症状,其中以新发生心绞痛(初发型心绞痛)或原有心绞痛加重(恶化型心绞痛)为最突出。和患者以往相比,心绞痛发作频率较高、程度较剧、持续较久、硝酸甘油疗效差、诱发因素不明显。同时心电图示 ST 段一过性明显抬高(变异型心绞痛)或压低,T 波倒置或增高("假性正常化"),即前述 UA 情况。如及时住院处理,可使部分患者避免发生 MI。

2. 症状　IOCA 相关的 CMVD 的发病机理即 CMVD 和心外膜下冠状动脉阻塞性病变共同导致稳定型心绞痛,临床表现为:①心绞痛发作时间较长,诱发心绞痛的体力活动阈值变异较大,含服硝酸甘油无效;②心绞痛发作程度重于冠状动脉狭窄程度所预期的症状。

（1）疼痛:是最先出现的症状,多发生于清晨。疼痛部位和性质与心绞痛相同,但诱因多不明显,且常发生于安静时。疼痛的程度较重,持续时间较长,可达数小时或更长,大多患者休息和含用硝酸甘油片不能缓解。患者常感到烦躁不安、恐惧,胸闷或有濒死感。少数患者无痛感,在出现症状初期即表现休克或急性心力衰竭。部分患者疼痛位于上腹部,被误诊为胃穿孔、急性胰腺炎等急腹症;部分患者的疼痛放射至下颌、颈部、背部上方,被误诊为骨关节痛。

（2）全身症状:患者表现为发热、心动过速等,检查可显示其白细胞增多和红细胞沉降率增快等,这些症状是由于坏死物质被吸收而引起的。一般在疼痛发生后的 24~48 小时内出现,程度与梗死范围常呈正相关。患者体温一般在 38℃左右,很少达到 39℃,症状持续约一周。

（3）胃肠道症状:疼痛剧烈时常伴有频繁的恶心、呕吐和上腹胀痛,与迷走神经受坏死心肌刺激和心排血量降低、组织灌注不足等有关。表现出肠胀气的患者亦不少见。重症者可发生呃逆。

（4）心律失常:见于 75%~95% 的患者,多发生在起病 1~2 天内,以 24 小时内最多见。患者可伴乏力、头晕、晕厥等症状。各种心律失常症状中,以室性心律失常为主,尤其是室性期前收缩。若室性期前收缩频发(每分钟 5 次以上),成对出现或呈短阵室性心动过速,多源性或落在前一心搏的易损期(R 在 T 波上)时,则可能为心室颤动的先兆。室颤是患者在 AMI 早期,特别是入院前的主要死因。患者发生房室传导阻滞和束支传导阻滞的情况也较多见,而发生室上性心律失常的情况则较少,多发生在心力衰竭者中。前壁 MI 患者如发生房室传导阻滞,则表明其梗死范围广泛,情况严重。

（5）低血压和休克:疼痛期中血压下降常见,未必是休克;如患者疼痛缓解而收缩压仍低于 80mmHg,伴有烦躁不安、面色苍白、皮肤湿冷、脉细而快、大汗淋漓、尿量减少(<20ml/h)、神志迟钝,甚至晕厥者,则为休克。休克多在起病后数小时至数日内发生,见于约 20% 的患者,主要是心源性,为心肌广泛(40% 以上)坏死,心排血量急剧下降所致,神经反射引起的周围血管扩张属次要,有些患者尚有血容量不足的因素参与。

（6）心力衰竭:主要是急性左心衰竭,可在起病几天内发生,或在疼痛、休克好转阶段出现,为梗死后心脏舒缩力显著减弱或不协调所致,发生率为 32%~48%。患者会出现呼吸困难、咳嗽、发绀、烦躁等症状,严重者可发生肺水肿,随后可有颈静脉怒张、肝大、水肿等右心衰竭表现。右心室MI者可一开始即出现右心衰竭表现,伴血压下降。

根据有无心力衰竭表现及其相应的血流动力学改变的严重程度,AMI引起的心力衰竭按Killip分级法可分为四级,具体如下。

1）Ⅰ级:尚无明显心力衰竭。

2）Ⅱ级:有左心竭,肺部啰音<50%肺野。

3）Ⅲ级:有急性肺水肿,全肺大、小、干、湿啰音。

4）Ⅳ级:有心源性休克等不同程度或阶段的血流动力学变化。

AMI时,重度左心室衰竭或肺水肿与心源性休克同样是由左心室排血功能障碍引起,两者可以不同程度合并存在,常统称为心脏泵功能衰竭或泵衰竭。在血流动力学方面,肺水肿是由左心室舒张末期压及左心房与肺毛细血管压力的增高引起的,而休克则以心排血量和动脉压的增加更为突出。心源性休克是较左心室衰竭程度更重的泵衰竭,左心室充盈达到一定水平后,心指数比左心室衰竭时更低,亦即心排血指数与充盈压之间的关系曲线更为平坦且下移。

3. 体征

（1）心脏体征:患者的心脏浊音界可正常也可轻度至中度增大。心率多增快,少数也可减慢。心尖区第一心音减弱,可出现第四心音（心房性）奔马律,少数有第三心音（心室性）奔马律。10%~20%的患者在起病第2~3天出现心包摩擦音,为反应性纤维性心包炎所致。心尖区可出现粗糙的收缩期杂音或伴收缩中晚期喀喇音,为二尖瓣乳头肌功能失调或断裂所致,室间隔穿孔时可在胸骨左缘第3~4肋间新出现粗糙的收缩期杂音,伴有震颤。患者可能出现各种心律失常。

（2）血压:除在发病极早期血压可增高外,几乎所有患者的血压都降低。起病前有高血压者,血压可降至正常,且可能不再恢复到起病前的水平。

4. 实验室检查

（1）起病:24~48小时后,患者的白细胞可增至（10~20）×10⁹/L,中性粒细胞增多,嗜酸性粒细胞减少或消失;红细胞沉降率增快;C反应蛋白（C-reactive protein, CRP）增多,这些改变均可持续1~3周。起病数小时至2日内血中游离脂肪酸含量增多。

（2）血清心肌坏死标记物:患者心肌损伤标记物升高水平与心肌坏死范围及预后明显相关。①肌红蛋白水平起在患者病后2小时内升高,12小时内达高峰;24~48小时内恢复正常;②肌钙蛋白I（cTnI）或T（cTnT）水平在起病3~4小时后升高,cTnI于11~24小时达高峰,7~10天降至正常,cTnT于24~48小时达高峰,10~14天降至正常。这些心肌结构蛋白含量的增多是诊断MI的敏感指标;③肌酸激酶同工酶CK-MB水平在起病后4小时内升高,16~24小时达高峰,3~4天恢复正常,其升高的程度能较准确地反映梗死的范围,其高峰出现时间是否提前有助于判断溶栓治疗是否成功。

应对心肌坏死标记物的测定结果进行综合评价,如肌红蛋白在AMI后最早出现,也十分敏感,但特异性不很强;cTnT和cTnI出现稍延迟,但特异性很高,若在症状出现后6小时内测定为阴性,则6小时后应再复查,其缺点是持续时间可长达10~14天,对在此期间判断是否有新的梗死不利;CK-MB虽不如cTnT、cTnI敏感,但对早期（<4小时）AMI的诊断有较重要价值。

以往沿用多年的AMI心肌酶测定,包括肌酸激酶（CK）、天冬氨酸氨基转移酶（AST）以及乳酸脱氢酶(LDH),其特异性及敏感性均远不如上述心肌坏死标记物,已不再用于诊断 AMI。

(二)诊断和鉴别诊断

根据典型的临床表现,特征性的心电图改变以及实验室检查发现,诊断本病并不困难。对老年患者,突然发生严重心律失常、休克、心力衰竭而原因未明,或突然发生较重而持久的胸闷或胸痛者,都应考虑可能患有本病。宜先按 AMI 来处理,并短期内进行心电图、血清心肌坏死标志物测定等动态观察以确定诊断。对 NSTEMI,测定血清肌钙蛋白的诊断价值更大。

IOCA 相关的 CMVD 诊断需具备以下条件:①典型的临床症状;②PCI 成功后早期负荷试验仍呈阳性;③解除心外膜冠状动脉狭窄病变后,CFR<2.0 或冠状动脉内乙酰胆碱激发试验的结果显示心外膜下冠状动脉无痉挛,但出现典型心绞痛和心电图缺血型 ST-T 改变;④择期 PCI 的患者,如 TIMI 血流 <3 级和 / 或 TMPG<3 级,应考虑 CMVD 的可能;⑤PCI 后出院前 SPECT 显像显示心肌局部无灌注区或 MRI 显像显示心肌灌注缺损或延迟钆强化,可诊断 CMVD。值得注意的是,行 PCI 手术治疗之前,仍需鉴别患者是否存在 PCI 相关的 CMVD。

该疾病的鉴别诊断依据如下。

1. 心绞痛　UA 没有 STEMI 的特征性心电图动态演变的临床特点,根据临床表现可以分为以下三种。

(1)静息型心绞痛:发作于休息时,持续时间通常 >20 分钟。

(2)初发型心绞痛:通常在出现首发症状的 1~2 个月内发作,很轻的体力活动可诱发。

(3)恶化型心绞痛:在相对稳定的劳力性心绞痛基础上,心绞痛逐渐增强,疼痛更剧烈、时间更长或发作更频繁。

2. 主动脉夹层　患者的胸痛一开始即达高峰,常放射到背、肋、腹、腰和下肢,两上肢的血压和脉搏可有明显差别。可能有主动脉瓣关闭不全的表现,偶有意识模糊和偏瘫等神经系统受损症状,但无血清心肌坏死标记物水平升高的现象。二维超声心动图检查、X 线、胸主动脉 CTA 或磁共振血管造影(MRA)有助于诊断。

3. 急性肺动脉栓塞　患者可能发生胸痛、咯血、呼吸困难和休克。有右心负荷急剧增加的表现,如发绀、肺动脉瓣区第二心音亢进、颈静脉充盈、肝大、下肢水肿等。心电图有 I 导联 S 波加深,Ⅲ导联 Q 波显著、T 波倒置,胸导联过渡区左移,右胸导联 T 波倒置等改变,可资鉴别。常有低氧血症,若核素肺通气扫描异常,则用肺动脉 CTA 可检出肺动脉大分支血管的栓塞。AMI 和急性肺动脉栓塞时 D- 二聚体含量均可升高,对鉴别诊断帮助不大。

4. 急腹症　包括急性胰腺炎、消化性溃疡穿孔、急性胆囊炎、胆石症等,患者均表现为上腹部疼痛,可能伴休克。仔细询问其病史,进行体格、心电图检查和血清心肌酶和肌钙蛋白测定可协助鉴别。

5. 急性心包炎　尤其是急性非特异性心包炎,可有较剧烈而持久的心前区疼痛。但患者的心包炎的疼痛与发热往往同时出现,呼吸和咳嗽时均加重,早期即有心包摩擦音,后者和疼痛感在心包腔出现渗液时均消失;全身症状一般不如 MI 严重;心电图除 aVR 导联外,其余导联均出现 ST 段弓背向下的抬高,T 波倒置,无异常 Q 波现象。

第三节　PCI 相关的冠状动脉微血管疾病

一、基本概念

1973 年，Kemp HG 首次将有缺血性心绞痛证据，而 CAG 未见狭窄存在的疾病命名为"心脏 X 综合征"，1985 年，Richard O.Cannon 和 Stephen E.Epstein 将此病命名为"MVA"，2007 年被更名为"冠状动脉微血管功能异常（CMD）"，2013 年此病在欧洲心脏病学会中被命名为"冠状动脉微血管功能异常"，沿袭至 2017 年，我国中华医学会心血管病学分会将本病命名为"冠状动脉微血管疾病"，认为此病是在多种致病因素作用下，冠状前小动脉和小动脉的结构和 / 或功能异常所致的劳力性心绞痛或心肌缺血客观证据的临床综合征。

冠状动脉微循环系统由前小动脉、微小动脉和冠状动脉毛细血管床组成，负责调节血流，调控阻力，是维持血氧及局部代谢的中枢。临床上，有一部分胸痛患者症状反复，但行 CAG 术却提示冠状动脉无明显狭窄或仅轻度狭窄，此部分患者占胸痛患者的 10%~30%。这些冠状动脉无狭窄或轻微狭窄的胸痛患者，部分是由于其他心脏疾病或全身系统性疾病，如风湿免疫性疾病、心肌病等导致，还有部分患者的发病机制尚不十分明确，此部分患者多无其他合并疾病。近年来，随着研究的深入，冠状动脉微循环障碍被提出是冠心病发病的基本机制之一，可显著提高患者不良心血管事件的发病风险，与心肌梗死、心力衰竭、脑卒中、死亡等不良预后事件相关。

近年来，CAD 的发病率不断攀升。PCI 具有安全、微创、恢复快等优点和快速实现冠状动脉血运重建、恢复病变血管血流的等作用，疗效已广获临床验证，在临床应用广泛。但有部分研究表明，PCI 会造成多种并发症，部分患者术后出现心肌微循环障碍，这可能与微循环栓塞、微血管内皮损伤等相关，造成心肌低灌注或无灌注，从而导致心绞痛症状未能缓解。

二、流行病学

世界卫生组织统计的数据显示，目前全球每年有数百万例 CAD 患者接受过 PCI 治疗。在过去几十年间，PCI 已成为全球心脏病治疗领域的重要组成部分，而在这一过程中，与 PCI 相关的微血管疾病也逐渐引起了人们的关注。目前，针对此类疾病的发病率、死亡率和预后的全球性调查资料较为有限，因此难以给出准确的统计数据。但是，从各国研究结果来看，该类疾病不同地区、种族和性别之间可能存在差异。由于不同的研究设计、纳入标准以及诊断工具的差异，各国和地区对于这类疾病的确切发病率报告并不一致。在欧美国家的多项欧洲多中心研究表明，无复流现象（no-reflow phenomenon）的发生率在 45%~60% 之间，而慢血流的比例略低。值得注意的是，这类研究往往采用了严格的筛选条件，仅涵盖那些接受了完整 PCI 程序且未出现明显解剖学阻塞的患者群体。相较于西方国家，亚洲国家中报道的无复流现象比例更高，部分地区甚至超过 60%，显示出地域性的显著差异。这可能与亚洲人较高的心血管疾病负担，糖尿病、高血压的普遍性，以及生活方式等相关。

此外,糖尿病、高血压和高脂血症等基础性疾病的存在和性别均被认为是增加 PCI 相关微血管疾病风险的重要因素。目前认为,PCI 相关微血管疾病的发病机制复杂多样,涉及遗传、环境、生理病理等多个层面。部分学者指出,下列因素可能与之存在关联。

1. 遗传易感性 家族史或某些特定基因变异可能会增加个体患病风险。

2. 基础疾病状态 如糖尿病、高血压、高脂血症等都可能加重微循环障碍。高血糖水平可以促进氧化应激,加剧微血管功能障碍。

3. 年龄性别特征 老年人群,尤其是女性患者,更易发生无复流现象。一般而言,女性比男性更易于遭受无复流现象的影响,尤其是在绝经后的女性群体中尤为突出。这可能归咎于激素保护作用的减弱、血管结构的特性和雌激素受体表达的差异等原因。

4. 冠状动脉病变性质 弥漫型斑块或钙化程度重者更容易形成血栓。

5. 手术过程 操作时间长、导丝选择不当以及造影剂用量过多等都会提高患者的不良事件发生概率。当 PCI 操作中使用导丝、球囊扩张和支架植入等手段时,可能对冠脉微循环造成一定程度的损伤,从而导致各种微血管疾病。具体来说,常见的 PCI 相关的微血管疾病可大致分为以下三类。

(1)心肌梗死后无复流现象:该现象指即使冠状动脉完全开通,但心肌组织内血液流动仍不充分的现象。这可能是由于局部微循环受损,导致氧和营养物质无法有效输送至心肌细胞,从而造成进一步损害。其原因可能包括以下几点。

1)微血管痉挛:手术过程中使用的导丝、球囊或支架,有时会刺激血管平滑肌收缩,引发暂时性或永久性狭窄。

2)微血栓形成:手术操作可能导致血管内膜损伤,激活血小板和凝血系统,诱发微血栓在微血管床中形成,阻碍正常血流。

3)组织水肿:缺血再灌注损伤导致局部炎症反应和液体渗漏,增加了血管通透性,降低了心肌微循环的效率。

4)神经调节失衡:交感神经兴奋性增高或副交感神经抑制作用减弱均可破坏血管舒缩机能平衡。

(2)慢血流(slow flow):慢血流指虽然血流速度减缓但并未完全停止,它常常出现在血管再通后,表现为 TIMI 血流分级低于Ⅲ级。这种情况可能与下列因素相关。

1)功能性微血管异常:冠脉微循环调节失灵,血管阻力增加,导致血流缓慢。

2)血流动力学改变:心脏泵血能力下降,回心血量减少,最终反映在微循环速度上。

3)局部缺氧和酸中毒:心肌供氧不足导致乳酸等代谢产物积聚,影响微血管通畅。它可能与管腔狭窄、管壁痉挛或者血管内膜炎症等因素有关。

研究表明,在 PCI 手术中出现慢血流现象会增加患者远期心脏事件发生的风险,并且降低患者的生存质量。

(3)血栓形成:PCI 术中,导丝、球囊或支架植入等器械操作可能导致局部血小板聚集并激活凝血系统,形成血栓。由于血栓或其他固体颗粒沉积在微血管床内,会完全堵塞血流通道。血栓是 PCI 后最严重的并发症之一,若未能及时处理,则会造成血管堵塞甚至 AMI 等情况发生。这种情况的危害极大,因为它直接切断了心肌组织获取氧气和营养物质的唯一途径,可能引起急性心肌损伤和坏死。

三、发病机制

结合病理学视角解析,PCI 相关微血管疾病的共同特点是破坏了心肌灌注平衡,对其在容量和流量上都产生不利影响。这些变化通常涉及以下几个环节。

1. 内皮功能紊乱　内皮细胞受损后,NO 合成减少,ROS 增多,导致血管舒张因子和收缩因子失衡。

2. 炎症反应激活　白细胞的浸润和炎性介质的释放造成局部免疫介导性损伤。

3. 细胞凋亡诱导　心肌细胞失去能量供给,启动程序性死亡机制,恶化微循环障碍。

欧洲心脏病学会于 2013 年指出,稳定性冠状动脉疾病存在多个病理基础,并首次提出微血管及微血管病变是冠心病发生发展的重要因素。CMVD 是一种严重危害人类健康的疾病,其病因尚不明确,微循环的结构改变(微血管狭窄、微血管重构等)、功能改变(内皮功能紊乱、微血管痉挛等)、微血管阻塞(微血管损伤、微血栓等)等都是导致 CMVD 的重要病因。

(一)血管内皮损伤及功能异常

多数致动脉粥样硬化的危险因素及其他心血管疾病危险因素携带者存在 NO 合成和释放的异常,后者会引起内皮细胞依赖性血管舒张异常,从而导致微血管持续性痉挛;肿胀的内皮细胞也可能阻塞毛细血管腔,直接导致微循环障碍。同时,再灌注损伤后会产生大量血管活性物质,这些物质通过刺激 VSMC 膜受体和细胞内信号通路导致的微血管舒张异常。血管内皮功能损害多见于心血管疾病、糖尿病、胰岛素抵抗、肥胖等营养代谢异常患者。损害早期多表现为功能性的内皮改变,后续可继发结构性异常。内皮功能障碍可导致内皮介导的血管舒张功能减退,纤溶功能下降,生长因子、黏附分子,炎症基因分泌及表达增加,从而使血流动力学异常,加之 ROS 自由基等生成过度,内膜通透性增强,导致血管损伤及功能异常,最终出现微循环障碍。李小华和陈青等经研究发现 PCI 术后的患者相比于 CAG 阴性者的糖化血清白蛋白(GA)水平要更高,且表达水平的升高程度与冠状动脉病变支数相关。既往资料表明,GA 是氧化应激、内皮损伤的相关性因素,可促进促炎性细胞因子、黏附分子和氧化应激产物的表达,刺激血管平滑肌的增殖和迁移,加重循环障碍及血管功能异常。在炎症因子释放的路径上,核苷酸结合寡聚化结构域样受体蛋白 3(NLRP3)和白细胞衍生趋化因子 2(LECT2)起到重要作用,可通过影响 NF-κB 信号通路损伤冠状动脉血管内皮及加重心肌灌注不足。

在冠状动脉微循环的血流调控中,内皮细胞起着举足轻重的作用,其中研究最广的是 NO 的产生和释放。

在 eNOS 和甲基四氢叶酸促进 L-arginine 转化为 L-瓜氨酸的过程中,内皮细胞合成 NO,并于循环血液中释放出来。NO 激活可溶性 cGMPase,从而导致环鸟苷酸(cyclic guanosine monophosphate,cGMP)水平升高,使 VSMC 松弛。同时,NO 还能通过抑制白细胞、血小板的黏附和聚集,平滑肌细胞的增殖增厚,细胞凋亡和炎症反应,起到抗动脉粥样硬化的作用。当冠状动脉发生闭塞时,内皮细胞缺血缺氧,细胞内糖酵解的程度增加,造成细胞内酸中毒和钙超载,从而加重炎症反应、血小板聚集、血栓形成等,此病理在 PCI 术后的再灌注过程中依然存在。线粒体通透性转换孔（mPTP）位于线粒体膜上，是常规关闭的大电导通道。当内皮细胞缺血缺氧时，细胞内酸中毒和钙超载，可开放 mPTP，引起线粒体膜电位去极化、线粒体肿胀，进而导致内皮细胞死亡。部分研究认为这可能与心肌再灌注损伤有关，故 PCI 术后即使开通了患者的闭塞血管，仍有心肌低灌注、无复流等现象，但具体机制尚未明确。另一个减少 NO 的相关性因素是不对称二甲基精氨酸（ADMA），ADMA 是 eNOS 的竞争性底物，其水平增加可抑制 NO 的生成，促进动脉粥样硬化的发生发展。

PCI 术后再灌注治疗可导致患者出现氧化应激，促进 eNOS 解偶联，使 eNOS 转化为产生超氧阴离子的酶。NO 和超氧阴离子结合生成过氧亚硝酸根，降低了 NO 的生物利用度，进而降低冠状动脉微血管的舒张功能。NO 降解的增加还可造成血管生成功能障碍，使内皮迁移，血管增殖修复功能下降，引起微血管稀疏。

（二）冠状动脉微血管的结构异常

冠心病患者多合并高血压等基础疾病，由于脂质、胶原沉积，平滑肌细胞肥厚等原因导致微血管内负性重构，使管壁比管腔的数值增加，血管壁纤维化钙化，毛细血管稀疏等，这些变化均可导致小动脉管腔面积缩小，微循环阻力增加。同时，这些基础疾病，如高血压，长期进展可导致心肌肥厚，造成血管受压迫及心外膜冠状动脉狭窄，此时灌注压及血流剪切力会改变，长久则出现微血管重构及数量减少。PCI 术中可产生大量组织细胞坏死碎片，因患者的微血管重构，导致清除坏死碎片的能力下降，参与修复愈合的细胞将难以发挥作用。这可能会延缓坏死区域的愈合反应，加重微循环障碍。此外，PCI 术后会发生再灌注损伤与血管内皮损伤，同时内皮细胞、心肌细胞、组织会出现水肿，这些因素均可加重微血管阻力，血管痉挛和远端血栓栓塞也加剧了微血管障碍。

除了 PCI 术后导致的冠状动脉微血管结构异常外，斑块破裂也会造成影响。近年研究发现破裂斑块远端的微血管会发生缩窄而非扩张，这可能是由于斑块破裂后激活血小板，导致微栓塞或释放缩血管、促炎症和促黏附因子，如 ET-1、血栓素 A_2，造成血管舒缩异常，使微血管阻力升高，而抗血小板药物可改善微血管灌注。约 1/3 的患者行 PCI 术后发生冠状动脉微血管收缩，这是其微血管阻塞的重要病因。

（三）冠状动脉微血栓的形成

内皮细胞结构和功能的完整性在防止微血栓形成方面起到重要作用。众多冠心病的危险因素及心肌再灌注的过程均可造成血管内皮细胞损伤，其致病原理是由于内皮黄嘌呤的生成和中性粒细胞的激活会产生大量自由基及血管活性物质，从而使血小板激活和聚集，纤维蛋白沉积，二者共同造成微血栓的形成。冠状动脉微循环栓塞也可通过以下途径产生：①心外膜冠状动脉内含有的胆固醇纤维斑块碎片、粥样斑块破裂碎屑、微栓子或中性粒细胞 - 血小板聚集物形成栓塞；②介入术后内皮损伤，内外源凝血途径因为暴露的内皮组织而激活，凝血酶及纤维蛋白原逐渐生成，聚集活化的血小板，导致微血栓的形成；③心肌再灌注可能促进炎症反应，导致中性粒细胞、血小板等聚集，阻塞微血管；④白细胞被激活后释放白三烯及血栓素等因子，加重毛细血管痉挛，加之血小板聚集、黏附，形成微血栓，导致在微血管内引起循环阻塞。

随着介入技术的迅速发展，医源性血栓脱落、粥样斑块破裂碎屑逐渐被发现与研究，其可导致冠状动脉末端分支血管机械性堵塞,PCI围手术期冠脉微栓塞的平均发生率约为25%。陈慧斐等经研究发现,在PCI术后,患者的IMR水平均较前有所升高,提示PCI对冠状动脉微循环有负性作用。通过PCI对STEMI患者施行治疗,能实现冠状动脉血流再通、心肌供血恢复、改善心功能等效果。但临床显示,3%~10%的STEMI患者会出现PCI术后无复流的情况,这会直接影响疗效,加重症状,造成血流动力学不稳定,病患预后不佳,加速其心血管不良事件的发生。

(四)自主神经功能的异常

冠状动脉微血管张力受多种调控机制影响,包括循环细胞因子、细胞代谢、内皮功能以及自主神经系统等。目前较多研究认为,PCI术后微循环障碍可能与心肌的α肾上腺素受体激活有关。PCI术后肾上腺素水平升高可导致去甲肾上腺素、AngⅡ含量增加,使血管舒张功能减弱,引起微血管收缩,血流储备减少,导致心肌出现低灌注或无复流。

(五)血液黏度的增高

血液黏度是反映血液流动性质的重要指标,正常的血液黏度是保证微循环正常运行的重要条件。如果血液黏度升高,将导致血流阻力加大,血液流动减慢,尤其对小动脉和毛细血管及微循环影响明显。同时,大量脂质、脱落的内皮细胞等易沉积在血管内膜上,导致血管狭窄。当血液黏度增高到一定程度时,会发生凝血,即出现血液凝聚块,造成血管栓塞,从而引发缺血性心血管疾病。一旦微循环灌注区局部血液黏度和心肌毛细血管阻力增加,将影响微循环正常灌注。

(六)组织水肿

组织水肿是另一个重要病因。当心肌缺血缺氧时,代谢产物在心肌间质中弥散,当缺血再灌注后,ET-1、血栓素A_2等水平增加,造成内皮过度挛缩,出现组织缝隙。细胞凋亡后微血管壁的通透性增加,缺血再灌注后炎症反应的增加等均可导致心肌水肿,使冠状动脉微血管受到压迫,循环阻力增加。该现象在心脏外科手术及PCI等介入手术的围手术期较为常见。

(七)对损伤的易感性

Fedele等发现内皮型eNOS、冠状动脉的电压门控钠通道(Nav1.5)、电压门控钾通道(Kv)的单核苷酸多态性可能与冠状动脉微循环异常相关。在择期PCI的患者中,部分可以观察到冠状动脉微循环异常的存在。

(八)分子机制

外周血单个核细胞(PBMC)中MAPK通路可调控细胞炎症、存活及凋亡。MAPK是一类丝苏氨酸激酶,可在生物学信号由细胞外向细胞内的转导过程中充当介导作用。其成员p38MAPK、JNK已经在大鼠试验中被证实参与调控炎症反应,在心肌缺血缺氧损伤的过程中的表达会增加,与微循环障碍、无复流有关。在相关的动物实验中亦已证实,p38MAPK通路和JNK通路具有广泛的生物学效应,p38MAPK、JNK的表达程度会在心肌缺血缺氧中增加,亦有多种药物通过抑制 p38MAPK、JNK 的过度表达,减少 ICAM-1、TNF-α、IL-6 等多种炎症因子的释放量,以达到减轻、减缓心肌缺血缺氧损伤和减轻炎症反应程度的效果。PCI 是治疗冠状动脉狭窄、闭塞的主要办法,但部分术后患者出现无复流和微循环障碍的心绞痛症状再发的现象。目前已有动物实验研究证实,p38MAPK 及 JNK 通路的激活、机体炎症反应的发生,均与无复流现象有相关性。

血浆泛连接蛋白 1(pannexin-1, Panx-1)的表达水平也是目前 PCI 术后微循环障碍、无复流研究领域发现的相关因素。血浆 Panx-1 属于血管内皮素泛连接蛋白,是一种跨膜蛋白。PCI 术后无复流可进一步诱发心力衰竭、恶性心律失常等临床并发症,提高住院率和远期死亡率。目前动物研究结果表明,*Panx-1* 基因的缺失可减少静脉血栓栓塞的形成。*Panx-1* 基因对血小板的聚集和血栓的形成有至关重要的作用,可协助止血。相关研究的证据表明,PCI 术后无复流现象的发生,与血管闭塞再灌注后继发的免疫系统、全身炎性反应,血管微血栓的形成相关。血小板的激活,除了诱发闭塞段腔内血栓的形成,还可以进一步激活微栓塞的形成,诱发微血管收缩,加重血小板介导的炎性反应,从而造成微循环障碍,进一步促进急性冠脉综合征出现。有研究发现,急性冠脉综合征患者行 PCI 术后出现无复流的患病率与较高的血小板反应性成正相关。急性冠脉综合征等胸痛患者的血液中血小板活化因子水平增加,血小板被激活。全身免疫炎性反应可进一步引起血栓形成、血管收缩及微循环障碍,导致胸痛患者在 PCI 术后出现慢复流或无复流现象,并容易导致其出现 MACE。

四、危险因素

(一)性别

在临床实践中,CMVD 所涉及的患者人群广泛,其中大多数女性冠心病患者,特别是围绝经期女性的体内存在激素分泌紊乱、自主神经功能调节失衡等现象。心肌自主神经的实时改变主要限制了血管管径大小以及多种血管因子的含量,自主神经调节失衡足以导致心肌缺血且影响心脏功能。研究表明雌激素不足的女性患者应用激素替代疗法能够提高乙酰胆碱对正常冠状动脉的作用,从而提高冠状动脉血流量,增强冠状动脉扩张的能力。另有研究证明雌激素能够把胸痛发作频率减低至一半,因此激素替代治疗可能成为治疗女性 CMVD 最有潜力的治疗方法。

(二)糖尿病与空腹血糖异常

糖尿病患者的微血管、大血管病变与心脏疾病风险增加有关。糖尿病微血管病变可能是临床上最为常见的微血管病变,微血管病变可累及不同的部位和器官,引起相应的临床表现,甚至导致严重的靶器官功能损害。此类合并症都因微小动脉、毛细血管、微小静脉功能和/或结构的改变所导致。研究显示微血管的并发症和高血糖呈线性关系。

(三)低密度脂蛋白

既往研究显示 CFR 和低密度脂蛋白胆固醇(low-density lipoprotein cholesterol, LDL-C)呈显著的负相关。这些体内研究的结果与既往观察结果相一致,证实 LDL-C 是内皮功能障碍的原因之一。相关研究已扩展至冠状动脉微循环领域,研究提示,对于血浆胆固醇水平升高的患者,应用他汀类药物进行降胆固醇治疗的效果已经在改善非内皮依赖性冠状动脉微血管功能的方面有所体现。

(四)纤维蛋白原

近些年,随着医学的发展,越来越多的人开始从分子水平关注 CMVD 的危险因素。纤维蛋白原(FIB)是一类参与凝血步骤的急性时相蛋白,能够溶于水,亦参与血栓的构成,是组成血栓的关键要素。正常生理状况下,机体内维持着凝血与纤溶系统的动态平衡,如果此平衡遭到损坏,血管中凝血趋势进一步增强,纤维蛋白聚集,纤维蛋白降解产物迅速增多,则 FIB 含量增加。血液内 FIB 含量增多能够令血液黏滞度加大,因此可以使 CFR 减少,加剧 CMVD。有分析反映:①FIB 能够和血小板膜上糖蛋白(GPⅡb/Ⅲa)受体连结,且能推动其表达,因此使血小板相互集合构成血栓;②FIB 沉积在冠状动脉斑块里面还能够加快 VSMC 的增生与迁移;③FIB 浓度升高能够刺激凝血因子 Ⅶ,使血液凝固性增加,加快血小板集合,刺激组织纤溶酶原激活物抑制物(PAI-1)的表达;④FIB 降解产物可促相关细胞有丝分裂,从而对血管收缩功能产生影响。以上反应均可参与动脉硬化病变的形成与进展,进而加重微循环障碍。

(五)造影剂

造影剂可造成血管内皮细胞损伤、死亡,减少 NO 的释放,损伤血管结构。造影剂的渗透压、黏滞度、是否含有螯合剂均可能是微循环障碍的影响因素。等渗造影剂的高黏滞度可促棘红细胞生成,降低红细胞的变形能力,使红细胞流速降低,冠状动脉血流变慢,进而出现微循环障碍。

(六)其他

有研究发现 CMVD 与 BMI 超标、吸烟、高脂血症、糖耐量异常、血小板功能异常等因素有关。综上,CMVD 的危险因素可能还有很多,未来还需要大样本的研究验证,使上述结果更具有说服力。

五、评估方法

(一)心电图

通过对比心肌灌注分级和心电图 ST 段回落速度,发现心电图 ST 段回落增加的患者的心肌微循环障碍的发生率明显更低,因此 ST 段的回落速度可以很好地反映心肌微循环的病情,还可预测术后心功能的恢复和预后。虽然目前对于该疾病在心电图方面的改变尚无明确的共识指导,但心电图仍是临床诊断心肌微循环障碍的重要手段。

(二)心肌声学造影

心肌声学造影是一种评价心肌微循环的无创性诊断方法,检查过程中将特制的微气泡造影剂通过周围静脉内注入,造影剂经过肺循环、左心系统和冠状动脉微循环到达心肌组织。由于微气泡的直径小于红细胞,因此可以顺利通过心肌的毛细血管,利用微气泡的背向散射效应来增强心肌对比性,借此分析心肌微血管的血流情况及冠状动脉微循环情况。

(三)正电子发射计算机体层扫描术(PET)

PET 通过连续监测各种放射性示踪剂来确定心肌的绝对血流,还可计算局部血流,因此,PET 可更准确地评估微血管功能障碍。

(四)CMR

CMR 主要用于检测心脏纵轴迟缓改变和运用 spin 标记技术检测心肌灌注。该技术通过心肌中钆的强度来评估心肌灌注情况和量化心肌内组织血流灌注的过程。通过 CMR 检测左心室的形状和功能,最终达到对冠状动脉微循环检测的目的。CMR 不仅能准确识别心肌梗死面积、心肌水肿情况和残存心肌的数量,还能对整体和节段的左心室功能进行评估。

(五)经胸多普勒超声心动图

经胸多普勒超声心动图通过分析前降支在静息及负荷态下的血流动力学的变化,得出冠状动脉血流速度储备,有助于识别 CMVD 患者并进行微循环功能的进一步评估。

(六)冠脉血流储备

冠脉内多普勒超声可评估 CFR。CFR 的数值是通过温度 - 压力感受器获得患者静息状态和充血状态的热稀释曲线,计算冠状动脉循环血流量在最大充血态下与静息态下的比值得出。CFR 反映的是微循环的扩张储备能力,若患者的 CFR 下降,则认为其存在微血管功能障碍。

(七)微循环阻力指数

IMR 反映的是冠状动脉微血管功能状态,是现评估冠状动脉微循环功能的最准确指标。IMR 是心肌最大血流充盈状态下的跨微循环压力阶差与冠状动脉血流量的比值。IMR 可以在 PCI 术时测定相关心肌微循环损伤的情况,还可预测死亡率、心衰率、再入院率等 MACE 的发生率,但尚无大数据临床研究支持。

六、预防与管理策略

(一)提高 PCI 精细化操作技巧、加强创新技术研发

1. 技术精进 手术团队成员应不断学习和实践,掌握各种高级 PCI 技巧,包括精细导丝操控、超声引导下穿刺以及支架精准释放等,使手术操作对血管内膜的物理损伤最小化,避免操作失误。

2. 个性化决策　根据每位患者的具体情况,如冠状动脉解剖结构、病变类型和合并症等因素,制订合理的手术策略,尽可能规避潜在风险。

3. 加强科研投入、创新技术研发

（1）智能化装备:推进人工智能算法与医疗器械深度融合,研制智能导丝、实时成像装置等尖端产品,提升手术的精度与安全性。

（2）再生医学探索:干细胞移植、基因编辑等手段有望修复受损微血管,为 PCI 后遗症带来革命性治愈前景。

（3）数据共享平台搭建:打破国界限制,集合国际力量,共建标准化大数据库,加速科研成果转化,推动理论向临床转化进程。

（二）缩短手术周期

效率优先:手术期间的每一分每一秒都很珍贵,合理规划时间,减少无效等待和重复检查,提高整个 PCI 流程的紧凑度,有利于降低患者承受的额外压力,减少其微血管并发症的可能性。

（三）抗血小板治疗

1. 精准用药　个体化评估:借助最新的实验室检测技术,如基因分型、血小板功能测定等,为每位患者制订最适合的抗血小板治疗方案。考虑血小板活性、药物代谢速率及潜在的相互作用,调整治疗强度与疗程长度,保持其有效平衡。

2. 药物更新迭代　引入创新药物:随着研究的深入,新一代抗血小板药物陆续问世,它们拥有更快起效、更强效能或更低副作用等特点,可在特定条件下替代传统选项,为难治性病例提供更多希望。

血小板在 PCI 过程中扮演关键的角色,它们易于因碰撞刺激而聚集,形成阻碍血液循环的团块。为此,临床上常用双抗血小板疗法作为基础方案——包括长期服用阿司匹林和 P2Y$_{12}$ 受体拮抗剂（如氯吡格雷、替格瑞洛）,以减少血小板活性并降低急性冠脉综合征事件的发生概率。这种组合已被证明能显著降低心血管事件的风险。目前,已经出现一批更具优势的新一代抗血小板药,如坎格瑞洛和替格瑞洛,前者提供更快起效时间以及更强效力,后者具有良好的逆向调控特性,让医生在紧急时刻更有灵活选择的空间。同时,在某些特定条件下（如复杂 PCI 或出血倾向较高）,GP IIb/IIIa 受体拮抗剂也能发挥作用,降低患者的短期再梗死率。

（四）抑制炎症、维护内环境稳定

除了直接参与血栓生成,血小板还参与激发局部炎症的过程。在此期间,白细胞和巨噬细胞受到吸引并分泌多种炎性介质,包括 TNF-α、IL-6 和其他活性物质,这些物质均可进一步损伤血管壁结构,加剧心肌缺血症状。糖皮质激素（GCs）作为对抗这一现象的一线候选药物备受关注。甲泼尼龙（methylprednisolone）已显示出其通过抑制 NF-kB 途径下调炎性介质合成的能力,对于减轻 PCI 后微血管痉挛和改善预后有良好表现。与此同时,非甾体抗炎药,特别是 COX-2 抑制剂也被认为是另一种高效工具,因为其可以抑制花生四烯酸代谢产物的过度积累,阻止内皮功能障碍进展。

（五）强化患者教育与康复

1. 生活方式管理　全生命周期关怀：从手术准备阶段开始，到后期患者复诊乃至其终身，在整个过程中，医护人员都应持续传播健康理念，帮助患者树立正确的自我管理意识，比如保持适度体重、均衡膳食结构、增加身体活动量等。

2. 多学科联动　心理疏导：心血管疾病的患者常伴焦虑抑郁情绪，需联合精神科专家为其提供全方位的心理支持，消除患者的恐惧感，重塑其生活信心。

第四节　心肌病相关冠状动脉微血管疾病

心肌病合并 CMVD 是 CMVD 的其中一种类型，包括合并 HCM、扩张型心肌病、法布里病、应激性心肌病（Tako-Tsubo 综合征）、心肌淀粉样变性、心肌炎、糖尿病心肌病、自身免疫性疾病以及心力衰竭（特别是射血分数保留的心衰）等，这些疾病可能与 CMVD 共存。

已有研究表明，上述心肌病的患者中存在 CMVD 的临床表现和实验室证据，如平滑肌细胞肥厚和胶原沉积所致的中膜肥厚，常伴有内膜增厚，从而导致小动脉管腔面积的轻度缩小。临床表现还包括心肌肥大、间质和血管周围纤维化、冠状微动脉壁的不良重构、毛细血管密度下降、血管平滑肌功能障碍和微血管壁压力异常等现象。

这些研究的结果说明 CMVD 参与了这些疾病的发病机制，但 CMVD 与这些心肌疾病的预后关系尚不完全清楚，目前亦缺乏针对该型 CMVD 的特异性治疗策略。

一、合并心肌肥厚的 CMVD

（一）HCM 相关的 CMVD

HCM 被认为是常见的遗传性心脏病，在普通人群中的患病率在 1/2 000~1/500 之间。HCM 的诊断主要基于经胸超声心动图等成像技术观察到的、其他原因无法解释的左心室肥厚。然而，该现象仅是 HCM 复杂病理生理特征之一，其还包括心肌细胞紊乱、间质性和代偿性纤维化、微血管重塑以及微循环功能障碍。HCM 患者即使没有心外膜冠状动脉病变，也可能存在心肌缺血，这与胸痛的表现无关。有研究表明，50% 的无症状 HCM 患者存在可逆性灌注缺陷，这表明心肌缺血是 HCM 的一个确定的病理生理特征，发生这一现象的原因可能与左心室重构不良和收缩功能障碍等严重并发症相关。此外，微血管缺血与全因死亡率的升高、心血管死亡、心脏移植、心力衰竭、持续性室性心动过速和心房颤动等严重临床结局相关。然而，微血管缺血的常规评估具有挑战性，其治疗管理策略仍存在争议。

HCM 心肌缺血的主要原因是多因素引起的微血管功能障碍，包括动脉内侧肥大、内膜增生导致的血管重塑、心肌纤维化、心肌细胞紊乱、左室肥厚导致的血管外压迫、舒张功能障碍和左室流出道梗阻。微血管功能障碍甚至可能见于非肥厚的左室节段，这表明它在 HCM 的早期病理生理过程中就起着关键作用。与基因型阴性患者相比，携带肌瘤突变的 HCM 患者表现出更严重的微血管功能障碍。此外,最近的 HCM 注册登记研究结果显示,肌节阳性 HCM 患者与非家族性 HCM 患者相比,确诊时的年龄更小,更常见间隔反形态,心肌纤维化程度更高,预后更差。肌节阳性 HCM 患者中更严重的微血管功能障碍可能与这些不同的临床表现有关。

HCM 中的 CMVD 源于多种因素,包括超微结构异常和血流动力学变化。其病理涉及小冠状动脉壁内的解剖变化,如内膜增生、中膜肥大和管腔狭窄。血流动力学变化涵盖该疾病相关的功能变化,包括由室性肥厚导致的血管外压迫、舒张功能障碍和左室流出道梗阻。值得注意的是,CMVD 会减少冠状动脉血管扩张剂的储备,这种减少不仅限于左室肥厚区域,而是影响整个心室,体现了其广泛的病理影响。HCM 的突变基因携带者在左室肥厚症状出现之前就可观察到其心肌氧合受损,这暗示患者的微循环在该种疾病的早期阶段可能已受影响。在正常情况下,直径 <450μm 的小冠状动脉是决定冠状动脉阻力的主要因素。大约一半的冠状动脉总阻力源于直径 >100μm 的前小动脉,这些小动脉受自主神经系统的支配。剩余的血管阻力主要存在于直径 <100μm 的微血管中,这些血管负责血流的自动调节。心肌灌注不仅受血管内阻力影响,还受到血管外力的影响,尤其是在收缩期产生的心肌内压力。心肌内压力在收缩期及心内膜下层达到峰值,通常高于主动脉压力。尽管实验模型允许直接观察冠状动脉微循环,但在人体研究时,主要依赖于通过评估反映功能状态的参数,例如心肌血流量和 CFR 等间接方法来实现该目的。然而,临床实践中通常不评估 HCM 患者的这些参数。因此,目前仍缺乏关于 HCM 患者中 CMVD 患病率的"现实世界"数据。

(二)主动脉瓣狭窄相关的 CMVD

与心肌肥厚相关的另一种病理状态是主动脉瓣狭窄(aortic stenosis),心肌肥厚是心脏对压力过载的一种适应性反应。在主动脉瓣狭窄程度相似的情况下,男性和女性在左室对压力过载的适应方面存在差异。通常,女性表现出更显著的心肌肥厚程度、更大的相对壁厚,以及更小的收缩末期和舒张末期腔室尺寸。在主动脉瓣狭窄患者中,心肌肥厚的发展进程常与 CMVD 并行。心肌肥厚与冠状动脉血流功能异常相关,随着需氧量的增加,可能导致心脏缺血。与对照组相比,主动脉瓣狭窄患者的冠状动脉血流在收缩期减少的速度更快,这与主动脉瓣压降相关。在等容收缩期,主动脉瓣关闭的状态下,肥大且承受过载压力的左心室冠状动脉遭受更大压缩,这导致该时期心脏周期内冠状动脉的血流量减少。运动时,由于舒张灌注时间减少和舒张期壁应力增高,可能导致运动或充血期间血流分布不均匀。应激时,CFR 的降低和心内膜下心肌缺血更多与主动脉瓣狭窄的严重程度(即瓣膜有效孔面积)、血流动力学负荷和舒张灌注时间减少相关,而与左室质量的增加无关。与此观察结果一致,患者经导管主动脉瓣置换术治疗成功后,其瓣膜有效孔面积改善,直接导致 CFR 的增加。经导管主动脉瓣置换术后,如果不存在显著的主动脉反流现象,则基线血流动力学保持稳定,充血参数得到改善。与 HCM 不同,严重主动脉瓣狭窄患者的冠状动脉微血管未显示出管壁内侧肥大的迹象。因此,微血管的结构改变不太可能是主动脉瓣狭窄患者 CMVD 的主要因素。CMVD 与心绞痛有关,但不是所有主动脉瓣狭窄伴心绞痛的患者都表现出 CMVD 的迹象。然而,CMVD 可能促进心脏纤维化和左室功能障碍,从而在主动脉瓣狭窄的发展过程中起到关键的病理生理作用。一项小型研究显示,CFR 能作为独立预测主动脉瓣狭窄患者未来心血管事件的因素。

在治疗主动脉瓣狭窄时，关注与 CMVD 和心肌缺血相关的血流动态变化（缩短的舒张时间等）已被证明有益。倾向评分匹配的事后分析显示，β 受体阻滞剂的使用与降低全因死亡率（RR 0.5, 95%CI: 0.3~0.7; $P<0.001$）、心血管死亡率（RR 0.4, 95%CI: 0.2~0.7; $P<0.001$）、心源性猝死率（RR 0.2, 95%CI: 0.1~0.6; $P=0.004$）相关。一项包含了 1 873 名轻至中度主动脉瓣狭窄、无症状且左室射血分数正常患者的研究显示，其中对发展为严重症状的主动脉瓣狭窄的终末期心衰患者的治疗方法是主动脉瓣置换术。目前，关于 CMVD 的治疗是否应在心肌广泛纤维化前进行，以及干预的最佳时机等问题，都需要进一步研究。

（三）心脏淀粉样变性相关的 CMVD

心脏淀粉样变性（cardiac amyloidosis）是一种由心肌细胞外的蛋白质沉积引起的限制性心肌病。这类蛋白质具有不稳定的结构，易错误地折叠、聚集，形成淀粉样蛋白原纤维的沉积。体内有 30 多种蛋白质能形成淀粉样原纤维，这些蛋白质根据其前体蛋白进行分类。心脏淀粉样变性主要由浆细胞异常克隆增殖造成的单克隆免疫球蛋白轻链（ALs）折叠错误所引起，或称为甲状腺素蛋白淀粉样变性（ATTR）。该蛋白是由肝脏合成的，旧称为前白蛋白，通常参与甲状腺素和视黄醇结合蛋白的运输。ATTR 可以作为常染色体显性性状遗传，由甲状腺素转运蛋白（TTR）基因的致病变异或野生型转甲状腺素蛋白（ATTRwt）的沉积引起，以前称为老年性心脏淀粉样变性。ATTR 淀粉样蛋白可浸润其他器官或系统，最常见的是自主神经系统和周围神经系统，然而，当其导致心脏受累时，将成为影响患者生存的主要决定因素。当患者出现充血性心力衰竭、超声心动图提示的心壁增厚、心电图提示的低电压、运动性心绞痛和呼吸困难等症状时，应考虑微血管心脏淀粉样变性。但大多数患者是在去世后，经尸检确诊的，以心绞痛为主要表现的微血管心脏淀粉样变性的报道很少，目前没有统一的标志性诊断症状、诊断标准或治疗方案。

心脏淀粉样变性是导致冠状动脉微血管功能障碍的主要疾病，其通过 3 种主要机制发挥作用：①结构性，即因血管壁淀粉样蛋白沉积导致管壁增厚和管腔狭窄；②血管外性，即因血管周围及间质淀粉样蛋白沉积导致微血管外源性压迫和灌注减少；③功能性，即因自主神经和内皮功能障碍导致相关病变。淀粉样蛋白在心脏间质和血管周围区域的沉积增加了冠状动脉微血管阻力和左心室充盈压力，导致冠状动脉微血管功能障碍，并可能作为患者更容易受缺血和左室收缩功能等亚临床损害影响的解释。心脏淀粉样变性患者的纵向应变通常严重，且不成比例地减少。大多数纵向纤维位于心内膜下，这里是心肌最容易发生缺血的区域，因此可以假设微血管功能紊乱在纵向损伤中起作用。淀粉样蛋白沉积引起心脏壁厚度增加，可能因血管稀疏和压迫而妨碍心内膜下灌注。较高的左心室质量与微血管功能障碍、静息心肌血流量减少及纵向应变降低有关。其他机制，包括血管淀粉样蛋白沉积，可能导致微血管舒张功能障碍和心绞痛。此外，自主神经功能障碍（隐蔽或明显的）在 ATTR 和 AL 淀粉样变性两种疾病中普遍存在，其功能障碍也可能导致淀粉样变性患者的微血管功能障碍。心肌病相关的冠状动脉微血管功能障碍的共同机制可以部分或全部解释心脏淀粉样变性患者的冠状动脉血管舒缩功能异常。心脏淀粉样变性患者的微血管功能障碍程度不仅比高血压患者的更严重，而且比扩张型心肌病和法布里病患者的更严重，其具体的病理改变和病理生理机制仍有待进一步研究。

（四）射血分数正常的心力衰竭（HFnEF）相关的 CMVD

HFnEF 约占所有新发心力衰竭病例的一半。目前，其临床结果仍然不佳，1 年内心力衰竭患者的住院率为 24%，住院后 1 年的死亡率为 36%。症状性 HFnEF 还与社会经济成本和较差的生活质量显著相关。HFnEF 在病理生理学上与射血分数降低的心力衰竭不同，这可能部分解释了两种心力衰竭表型之间治疗方案的差异。HFnEF 的病理生理机制复杂，CMVD 被认为是其潜在的关键驱动因素。

目前，HFnEF 的病理生理学仍需进一步阐明，其日益被认为是一种具有多种病理生理特征的异质性综合征。尽管左室舒张功能障碍是其主要特征，但其他因素，如左房功能障碍、右室功能障碍、局灶性和弥漫性心肌纤维化及心室动脉硬化也包括在内。目前，HFnEF 越来越有被视为一种全身性综合征，而不仅限于左室衰竭和继发性适应受损的倾向。

随着传统的过度后负荷诱导舒张功能障碍模型的范式转变，HFnEF 的炎症假说被提出，将冠状动脉微血管功能障碍的病理生理学核心定位在炎症假说中。在该假说中，慢性合并症被认为是诱导全身性促炎状态的因素，这种状态导致心脏和心外的内皮功能障碍，以及血管舒张能力和冠状动脉微血管功能受损。这种全身性促炎状态还被认为会促进心肌肥大、纤维化、硬化，以及左室扩张和异常舒张等下游后遗症。

HFnEF 的冠状动脉微血管功能障碍由微血管结构改变（如稀疏）、内皮功能障碍（内皮依赖型冠状动脉微血管功能障碍）和 / 或血管平滑肌功能障碍（内皮非依赖型冠状动脉微血管功能障碍）共同引起。内皮是排列在血管内壁的单层细胞，在维持血管稳态中起关键作用。内皮在分泌炎症细胞因子和蛋白质，启动和持续炎症和免疫，介导 NO 对内皮和平滑肌的功能方面至关重要。由 NOS 功能障碍引起的微血管功能障碍（MVD）患者的静息微血管血流和 NOS 反应性升高，反映出其静息时血管舒张状态接近最大（静息微血管张力降低），导致血管对压力诱导的舒张反应减弱。eNOS 功能障碍被认为是 HFnEF 发病机制的组成部分。由合并症（如 2 型糖尿病、肥胖或慢性阻塞性肺疾病）引起的全身性炎症状态可能导致内皮 ROS 的产生增加，内皮 ROS 和 eNOS 辅助因子之间的反应减少了 NO 的产生和生物利用度。NO 可用性的下降降低了 PKG 的水平，而 PKG 对于肌巨蛋白（titin），一种负责心肌舒张收缩和扩张的细胞骨架蛋白的磷酸化至关重要。因此，由 NO-PKG 轴失调而导致的 titin 磷酸化受损可能导致 HFnEF 的萎缩和左室舒张储备受损。

（五）法布里病相关的 CMVD

法布里病（又称 Anderson-Fabry 病，Anderson-Fabry disease，AFD）是一种罕见的、X 染色体相关的、多系统的进行性溶酶体贮积性疾病，由 α- 半乳糖苷酶 A（α-galactosidase A）全部或部分缺乏引起。由此产生的综合征主要以早发性自主神经病变和危及生命的多器官受累为特征，包括肾功能不全、心脏病变和早期中风。酶缺乏导致鞘糖脂类物质三糖基神经酰胺（globotriaosylceramide，GL-3）及其类似物在组织中的积累，但这种积累与器官损伤的机制尚未完全阐明。GL-3 的积累始于胎儿时期，但在患者生命的头几年内无症状。最初产生症状的位置取决于受 GL-3 溶酶体积聚影响的组织和器官，这表明 AFD 主要的病理过程发生在有底物积聚的细胞内。这种现象被认为会导致结构损伤和细胞功能的异常，包括肌肉细胞的收缩性受限、表面分子表达的改变以及细胞产物释放的异常等。底物在细胞内积聚还可能引发继发性病理过程,这些过程具有全身性影响的潜力,如炎症、缺血、心肌细胞肥大和纤维化。原发性和继发性病理过程均可逐渐诱导器官和系统损伤,并导致多器官或系统虚弱和衰竭。晚期并发症和器官衰竭可能影响肾脏、心脏和脑血管系统。缺血在疾病表型的形成中起着关键作用,脑血管、心脏、肾脏、周围神经系统和皮肤的小血管均可受到影响,反映了该病典型的表现,即全身性血管病变。其中,脑血管并发症(短暂性脑缺血发作和早发性卒中)是 AFD 患者发病和早期死亡的主要原因。该疾病的其他心血管表现包括高血压、左心室肥厚、瓣膜疾病和心脏传导障碍。肾功能衰竭、心力衰竭、IHD 和潜在致命的心律失常是该疾病危及生命的额外并发症。多种机制被认为是造成缺血性组织损伤的重要因素,如血管内皮细胞中 GL-3 的积累扰乱了血管舒张剂和血管收缩剂之间的平衡,以及血栓栓塞并发症也可能发挥重要作用。

一些研究描述了 AFD 患者的内皮功能障碍,包括血流介导的舒张改变和内皮功能障碍的血清生物标志物水平变化。这一观察结果背后可能的机制包括:内皮细胞中 GL-3 的积累;平滑肌细胞的增殖;内膜 - 中膜厚度的增加;内皮活化标志物的高表达;内皮细胞向血栓形成前表型的转换;NO 的生物利用度降低等。管壁上 GL-3 的沉积可促进平滑肌细胞的增殖,导致动脉壁重塑和动脉管腔变窄,由此导致的剪切应力的增加可能是下游一系列分子事件的原因,包括局部肾素 - 血管紧张素系统的上调,进而诱导促血栓、促炎症状态,并抑制内皮细胞 NO 的释放。另一种可能性是,底物积累本身能够诱导烟酰胺腺嘌呤二核苷酸磷酸的过度激活和 eNOS 的解偶联,导致 NO 的生物利用度降低,ROS 的形成增加,以及细胞黏附分子的过度表达。所有这些事件都可能介导 AFD 患者血管并发症的发生。这与现有研究提供的证据一致,表明 ROS 的增加在动脉粥样硬化和心血管疾病的发展中起着关键作用。事实上,在细胞水平上,ROS 能够造成脱氧核糖核酸、脂质和蛋白质不可逆的损伤,导致 LDL-C 氧化、细胞黏附分子过表达以及细胞功能障碍。该疾病中血管功能障碍的另一个机制涉及 GL-3 介导的钙激活钾通道的内化,导致钙电流减小和细胞内钙水平降低,eNOS 下调。具体而言,质膜中 GL-3 介导的钙激活钾通道表达的降低是继发于底物积累诱导的网格蛋白依赖性溶酶体通道降解的过程。也有研究表明,仅 GL-3 的积累就足以扰乱 eNOS 的活性,从而导致 NO 合成减少。这些病理改变与 GL-3 相关的交感神经系统损伤相关,导致心脏传导障碍、左心室肥厚和 HFnEF。

二、不伴心肌肥厚的 CMVD

(一)应激性心肌病相关的 CMVD

Tako-Tsubo 综合征通常被称为"心碎综合征",是一种表现为急性左心室功能障碍的独特而短暂的疾病,通常表现为类似 AMI 的症状。Tako-Tsubo 综合征的标志性特征是在心脏成像中观察到独特的心室膨胀,因其形状类似于日本的章鱼陷阱而得名"Tako-Tsubo"。左心室功能障碍通常首先影响心尖,但也可见于心脏的其他节段。

Tako-Tsubo 综合征发展的确切机制仍然是一个不断研究和探索的课题。目前对该疾病的病理存在多种假设,每种都为理解复杂的级联事件提供了见解,这些事件最终引发这种独特的心脏病变现象。这些假设包括但不限于:心肌休克、微血管功能障碍、冠状动脉血管痉挛和神经源性影响。其中,微血管功能障碍假说强调微血管功能障碍在 Tako-Tsubo 综合征发展中的作用。在应激激素作用下,小冠状血管,包括小动脉和毛细血管,可能发生功能障碍。微血管功能障碍会破坏正常的血流调节,导致心肌供氧不足。这种灌注受损导致心肌功能障碍,表现为 Tako-Tsubo 综合征中的典型心室膨胀。

微血管功能障碍是可能是引发特定易感个体发生 Tako-Tsubo 综合征的潜在因素。冠状动脉微血管功能障碍的特征是血管舒张功能受损和微循环心肌灌注不足,可能为导致 Tako-Tsubo 综合征的一系列初始事件奠定基础。这些疾病之间的复杂联系基于微血管功能障碍可能增加心肌对应激诱导的儿茶酚胺释放的敏感性这一假说。在患有 CMVD 的个体中,微血管张力的变化和灌注能力的下降可能降低心肌对应激激素(尤其是肾上腺素)激增的适应能力。微血管功能障碍引起的高度敏感性可能导致心肌更易发生应激性心肌休克,从而使心脏的收缩能力受损,有效泵血能力减弱。这种心肌功能障碍状态,伴随儿茶酚胺的激增,应激诱导的儿茶酚胺释放在 Tako-Tsubo 综合征中被认为是潜在的触发因素,可能引发一系列心脏事件,引起 Tako-Tsubo 综合征的标志性心室球囊模式,特别是影响心尖部位。通过了解微血管功能障碍如何增强应激激素对心脏的作用,研究人员和临床医生可以更细致地了解促进 Tako-Tsubo 综合征发展的因素。这种理解反过来又可以为解决微血管功能障碍和应激激素反应的靶向治疗方法提供信息,从而潜在地降低易感个体 Tako-Tsubo 综合征发作的风险。

在探索 CMVD 和 Tako-Tsubo 综合征之间复杂的关系过程中,已经产生了几个理论模型,以揭示这些疾病之间潜在的相互联系和作用机制。这些模型为 CMVD 和 Tako-Tsubo 综合征之间的复杂相互作用提供了有价值的见解,揭示了不同心血管实体之间的可能联系途径。

1. "双重打击假说" 该模型认为 CMVD 构成首次"打击",使心肌对后续压力源,如情绪或身体压力引起的儿茶酚胺释放,更为敏感。在这种情况下,微血管功能障碍可能作为启动因素改变心肌反应,使心肌更容易受到应激激素的有害影响。这种易感性可导致在心肌功能障碍和 Tako-Tsubo 综合征患者中观察到独特的收缩异常。"双重打击假说"认为 CMVD 通过改变心肌对应激源的反应,为 Tako-Tsubo 综合征的发展奠定了基础。

2. "共同病理机制假说" 该模型认为 CMVD 和 Tako-Tsubo 综合征共享潜在的病理机制,使它们成为相互易感的状态。这些共同的机制可能包括神经激素信号异常、内皮功能障碍和自主调节受损。包括慢性压力或代谢紊乱在内的因素,也可能在适当情况下促成有利于 Tako-Tsubo 综合征发展的环境。"共同病理机制假说"强调了 CMVD 和 Tako-Tsubo 综合征之间潜在的相互联系,提出它们根植于共同的病理生理基础。

通过对这些理论模型的探索,可以加深对 Tako-Tsubo 综合征复杂联系的理解。然而,虽然这些模型为理解这些疾病之间的潜在联系提供了框架,但确切的机制仍在持续研究中。持续研究这些模型有助于逐步揭开连接这两种心血管疾病的复杂网络机制。

Tako-Tsubo 综合征具有独特的临床表现和诊断标准,这些特点使其能够与其他心血管疾病区分开来。其标志性症状是突然发作的胸痛,常伴有呼吸困难、心悸和濒死感。这种表现与急性冠脉综合征非常相似。目前,Tako-Tsubo 综合征的诊断标准已经发展到有助于与其他心脏病理准确区分的程度。短暂的左心室功能障碍是 Tako-Tsubo 综合征的核心特征,超声心动图和 CMR 是其重要的诊断工具。其中,CAG 未显示明显的冠状动脉狭窄或斑块破裂,进一步支持 Tako-Tsubo 综合征的诊断结果。这种准确的区分至关重要,因为 Tako-

Tsubo 综合征的治疗方法与急性冠脉综合征不同。此外,诊断标准排除了其他可能类似 Tako-Tsubo 综合征表现的情况:①嗜铬细胞瘤是一种罕见的肿瘤,可能导致儿茶酚胺过量释放;②心肌炎是一种心肌炎症,在诊断 Tako-Tsubo 综合征时需要将其排除,因为它可能诱发与 Tako-Tsubo 综合征类似的应激相关心肌功能障碍。心脏成像,特别是超声心动图和 CMR 在确诊时是必不可少的。超声心动图揭示了 Tako-Tsubo 综合征的标志性特征——独特的心尖球囊模式,这种模式可区别该类疾病与其他心脏疾病。CMR 通过详细了解心肌组织特征和灌注模式,进一步提高诊断的准确性,有助于区分 Tako-Tsubo 综合征与其他类似症状的疾病。

(二)糖尿病心肌病相关的 CMVD

糖尿病心肌病(diabetic cardiomyopathy)是一种心脏病,其特征为心脏组织抵抗胰岛素,伴随高胰岛素血症和高血糖。其发展可能独立于其他许多冠状动脉疾病的危险因素。在某些患者群体中,尤其是在 2 型糖尿病患者中,合并症的存在加剧了糖尿病相关心脏变化的影响。糖尿病可能加速左心室肥厚的进程,并增加心脏遭受缺血性损伤的风险。心脏的刚性和纤维化,以及由此引起的潜在舒张功能障碍,常常先表现为 HFnEF,最终进展为低射血分数和收缩功能障碍的心力衰竭。尽管 1 型和 2 型糖尿病在病因和代谢特征上存在差异,但它们许多与心肌病相关的特性是一致的。

糖尿病心肌病的病理生理机制可概括为两方面。

(1)微循环损伤和神经激素刺激:ET-1 和 RAAS 激活增加可促进心脏纤维化。ET-1 能够引起血管收缩和心肌缺血。糖尿病显著减少了由内皮细胞分泌的内源性血管扩张剂 NO 的产生。内皮功能障碍是由微血管血液供应异常、持续的高血糖水平以及过量 ROS 的产生所引起的。

(2)糖尿病微血管病变和血管病变:糖基化蛋白,特别是 VEGF 的生成增加,这是由于高血糖、血管重构的持续恶化以及血管舒张功能降低导致的 NO 生成减少导致的。根据流行病学的研究,VEGF 在心脏损伤反应中可能起着至关重要的作用。对糖尿病大鼠和胰岛素抵抗大鼠的研究表明,心肌中 VEGF 的 mRNA 和蛋白质的表达减少。然而,临床数据显示心肌梗死患者的心肌细胞中 VEGF 的 mRNA 的表达明显增加。对啮齿动物的研究表明,VEGF 下调在糖尿病心肌病的出现中起作用。一种编码人 VEGF 的质粒被转移到心肌细胞中,可能导致心脏紊乱的正常化。微血管病变如小动脉肥大、毛细血管微动脉瘤、毛细血管密度降低等都是由糖尿病血管异常的易感性引起的,这也导致局灶性内皮下增生纤维化和动脉周围纤维。内皮损伤及内皮细胞异常蛋白的产生促进了白细胞和单核细胞的黏附,可能导致心肌和心室肥大。此外,研究显示,无明显冠心病的糖尿病患者中,CMVD 与远端动脉粥样硬化之间有关联。

(三)扩张型心肌病相关的 CMVD

研究发现,在扩张型心肌病(dilated cardiomyo-pathy)患者中,冠状动脉微血管功能障碍的程度已经被证明为"不良结果"的预测因素。扩张型心肌病的特征是在没有明显冠状动脉疾病的情况下,左心室腔扩大和收缩功能受损。虽然传统上被视为一种"非缺血性"心肌病,但部分研究结果显示扩张型心肌病患者伴有中度或重度不良重构的心肌灌注异常。特别是，PET 和有创 CAG 评估显示其心肌灌注储备和 CFR 受损。这些发现可能提示潜在的微血管功能障碍，为"微血管功能障碍假说"提供支持，即慢性或复发性心肌灌注不足可能导致扩张型心肌病纤维化和不良重构。某项研究首次使用完全定量的首过灌注 CMR 技术，对大量扩张型心肌病患者的静息和应激心肌血流量进行了评估。研究强调，与匹配的对照组相比，扩张型心肌病患者不仅存在心肌灌注储备和绝对应激心肌血流量降低的现象，而且存在静息时心肌血流量增加的现象。此外，研究还发现应激性心肌血流量的降低与左室功能障碍的程度、心肌纤维化的存在有关。据推测，微血管功能障碍引起的心肌缺氧可能导致扩张型心肌病患者左室功能恶化。"微血管功能障碍假说"认为，微血管功能障碍引起的慢性（静息）和 / 或重复性（应激）心肌灌注不足可能会导致进行性左室收缩功能障碍和心室扩张，进而影响微血管功能，形成恶性循环。如果该假说得到证实，微循环可能成为一个新的治疗靶点，以促进患者的逆向重塑。

（四）自身免疫性疾病相关的 CMVD

系统性自身免疫风湿性疾病（systemic autoimmune rheumatic diseases，SARDs）可能影响多器官系统，心脏受累是一种普遍现象，但自身免疫病（autoimmune diseases）相关的 CMVD常被忽视。在 SARDs 中，心肌受累主要由大血管疾病、微血管功能障碍和心肌炎引起。系统性红斑狼疮、类风湿关节炎、系统性硬化、嗜酸性肉芽肿性血管炎和结节病与心肌损害和心力衰竭风险增高相关。也可在其他 SARDs 或其治疗过程中观察到心肌受累现象。心肌受累的治疗应个体化。需要进一步研究以明确 SARDs 心肌受累的分子机制。

第五章　冠状动脉微血管疾病的临床表现

第一节　现代医学认识

CMVD 是一种复杂的心血管疾病,其核心特征在于冠状动脉微血管(即直径 $<500\mu m$ 的血管)的结构或功能异常,导致心肌血流灌注不足,进而引发以心绞痛为主要临床表现的症候群。心绞痛作为 CMVD 的标志性症状,依据其发作情况和潜在机制,可细分为三大类型:①稳定型心绞痛,此类患者通常在体力活动或情绪激动时诱发胸痛,但发作模式相对固定,休息或含服硝酸甘油后可迅速缓解;②UA,其症状更为多变,可能在静息状态下发作,且疼痛程度、持续时间及频率均可能增加,预示着病情有恶化的趋势;③变异型心绞痛,这类心绞痛多与冠状动脉痉挛有关,常在夜间或静息时发生,心电图检查的一过性 ST 段动态改变是冠状动脉微血管痉挛的直接证据。这三种类型的心绞痛共同构成了 CMVD 临床表现的多样性,对临床诊断和治疗提出了更高的挑战。

参照最新发布的《冠状动脉微血管疾病诊断和治疗中国专家共识(2023 年版)》,CMVD 依据其多样化的病因,被细致划分为四大类别,分别是心肌缺血的 CMVD,心肌梗死相关的 CMVD,血运重建相关的 CMVD,非动脉粥样硬化性心脏病相关的 CMVD。这四个类别又可以按照其发病性质分为:①不合并阻塞性冠状动脉疾病的 CMVD,这类疾病主要影响微血管功能,而不伴随显著的冠状动脉阻塞;②合并阻塞性冠状动脉疾病的 CMVD,指微血管病变与冠状动脉大血管阻塞并存,病情更为复杂;③冠状动脉血运重建相关 CMVD,常见于接受介入治疗或搭桥手术后,微血管功能未能充分恢复;④其他相关 CMVD。这一分类有助于临床医师更精准地识别和治疗 CMVD。

第二节　临　床　表　现

一、不合并阻塞性冠状动脉疾病的 CMVD

此类心血管疾病,特别是原发性 MVA 的状况,其发生常与动脉粥样硬化相关的多重风险因素,包括糖尿病、高血压、血脂异常(高脂血症)、吸烟以及慢性炎症等紧密相连。这些不利因素能够通过直接或间接(即内皮细胞依赖性和非依赖性)的方式影响微血管的功能,导致其出现障碍,具体表现为 CFR 的下降以及微血管的异常收缩。参照传统冠心病的分类方法,原发性 MVA 同样可划分为两大类型:PSMA 与 PUMVA。这两种类型在临床表现和疾病进展上各有特点。

1. PSMA PSMA 是一种特殊的心绞痛类型,其特点是劳力性稳定型心绞痛症状并非由冠状动脉主干的显著狭窄或阻塞引起,而是由于冠状动脉微血管的结构或功能异常所致。这种心绞痛通常发生在没有明显冠状动脉疾病症状的患者中,尤其是女性和年轻人群体。PSMA 的症状和体征可能与经典心绞痛相似,但在某些方面有所不同,下面将详细描述。

(1)症状及特点:主要症状是劳力相关的胸痛发作,很难与严重冠状动脉狭窄患者的胸痛症状相区分,但以下特点提示是 CMVD 的可能性。

1)胸痛:胸痛是 PSMA 的主要症状,这种疼痛通常位于胸骨后或心前区,有时可放射至颈部、下颌、肩部或手臂。疼痛的性质可能描述为压迫感、紧缩感或烧灼感,与经典心绞痛相似。然而,PSMA 的胸痛可能在诱因和持续时间上有所不同。

2)诱因:PSMA 的胸痛可能由多种因素诱发,包括体力活动、情绪压力、寒冷、饱餐后或日常生活中的其他轻微活动,绝大多数系劳力诱发,单纯表现为静息性的 CMVD 患者较少。多见于女性群体,占 CMVD 患者的 56%~79%,多数发生在绝经期后。

3)持续时间:PSMA 胸痛的持续时间可能较长,从几分钟到几小时不等,停止运动后胸痛症状仍持续数分钟,这与经典心绞痛的短暂发作不同。这种长时间的胸痛可能导致患者焦虑和不安,因为该症状不易通过休息或使用硝酸甘油迅速缓解。

4)伴随症状:PSMA 患者可能伴有其他症状,如呼吸困难、疲劳感、头晕或焦虑等。这些症状可能与微血管功能障碍导致的心肌供血不足有关,也可能与患者的情绪状态有关。在某些情况下,患者可能还表现出心悸或心律不齐,尽管这些症状并不常见。

(2)体征:体检时可能发现心率增快、血压升高或心电图显示非特异性 ST-T 改变。然而,这些体征并非特异性,且在多数情况下可能完全正常。可能还会在部分患者中发现其存在轻度心脏杂音现象,这可能与微血管功能障碍有关。

2. PUMVA PUMVA 是一种特殊类型的冠心病,其特征是心绞痛症状与冠状动脉微血管的功能障碍有关,而不仅仅是由于冠状动脉的主干狭窄。这种类型的心绞痛在临床上表现为 UA 或 NSTEMI,但 CAG 显示没有显著的冠状动脉狭窄。

(1)症状及特点

1)胸痛:反复发生的胸痛是 PUMVA 的主要症状,常出现在静息状态,相当一部分患者可于凌晨痛醒;亦可表现为轻度体力活动后的胸痛,但诱发心绞痛的体力活动阈值不恒定。通常位于胸骨后或心前区,可能放射到颈部、下颌、肩部或手臂。疼痛性质可能为压迫感、紧缩感或烧灼感,胸痛症状比经典心绞痛更为频繁和剧烈。

2)诱因:胸痛可以由体力活动、情绪压力、寒冷、饱餐后或日常生活中的其他轻微活动诱发。在 PUMVA 中,胸痛的诱发可能更为复杂,涉及多种生理和心理因素。

3)持续时间:有时在休息时也会发生,持续时间可能长达 20 分钟至 2 小时,含服硝酸甘油无效。

4)伴随症状:除了胸痛外,患者可能还会经历呼吸困难、疲劳感、头晕或焦虑等症状。这些症状可能与微血管功能障碍导致的心肌供血不足有关。

(2)体征

1)胸痛发作时或 Holter 监测可记录到心电图缺血型 ST-T 改变并呈动态演变。5%~

10%NSTE-ACS 患者虽有急性胸痛,但 CAG 正常或接近正常,在女性患者中,这一比例可高达 30%。MVA 是导致这些患者症状的重要原因。

2)血清肌钙蛋白水平可能升高,表明心肌有轻微的损伤。该现象可能与心肌的短暂缺血有关,而不是由于严重的冠状动脉阻塞。

二、合并阻塞性冠状动脉疾病的 CMVD

合并阻塞性冠状动脉疾病的 CMVD 是指在存在冠状动脉主干显著狭窄或阻塞的情况下,同时伴有冠状动脉微血管功能障碍的疾病。这种疾病涉及心外膜冠状动脉的阻塞性病变和微血管的病理改变而导致的心肌供血不足。以下是几种属于这一范畴的疾病。

1. 稳定型心绞痛 该疾病是最常见的合并阻塞性冠状动脉疾病的 CMVD 类型。稳定型心绞痛患者的心外膜冠状动脉存在显著狭窄或阻塞,微血管存在结构异常或功能障碍,共同导致患者在休息或轻度活动时心肌出现缺血性胸痛。这种疼痛通常在体力活动时加剧,休息后缓解。临床表现如下。

(1)症状及特点

1)胸痛:发作性胸痛是稳定型心绞痛的主要症状,主要在胸骨体上端或中段后,可波及心前区,手掌大小范围,甚至横贯前胸,界限不清,常放射至左肩、左臂内侧达无名指和小指,或至颈、咽或下颌部,发作程度重于冠状动脉狭窄程度所预期的症状。疼痛的性质是常有压迫感、闷痛或压榨样疼痛,可伴有烧灼感,偶有濒死感。部分患者仅表现为胸闷,没有胸痛。发作时的胸痛会迫使患者停止目前正在进行的活动,直到症状缓解。

2)诱因:体力活动是稳定型心绞痛最常见的诱发因素,如爬楼梯、快步走等,诱发心绞痛的体力活动阈值变异较大。情绪压力、寒冷、饱餐后或日常生活中的其他轻微活动也可能诱发胸痛。

3)持续时间:疼痛出现后常逐步加重,到达一定程度后持续一段时间然后逐渐缓解,一般持续数分钟,多为 3~5 分钟,基本不会超过半小时。休息是稳定型心绞痛最常见的缓解方法,胸痛通常在停止体力活动后的几分钟内缓解。使用硝酸甘油也可以迅速缓解胸痛,通常在几分钟内起效。

4)伴随症状:除了胸痛外,患者可能还会出现呼吸困难、疲劳感、头晕或焦虑等症状。这些症状可能与心肌缺血有关,也可能与患者的情绪状态有关。

(2)体征

1)可见心率增快、血压升高或心电图显示非特异性 ST-T 改变。

2)在成功的 PCI 后,若早期负荷试验仍呈阳性,则提示存在 CMVD;若晚期负荷试验阳性,则提示存在再狭窄病变。

3)在 PCI 解除心外膜冠状动脉狭窄病变后,如 CFR<2.0 或冠状动脉内乙酰胆碱激发试验后心外膜下冠状动脉无痉挛,但出现典型心绞痛和心电图缺血型 ST-T 改变,可确诊合并 CMVD。

2. ACS ACS 是一种常见的急性心血管疾病,包括 UA、心肌梗死等。该综合征的主要特征是冠状动脉内不稳定的粥样硬化斑块破裂或糜烂,从而形成继发性血栓,导致心脏急性缺血。以下是对 ACS 症状体征的详细描述。

（1）症状及特点

1）胸痛：胸痛是 ACS 最常见的症状，典型表现为胸骨后发作性闷痛，紧缩压榨感或压迫感，可能伴有烧灼感。胸痛可放射至左肩、左臂内侧、无名指和小指，或向上放射至颈、咽、下颌骨、牙齿、面颊，偶见于头部；向后放射至左肩胛骨。疼痛通常在体力活动或情绪激动时发生，停止活动后可缓解，但有时在休息或睡眠时也会发作。

2）胸闷：胸闷是另一种常见的症状，患者可能会感觉胸部有压迫感或窒息感。

3）呼吸困难：由于心脏供血不足，患者可能会出现呼吸急促或困难的症状。

4）其他症状：包括恶心、呕吐、头晕、乏力、心悸等。有些患者可能会出现不典型的症状，如上腹痛、牙痛等。

5）特殊情况：UA 和心源性猝死是 ACS 的严重表现形式，UA 通常表现为胸痛频繁发作，持续时间较长，疼痛程度较重。心源性猝死则是指在 ACS 的基础上突然发生的死亡，通常与心搏骤停有关。

（2）体征

在体检时，患者可见心率增快、血压升高或降低、心律不齐等症状。心电图可能会显示 ST 段改变、T 波改变或心律失常。实验室检查可能会显示心肌酶升高，心肌肌钙蛋白（cardiac troponin, cTn）水平升高，这些结果表明心肌已经受损。

三、冠状动脉血运重建相关的 CMVD

冠状动脉血运重建是针对冠状动脉狭窄或阻塞的常见治疗方法，包括 CABG、PCI 等。这些方法旨在改善心脏的血液供应，从而缓解或预防心肌缺血和心绞痛等症状。然而，血运重建手术或介入在某些情况下可能会导致或加剧 CMVD，这种加剧可能与手术或介入过程中对微血管的机械损伤，因此产生的炎症反应以及随后的修复反应有关，尤其是在女性群体和有特定心脏结构或功能异常的患者。

1. 与急诊 PCI 相关的 CMVD　PCI 是一种紧急治疗 ACS 的方法，旨在恢复心脏的血液供应，以预防心肌梗死或减轻心肌损伤。然而，在某些情况下，急诊 PCI 可能与 CMVD 相关，导致心脏微循环功能障碍。以下是与急诊 PCI 相关的 CMVD 的症状体征的详细描述。

（1）症状及特点

1）胸痛是与急诊 PCI 相关的 CMVD 最常见的症状。疼痛性质通常表现为胸骨后压迫感、紧缩感或烧灼感。胸痛可能放射至左肩、左臂内侧、无名指和小指，或向上放射至颈、咽、下颌骨、牙齿、面颊，偶见于头部；向后放射至左肩胛骨。可能在体力活动或情绪激动时发作，停止活动后可缓解，但有时在休息或睡眠时也会发作。

2）呼吸困难：由于心脏供血不足，患者可能会出现呼吸急促或困难。呼吸困难可能在体力活动时加剧，休息时缓解。

3）其他症状：包括恶心、呕吐、头晕、乏力、心悸等。有些患者可能会出现不典型的症状，如上腹痛、牙痛等。

（2）体征：可出现心率增快、血压升高或降低、心律不齐等。心电图可能会显示 ST 段改变、T 波改变或心律失常。实验室检查可能会显示患者心肌酶升高，cTn 水平升高，这些结果表明心肌已经受损。

2. 与择期 PCI 相关的 CMVD　CMVD 是一种在多种致病因素作用下,冠状前小动脉和小动脉的结构和功能异常所导致的临床综合征。它常表现为劳力性心绞痛或心肌缺血,但 CAG 往往显示无明显的心外膜下冠状动脉狭窄或狭窄程度较轻。在择期 PCI 后,CMVD 的发生率显著增加,并带来一系列复杂的症状和体征,对患者的预后产生重要影响。

（1）症状及特点

1）胸痛与心绞痛:与择期 PCI 相关的 CMVD 患者,在 PCI 术后常出现胸痛和心绞痛症状。这些胸痛可能表现为劳力诱发,即在体力活动后出现,且持续时间较长,半数以上超过 10 分钟,停止运动后胸痛症状仍可持续数分钟。胸痛的程度往往重于冠状动脉狭窄程度所预期的程度,且含服硝酸甘油效果不佳,甚至可能恶化。胸痛发作时可伴有胸闷、气短等不适感,严重影响患者的生活质量。

2）反复发作的静息胸痛:部分患者还可能出现反复发作静息胸痛,即在无体力活动的情况下出现胸痛。这种胸痛可能于凌晨发作,或在轻度体力活动后即发生,持续时间可达 1~2 小时。胸痛发作时,心电图或动态心电图监测可记录到缺血型 ST-T 改变并呈动态演变,提示心肌缺血的存在。

3）运动耐量下降:由于冠状动脉微血管功能障碍,患者的运动耐量逐渐降低。在进行日常活动时,患者可能感到明显的疲劳和呼吸困难,甚至无法完成简单的体力活动。这种运动耐量的下降不仅影响患者的日常生活,还可能进一步加重心肌缺血和心功能不全的症状。

4）心力衰竭:在 STEMI 合并 CMVO 的患者中,PCI 术后左心室重构、心力衰竭和死亡的发生率均较高。患者可能出现心衰的典型症状,如颈静脉压增高、肺部啰音和下肢水肿等。这些症状的出现提示患者的心功能已经受到严重损害,需要积极干预和治疗。

（2）体征

1）生命体征异常:与择期 PCI 相关的 CMVD 患者,在胸痛发作时可能出现生命体征的异常。如心率增快、血压升高或降低等,这些变化是机体对心肌缺血和缺氧的代偿反应。同时,患者可能伴有面色苍白、出冷汗等交感神经系统兴奋的表现。

2）心脏听诊异常:部分患者可能出现心脏杂音或奔马律等异常体征。这些体征的出现提示患者可能存在心脏瓣膜病、心肌肥厚或心功能不全等心脏疾病。然而,需要注意的是,并非所有 CMVD 患者都会出现心脏听诊的异常,因此不能仅凭听诊结果来诊断 CMVD。

3）心肌灌注缺损:在 PCI 术后,通过无创或有创影像技术（如 SPECT 显像、MRI 显像等）检查,可以发现患者存在心肌灌注缺损或磁共振钆延迟强化显像。这些影像学表现是 CMVD 的重要诊断依据之一,提示患者的心肌微循环存在功能障碍和缺血表现。

4）血流动力学改变:在严重的情况下,与择期 PCI 相关的 CMVD 患者可能出现血流动力学改变,如心输出量降低、肺毛细血管楔压升高等,这些改变进一步加重了患者的心功能不全和心肌缺血症状。

3. 与 CABG 相关 CMVD　CABG,即冠状动脉搭桥术,是治疗严重冠状动脉疾病的重要手段之一。然而,即使经过成功的 CABG,部分患者仍可能面临 CMVD 的困扰。CMVD 作为一种复杂的病理生理过程,涉及冠状动脉微血管的结构和功能异常,常导致心肌缺血、心绞痛等症状的反复发作,严重影响患者的生活质量。

（1）症状及特点

1）胸痛:胸痛是 CMVD 最常见的症状。与典型的冠心病不同,CMVD 引起的胸痛可能没有明确的诱因,患者静息时也可能会发生胸痛,疼痛通常表现为压迫性、钝痛或刺痛,持续时间可能较长,数分钟至数小时不等。某些患者的胸痛症状在体力活动后加重。

2）胸闷和呼吸困难:患者可能会在活动时或休息时感到胸闷或呼吸困难,尤其是在情绪紧张、受凉或暴露于寒冷环境中时会加重症状。这些症状是患者的微血管灌注不足,导致心肌缺氧引起的。

3）疲劳感:即使没有从事剧烈的体力活动,患者也可能感到疲劳和虚弱。这种疲劳感往往是慢性的,并且无法通过休息得到显著缓解,这可能与心肌的持续性供血不足有关。

4）心悸:部分患者可能会出现心悸、心跳加速或心律不齐的感觉,这可能与微血管病变引起的心肌缺血或心肌损伤有关。

5）运动耐力下降:由于心肌微循环持续性不足,患者的运动耐力往往会下降,即使经过心脏康复训练,这种症状仍可能存在。这反映了微血管病变对心肌供血的持久性影响。

（2）体征:在一些患者中,尽管其心肌可能存在微循环障碍,但患者并没有明显的胸痛或呼吸困难等症状,这种情况称为无症状性心肌缺血（symptomless myocardial ischemia,SMI）。此类患者通常在心电图、心脏负荷试验或影像学检查中被诊断出心肌缺血的证据。在休息或负荷状态下,心电图可能显示 ST 段压低或 T 波异常,提示心肌缺血。值得注意的是,这些变化在休息时可能并不明显,只有在运动或药物负荷试验时才会出现。

四、其他因素相关的 CMVD

CMVD 的发病机制是多因素的,除了传统的冠心病危险因素外,代谢性疾病、炎症反应、内分泌紊乱和自身免疫性疾病等都可能通过复杂的病理生理过程引发或加重 CMVD 的发生。理解这些因素对 CMVD 的影响对于诊断、预防和治疗该病具有重要意义。此处将详细描述这些由其他因素引起的 CMVD 的症状、体征。

1. 心肌病相关的 CMVD 心肌病相关的 CMVD 是指在心肌病的基础上,由于微血管功能异常导致的心肌供血不足。心肌病是一组以心肌结构和功能异常为特征的疾病,包括扩张型心肌病、HCM、限制型心肌病等。这些心肌病变会对冠状动脉微血管的功能产生不利影响,导致 CMVD 的发生。以下是心肌病相关的 CMVD 的主要症状和体征。

（1）症状及特点

1）胸痛:心肌病相关的 CMVD 患者可能出现胸痛,这种胸痛通常与体力活动有关,休息后可缓解。胸痛可能表现为胸骨后压迫感、紧缩感或烧灼感,可能放射至左肩、左臂内侧、无名指和小指;向上放射至颈、咽、下颌骨、牙齿、面颊,偶见于头部;向后放射至左肩胛骨。

2）呼吸困难:呼吸困难是心肌病相关的 CMVD 常见的症状之一,尤其在患者体力活动后加重。这种症状通常是由于心肌缺血导致的心脏泵血功能下降所致。在严重的情况下,患者可能会出现夜间阵发性呼吸困难或端坐呼吸,这些症状提示患者左心室功能障碍加重。呼吸困难的严重程度和发生频率往往与心肌病的类型及 CMVD 的严重程度相关,肥厚型和限制型心肌病患者可能表现得尤为明显。

3)疲劳:心肌病相关的 CMVD 患者可能会感到疲劳,这是由于其心脏无法有效泵血以满足身体需求导致的。疲劳可能表现为体力活动时的疲劳感,也可能表现为日常活动时的疲劳感。

4)心悸:CMVD 患者可能会感到心悸,即心跳不规则、过快或过慢。心悸的发生可能与微血管供血不均匀引起的心脏电生理活动异常有关。在心肌病患者中,心悸的发生还可能与心肌纤维化、电活动通路异常和心室重塑有关。

5)水肿:在一些情况下,心肌病相关的 CMVD 可能导致心脏功能下降,进而引起水肿。水肿可能表现为下肢水肿、腹部水肿等。

(2)体征

1)心脏听诊:可出现与心肌病相关的杂音,如二尖瓣关闭不全导致的收缩期杂音、心室肥厚导致的第四心音等。微血管功能障碍本身不会产生特定的听诊杂音,但心肌缺血可能引起心律不齐。

2)血压变化:部分患者在体力活动后可能出现低血压或血压不稳定的情况,这与其心肌供血不足和心脏泵血能力受限有关。

3)外周循环体征:在严重的 CMVD 和心肌病的情况下,部分患者可能出现外周循环不良的体征,如四肢冰凉、皮肤苍白或发绀,这些均是心输出量不足的表现。

4)体液潴留:由于心功能不全,部分患者可能出现体液潴留的表现,如踝部水肿、颈静脉充盈等。这些体征提示心肌病引起的心功能减退,但 CMVD 加重了心肌供血不足的影响。

2. 糖尿病相关的 CMVD 糖尿病相关的 CMVD 是糖尿病患者中常见且重要的心血管并发症。糖尿病引发的代谢异常和血管病变会导致冠状动脉微血管功能受损,从而影响心肌的正常供血,导致一系列临床症状。CMVD 在糖尿病患者中具有高度隐匿性和复杂性,容易被误诊或漏诊,因此了解糖尿病相关的 CMVD 的症状和体征对于早期诊断和治疗非常关键。

(1)症状及特点

1)非典型胸痛:糖尿病合并 CMVD 患者的胸痛通常表现为非典型性,如不规则的胸部不适、隐痛、压迫感或烧灼感,疼痛位置可能在胸骨后、左胸部、上腹部等,区域不定。与典型的冠心病相比,糖尿病相关的 CMVD 的胸痛持续时间较长,并且在休息或使用硝酸甘油后可能无明显缓解效果。部分患者可能完全没有胸痛症状,尤其是在糖尿病病程较长者,由于其自主神经病变,疼痛感知减弱,导致"无痛性心肌缺血"。

2)心率变化:糖尿病心脏植物神经病变可能导致患者心率的变化。在早期,患者可能表现为静息心率增快,心率波动大,这可能是由于患者的自主神经功能受损所致。

3)体位性低血压:严重的糖尿病心脏植物神经病变患者可能出现体位性低血压,即从卧位突然站立时血压明显下降,这可能导致头晕、乏力、心悸等症状。

4)糖尿病典型症状:除了心血管相关症状外,糖尿病患者还可能表现出典型的"三多一少"症状,即多饮、多食、多尿和体重减轻。这些症状是由于高血糖引起的渗透性利尿和胰岛素分泌不足或作用障碍所致,进一步加剧了患者身体的代谢紊乱。

5)视力下降与眼部病变:糖尿病还可能引起视网膜微血管病变,导致视力下降、视物模糊甚至失明。这是糖尿病微血管病变在眼部的典型表现,需要引起患者的高度重视。

6)神经病变症状:糖尿病还可能引起周围神经病变,表现为手脚麻木、刺痛、感觉异常等。这些症状虽然与CMVD无直接关联,但同样是糖尿病并发症的重要表现,会对患者的生活质量造成严重影响。

(2)体征:在糖尿病相关的CMVD的急性发作期,患者可能出现生命体征的异常,如心率增快、血压升高或降低、呼吸加快等。这些变化是机体对心肌缺血和缺氧的代偿反应,也可能反映心脏功能的下降,表现为左室射血时间(left ventricular ejection time, LVET)缩短,射血前间期(pre-ejection period, PEP)延长,导致PEP/LVET值增高,这是心功能失代偿的标志。

糖尿病患者的微血管病变不仅限于心脏,还可能涉及全身多个器官和系统。因此,在体检时,医生还可能发现患者其他部位的血管病变体征,如下肢动脉硬化闭塞症导致的间歇性跛行、皮肤溃疡难以愈合等。作为糖尿病的核心特征,血糖和糖化血红蛋白的升高是诊断糖尿病及其并发症的重要依据。在糖尿病相关的CMVD患者中,这些指标的异常升高往往提示着病情的严重性和复杂性。

3. 高血压相关的CMVD 作为一种常见的心血管疾病,高血压的特征是静息时收缩压≥140mmHg 和/或舒张压≥90mmHg(1mmHg=0.133kPa)。高血压不仅会导致大血管的病变,如动脉粥样硬化,还会对微血管系统产生深远的影响,如CMVD。CMVD 主要是由于微血管内皮功能障碍、结构重塑以及微血管稀疏等病理过程引起的,这些病变程度在高血压的持续作用下逐渐加剧。

(1)早期症状体征:在高血压相关的CMVD的早期阶段,由于微血管病变尚未引起明显的冠状动脉狭窄,因此患者可能没有明显的症状或体征。然而,一些非特异性的症状,如轻微的胸痛、胸闷、气短,以及活动耐力下降等,可能会逐渐出现。这些症状往往被患者忽视或误认为是其他非心脏疾病所致。

(2)典型症状体征:随着病情的进展,高血压相关的CMVD 可能逐渐导致更明显的症状体征,列举如下。

1)胸痛:胸痛是CMVD 最常见的症状之一,表现为心前区或胸骨后的压榨性疼痛,可放射至左肩、左臂内侧或颈部。胸痛通常在体力活动或情绪激动时诱发,休息或含服硝酸甘油后可缓解。

2)胸闷:患者常感到胸口憋闷,呼吸不畅,尤其是在劳累或情绪激动时更为明显。

3)心悸:由于心脏供血不足,患者可能出现心跳加快、心慌等心悸症状。

4)头晕、头痛:高血压本身即可引起头晕、头痛等症状,而CMVD 进一步加剧了这些症状。

5)乏力、易疲劳:心脏供血不足,全身各组织器官得不到充分的氧气和营养供应,导致患者出现乏力、易疲劳等症状。

(3)并发症症状体征:高血压相关的CMVD 若未得到及时有效的治疗,还可能引发一系列严重的并发症。

1）心力衰竭：长期的高血压和 CMVD 可导致心脏结构和功能的改变，最终引发心力衰竭。患者表现为呼吸困难、水肿等症状。

2）心律失常：由于心肌供血不足，心脏电生理活动异常，患者可能出现各种心律失常的症状，如房颤、室性期前收缩等。

3）心肌梗死：虽然 CMVD 本身不会直接引起心肌梗死，但它可加剧冠状动脉的病变，增加心肌梗死的风险。

4）肾功能损害：高血压长期作用可导致肾小动脉硬化和肾功能减退，表现为夜尿增多、蛋白尿等症状。

5）颈静脉充盈：在心功能显著受影响的患者中，可能观察到颈静脉充盈或搏动异常，这可能提示右心房功能不全，也反映了全心受累的严重程度。

第六章　冠状动脉微血管疾病的评估方法

第一节　冠状动脉微血管
疾病的无创诊断方法

患者在没有 OCAD 的情况下出现胸痛，是临床实践中经常遇到的问题之一。既往研究表明，多达三分之二的非阻塞性冠状动脉粥样硬化患者可能存在 CMD，其机制主要包括两种：微循环传导受损和小动脉功能失调（或两者的组合）。微循环传导受损包括微血管网络无法使血流正常灌注至心肌，可通过测量 CFR、微循环阻力指数（index of microcirculatory resistance，IMR）或冠状动脉慢血流现象进行诊断；小动脉功能失调的诊断则需要使用向冠状动脉内注射乙酰胆碱进行冠状动脉功能评估的方法。

冠状动脉微血管评估包括非侵入性评估和侵入性评估。非侵入性评估主要使用估计静息和负荷时心肌灌注技术。其中包括超声心动图、心肌超声灌注成像、PET、CMR 和 CT 等。本节将讨论这些方法的临床应用以及其优缺点。

一、超声心动图技术

（一）经胸超声心动图

在进行 CMVD 诊断之前，必须通过 CAG 或 PET 排除心外膜狭窄。大多数非侵入性技术用于评估微血管扩张性能，通常是 CFR。通常情况下，当心肌代谢需求增加时，冠状血管阻力减小，允许通过的血流增加。CFR 的降低意味着冠状动脉微血管的扩张反应受损，以及增加 MBF 的能力受损。由于速度与恒定血管面积的流量成正比，冠状动脉血流速度储备，即充血舒张期冠状动脉峰值流速与基线速度的比值，通常被用作 CFR 的替代指标，且该指标在多普勒技术中更容易获得。假设固定血管横截面积且无外周狭窄，冠状动脉流速的变化将直接代表由于较小阻力的血管扩张而导致的流量变化。CFR 根据年龄和性别而变化，并受代谢需求、舒张时间和血压的影响。目前的研究已经提出了提示冠状微血管功能障碍的截断值：一般来说，CFR<2.0 可考虑患原发性 MVA 的可能。

冠状动脉微循环障碍患者缺乏常规二维经胸超声心动图检查的特异性影像表现。标准负荷超声心动图是诊断心外膜冠状动脉疾病的一种成熟技术，在负荷过程中出现短暂的局部壁运动异常（wall motion abnormality，WMA）是心外膜冠状动脉疾病诱发缺血的标志（彩图 6-1-1）。但负荷超声心动图对冠状微血管功能障碍的诊断缺乏敏感性和特异性，在检测心绞痛和 MINOCA 患者中的冠状微血管功能障碍的能力较低。一项涉及 155 名患者（76.7% 为女性）的研究显示，在进行运动或多巴酚丁胺负荷超声心动图和 / 或心电图检查后，侵入性 IMR 评估之前，负荷超声心动图对于检测冠状微血管功能障碍（定义为 IMR≥25）的敏感性为 44%，特异性为 56.1%。

（二）二维斑点追踪超声心动图

常规超声心动图主要评估径向心肌力学，并且仅能斜向探查心内膜心肌，组织应变成像可以评估心肌纵向形变。然而有研究表明，超声心动图左心室应变数据并未显示经胸超声心动图冠状动脉血流速度储备与静息时全局纵向应变之间的关联。除了通过二维经胸超声心动图进行评估外，还可通过 CMR 对心肌应变成像进行研究。心脏磁共振研究的数据并不一致，有研究发现冠状动脉微血管功能障碍患者的舒张期应变明显受损，同时收缩期周向和桡侧应变峰值降低，提示收缩功能亚临床减退；然而，也有报道称，冠状动脉微血管功能不全的患者周向应变明显增大。因此应变成像在冠状动脉微血管障碍患者中的价值仍有待进一步探讨。

（三）心肌增强超声心动图

心肌增强超声心动图（myocardial contrast echocardiography，MCE）利用含气微泡使心肌的微血管循环成像。微泡流变特性类似于红细胞，在持续注入静脉增强剂（实时 MCE）并达到稳定状态后，利用高能超声脉冲（机械指数 >0.8）破坏这些微泡，并测量它们在超声波束内再灌注的速率，该数值代表平均红细胞速度或微血管通量。通常，在静息时再灌注在 5 秒内发生（即如果休息心率为 60bpm，则为五个心脏周期）；在负荷状态，由于冠状动脉血流量相比正常 CFR 增加了四到五倍，再灌注通常在 1~2 秒内实现（即如果心率为 120bpm，则为两到三个心脏周期）。增强剂灌注延迟表明血流速度降低，而心内膜下增强剂强度降低则反映出毛细血管的血容量减少（彩图 6-1-2）。

根据再灌注速度，如果在负荷时、闪光脉冲后的 2 秒内出现微血管不完全再充盈，无论这种障碍是整体性的、节段性的、透壁性的还是心内膜下的，都可诊断为冠状动脉微血管功能障碍。

（四）定量心肌增强超声心动图

定量心肌增强超声心动图（quantitative myocardial contrast echocardiography，QMCE）可以量化 MBF（定量 MCE）并确保 CFR 的评估。在注入增强剂后，测量超声波束内微泡破裂后不同时间间隔的超声心动图视频强度，强度取决于微泡的脉冲间隔和速度。将测量的强度绘制在 y 轴上，脉冲间隔绘制在 x 轴上。如式 6-1-1 所示。

$$VI=A\left(1-e^{-\beta t}\right)$$

式 6-1-1　时间 - 强度函数

其中 VI 是脉冲间隔 t 处的视频强度，A 是反映微血管横截面积的平台视频强度，β 是决定气泡破裂后视频强度上升的速率常数，代表微泡或红细胞的速度（MBF 速度，微血管通量速率）。见彩图 6-1-3。

A 和 β 的乘积构成 MBF。MCE 衍生的 MBF 可以使用软件进行量化，通过软件自动建立峰值心肌对比度（或 A）和触发脉动间隔的背景减法图。MBF 储备表示 CFR，此外，β 储备也可较好地估计 CFR。由于 β 反映的是微血流速度，因此不受注入的微气泡浓度的影响。但超声场中超声功率不均匀会影响对心肌血容量和速度的评估。

除了检测异常的 CFR 外,定量 MCE 还有可能识别冠状动脉微血管功能障碍患者的微血管病理模式。Taqui 等人发现,冠状动脉微血管功能障碍患者与微血管功能正常患者的基线 A、β 和 MBF 无明显差异;然而,冠状动脉微血管功能障碍患者的高充盈期 MBF 和高充盈期 β 显著降低,β 储备也较低。此外,在临床和研究中,MCE 还可用于衡量原发性 MVA 患者对药物治疗的反应。

定量 MCE 在检测心外膜 CAD 方面有更好的应用价值,这与 SPECT、PET 和经胸超声心动图测量的冠状动脉血流速度储备相关。在检测心外膜狭窄时,β 储备或 $A \times \beta$ 储备截止值 ≥2 对区分正常和异常 MBF 储备具有一致的预测价值。关于冠状微血管功能障碍的数据有限,目前尚不清楚在检测 MVA 中的冠状微血管功能障碍时,检测冠心病的阈值是否具有相似的价值。尽管 MCE 是一种有前途的、客观的评估 CFR 的超声心动图方法,但目前用以诊断的证据是不足的,关于它是否会取代任何现有的诊断测试尚无共识。

(五)多普勒超声心动图衍生的冠状动脉流量储备和冠状动脉流速储备

使用多普勒超声心动图记录冠状动脉血流速度储备减少是目前唯一被指南认可的、用于原发性 MVA 诊断的超声心动图技术。与其他非侵入性检查方法类似,它获得了Ⅱb 类推荐。检测冠状动脉血流信号时,多普勒速度应设置在 10~30cm/s 范围内。建议使用具有高分辨率和高灵敏度的高档超声系统,配备高频率探头。由于冠状动脉 LAD 的中远段更靠近前胸部,通常选该部分进行检查。在多普勒评估中,冠状动脉血流速度呈双相性,舒张期记录的峰值较高。测量得到收缩末期 LAD 的直径,CBF 以及 CFR 可通过公式计算获得。该检查技术在实际操作中存在一定难度,特别是在测量 LAD 中远端直径时。

在超声心动图研究中,冠状动脉血流速度储备可替代 CFR。经胸多普勒超声心动图测量冠状动脉血流速度储备是一种无创、广泛可用、快速实现且价格低廉的方法。根据机器的质量和增强剂的使用,其可行性在 66%~100% 之间,89% 的检查结果的质量可达到良好。冠状动脉血流速度储备通常在左冠状动脉进行测量,与其他动脉相比,其检查成功率更高(高达 98%)。检查质量得分低(可能因患者的体重指数较高、糖尿病史、血管造影有明显的动脉粥样硬化和操作者的经验不足等因素引起)与冠状动脉血流速度储备值较低独立相关。扫描角度的变化也会影响检查质量,所以在输注血管扩张剂时,应注意保持相同的扫描角度、位置和方向。在输注血管扩张剂或转向其他动脉时,冠状动脉信号丢失的情况并不少见,室壁噪声,如房室舒张期血流或轻度溢出到心外膜间隙的血流都可能被误认为是冠状动脉血流信号。需要注意的是,通过经胸超声心动图,单支冠状动脉的流速储备检查可能无法提供充分的微血管评估。

经胸超声心动图冠状动脉血流速度储备值 <2.0 已被用于 MVA 患者的诊断。在解释 CFR 值时,普遍认为 CFR 值 <2 为异常,≥2.5 为正常,介于两者之间的数值具有边缘临床意义,在解释这些结果时需要结合临床症状判断。在疑似或已知冠心病患者中,经胸超声心动图冠状动脉血流速度储备值 ≤2.0 提供了最佳的预后判断(心肌梗死和死亡),冠状动脉血流速度储备值 ≥2.2 预示着相对更好的预后。

尽管证据有限,经胸超声心动图冠状动脉血流速度储备和 MCE 仍是评估冠状动脉微血管功能障碍有前途的超声心动图技术。这些技术与其他无创成像模式一样存在局限性,即它们能评估的冠状动脉微血管功能障碍的全面性有限,缺乏普遍接受的诊断阈值,此外,它们的使用还存在技术难度的问题。尽管如此,它们在诊断冠状动脉微血管障碍方面仍有潜在价值。此外,由于其广泛可用性、无创性和成本低的特点,特别是其可以测量 CMVD 的严重程度并提供预后数据,是患者随访的理想选择。目前,经胸超声心动图冠状动脉血流速度储备是评估原发性 MVA 的唯一获得指南批准的技术,对于 MCE,仍需要对其作用进行更好的探索和评估。

二、SPECT 成像技术

SPECT 技术使用有铊 -201 或锝 -99m 标记的示踪剂,在静息和负荷测试期间记录心肌放射性活性。可以检测心肌节段灌注不足、灌注缺损或灌注再分布等情况,这些表现在没有明显心外冠状动脉狭窄的情况下表明患者存在 CMVD。新开发的 SPECT 技术可用于定量评估 MBF,但其准确性受呼吸和心跳的影响。使用低剂量 CT 扫描的 SPECT/CT 可以克服 SPECT 成像衰减的不足,优化心脏的解剖定位,并进行体积效应的部分校正。因此,动态 SPECT 成像技术结合 CT 已成为测量 MBF 的新方法。使用新的半导体和碲锌镉(cadmium zinc telluride,CZT)晶体作为示踪剂的心脏特异性 SPECT 显著改善了心脏成像的空间分辨率和灵敏度,缩短了扫描时间,并减少了辐射剂量。SPECT 在评估冠状动脉微血管功能方面具有较高的诊断敏感性和阴性预测值,但其无法使用常规技术定量测量冠脉储备量,且其结果的准确性与辐射暴露和低空间分辨率相关。

三、PET/CT 成像技术

PET/CT 技术使用静脉注射的放射性同位素标记示踪剂,如 ^{15}O、^{13}N、^{82}Rb 等,持续监测血液和心肌中的辐射活性。通过记录室腔和心肌放射性同位素摄取动态变化的时间 - 放射性曲线,可以计算每克心肌每分钟的 MBF。当心肌负荷增加时,心肌氧耗增加,MBF 将增加三到四倍。然而,在冠状微循环功能障碍的情况下,MBF 无法满足心肌氧需求,导致心肌缺血。使用冠状血管扩张剂后测得的 MBF 与休息时的 MBF 之比等同于 CFR。目前,PET 测得的 MBF 和 CFR 是无创诊断心肌缺血的金标准。

一部分 PET/CT 的最新技术通过 CT 的解剖学校正克服了 PET 的衰减效应。此外,PET/MRI 技术通过 MRI 校正减少 PET 的衰减,从而提高其准确性;3D-PET 技术的发展将减少辐射剂量并提高 PET 扫描的准确性。与 SPECT 相比,PET 提供更高的空间分辨率和更好的衰减校正,从而提高图像质量。与锝 -99m 标记的 SPECT 灌注示踪剂相比,常用的 PET 示踪剂辐射暴露较低,并在心肌微循环中具有更好的移动性。

PET/CT 的优点在于对静息和高血流条件下的 MBF 和 CFR 进行准确量化,对心肌灌注进行准确评估,以及可使用多种示踪剂。其缺点是耗时、成本高、空间分辨率有限和有辐射暴露。

四、CMR 成像技术

CMR 是一种无创成像技术,可以同时评估心脏的解剖学、形态学、功能和心肌灌注。CMR 基于钆作为对比剂的弛豫特性,对心肌进行首次通透灌注成像。在 T_1 加权图像中,正常灌注的心肌显示钆的首次通透信号强度均匀增加。然而,在微循环功能障碍的情况下,缺血区的信号强度相对于正常心肌段信号强度的增加速度较慢,形成可见的低信号区。可以通过感兴趣心肌区域的强度曲线测量静息和负荷状态下的 MBF。半定量 MPR 指数(MPRI)可以从常规 CMR 成像中获得,减少的 MPRI 可能是由于增加的静息心肌灌注或微血管功能受损所致。通过 CMR 测量的完全定量 MBF 已被证明与 PET 确定的 MBF 相关良好。在腺苷负荷试验期间,通过 CMR 进行心肌灌注成像具有诊断价值,已被用于临床研究中评估冠状动脉狭窄,检测 CMVD 并对临床患者进行风险分层。

CMR 具有许多优点,包括高可行性、高空间分辨率、无辐射暴露和信号衰减,可同时检测心肌的功能、结构形态,心肌水肿和心肌灌注,准确区分由冠状动脉狭窄或微血管功能障碍引起的心肌缺血,以及准确评估心肌灌注、冠状动脉阻力和舒张充盈时间。凭借这些优势,CMR 逐渐成为无创评估心肌缺血的金标准。CMR 的缺点是常见的亚内膜下伪影可能影响图像分析和 MBF 计算,以及在肾功能不全患者中由常规钆造影剂引起的不良反应。

五、CT 灌注成像

CT 灌注成像(CT Perfusion Imaging,CTP)技术的原理基于计算机体层血管成像(CTA)技术,已成为一种新型的无创和“一站式”解决的方案,用于全面评估心外冠状动脉的解剖学和生理学。CTP 包括静息扫描(CTA)和负荷扫描(药物负荷),前者用于排除任何重要的心外冠状狭窄,后者基于血流通过不同心肌段时的 CT 值差异,通过定性或定量评估 MBF 分布来评估微血管功能。CTP 的负荷扫描可以进一步分为两种模式:①静态 CTP,当对比剂首次通过心肌时,仅获取一个心脏周期的图像,并根据不同心肌节段的 CT 值进行心肌灌注的视觉定性评估;②动态 CTP,当对比剂通过心肌时连续获取图像,以创建时间 -CT 值曲线,从而计算 MBF 和心肌血容量,以实现心肌灌注的定量化。

目前,CTP 是唯一能同时评估心外膜冠状动脉和冠状动脉微循环的无创模式。CTP 在识别微循环灌注缺陷的准确性方面与 SPECT 不相上下。此外,CTP 费用低廉,大多数患者易于接受。对于因冠状动脉支架、严重冠状动脉钙化和成像伪影而无法精确评估冠状动脉形态的患者,CTP 可对心肌灌注进行功能评估,从而打破了传统 CTA 的诊断局限。CTP 的缺点是造影剂剂量大和辐射暴露增加,缺乏公认的截断值也限制了其临床应用。

第二节 冠状动脉微血管疾病的有创诊断方法

一、CMVD 的评价指标

冠状动脉微循环系统由前小动脉与小动脉组成,因其内径均 <500μm,故不能直接通过 CAG 技术显现。目前,对于冠状动脉微循环评估主要依据 CBF 和 CFR 检测。CFR 是指冠状动脉血管最大充血血流与基础血流平均流速的比值,是冠状动脉系统储备功能的整体指

标。CFR 的水平与心外膜狭窄的严重程度直接相关,静息状态下,CBF 不受轻度或中度狭窄的影响,然而,当病变狭窄程度超过 45%(有些患者可达到 60%)时,CFR 就开始出现下降趋势;当冠状动脉狭窄程度超过 85%(有些患者可达到 90%)时,静息 CBF 也会受影响。CFR 减少的程度被视为是微血管功能障碍的标志,大多数研究将 CFR<2.0 作为判定微血管功能障碍的标准,并且认为其是预测不良心血管事件的独立风险因素。

二、评价冠状动脉微血管功能的血管活性药物

冠状动脉微血管功能常通过检测冠状动脉微血管对血管扩张剂的反应来评估,常用的测量指标是冠状动脉微血管呈最大限度扩张时的冠状动脉血流量与基础状态下冠状动脉血流量的比值。血管扩张剂包括内皮非依赖性血管扩张剂(主要作用于 VSMC)及内皮依赖性血管扩张剂(主要作用于血管内皮细胞)。临床上常用的冠状动脉舒张剂如下。

1. 腺苷 腺苷是最常用的检测冠状动脉微血管功能的非内皮依赖性舒张血管的药物,静脉注射剂量为 140μg/(kg·min),冠状动脉内注射剂量为 2~16μg/(kg·min),注射时间为 1.5~6.0 分钟。常见的不良反应有房室传导阻滞或窦房阻滞导致的心动过缓及支气管痉挛。腺苷的半衰期很短,仅为 10 秒,不良反应可很快消失。

2. 双嘧达莫 此药通过抑制腺苷降解而发挥作用,故药理作用类似于腺苷。静脉注射剂量为 0.56~0.84mg/kg。应用腺苷或双嘧达莫后患者的 CFR<2.5 提示其冠状动脉微血管舒张功能存在异常,临床上推荐把 CFR<2.0 作为判断微血管功能障碍的临界值。

3. 乙酰胆碱 是最常用的检测内皮依赖性冠状动脉微血管功能的舒张血管的药物,但需要向冠状动脉内注射。

乙酰胆碱具有双重作用:①通过刺激内皮细胞释放 NO 扩张血管;②通过结合毒蕈碱样乙酰胆碱受体刺激平滑肌细胞收缩血管。在内皮功能正常的情况下,乙酰胆碱的血管扩张作用占主导地位,但如出现内皮功能异常,乙酰胆碱的血管收缩作用占优势,从而导致血管痉挛。每次注射乙酰胆碱 1 分钟后,应立即进行 CAG,利用定量造影法测量冠状动脉直径以明确患者是否发生心外膜下冠状动脉痉挛,同时观察其心绞痛症状和心电图变化。如注射后未见患者出现心外膜下冠状动脉痉挛但出现心绞痛症状和心电图缺血型 ST-T 改变,可诊断为 CMVD,同时应立即向冠状动脉内注射硝酸甘油或尼可地尔以对抗冠状动脉微血管痉挛。

三、有创诊断方法

冠状动脉微循环疾病的诊断需要综合运用无创和有创诊断手段。无创方法,如心电图、超声心动图和负荷试验心肌灌注显像等,虽可用于初步评估,但对于微循环的评估能力有限。有创方法,如冠脉 CT 血管造影、CAG、CFR 和 IMR 的测量等,能更直接、更准确地评估冠状动脉微循环的状况。特别是基于导丝的诊断及腺苷测试,已成为诊断冠状动脉微循环疾病的重要手段。在实际应用中,应根据患者的具体情况选择合适的诊断方法,以获取更准确的诊断结果。以下是对冠状动脉微循环有创诊断的评估方法阐述。

（一）选择性冠状动脉内造影

CAG 是一种用于诊断冠状动脉疾病的医学检查方法,可从心外膜冠状动脉显影速度和心肌显影速度两个方面评价冠状动脉微血管功能。它利用特制的心导管经股动脉、桡动脉或肱动脉送到主动脉根部,并分别插入左、右冠状动脉口,注入少量含碘的对比剂,在不同的投射方位下摄影,可使左、右冠状动脉及其主要分支得到清楚的显影,以发现狭窄性病变的部位并估计其程度(彩图 6-2-1)。这一检查方法在冠心病的诊断、明确病变部位和程度,以及为后续的治疗提供重要依据等方面,具有非常重要的临床价值。对于心外膜冠状动脉显影速度的评价指标包括以下几种:①TIMI 评分;②TIMI 血流计帧法(TIMI frame count,TFC);③TIMI 心肌显影分级(TIMI myocardial blush grading,TMBG);④心肌显影密度分级(myocardial blush grade,MBG);⑤TIMI 心肌灌注帧数(TIMI myocardial perfusion frame count,TMPFC)。

1. CAG 心肌梗死溶栓治疗临床试验(TIMI)血流分级　TIMI 分级是心肌梗死溶栓治疗试验中提出的 CBF 分级方法,TIMI 分级通过观察造影剂的充盈情况来评估冠状动脉的狭窄程度和血流状态,主要用于评估 CAG 中冠状动脉的血流状态。

TIMI 分级一般分为四级。

1)TIMI 0 级:无再灌注或闭塞远端无血流。造影剂不能通过闭塞部位,远端血管无造影剂充盈,提示血管完全闭塞,无血流通过。

2)TIMI 1 级:少量造影剂通过闭塞部位,但不能充盈冠状动脉远端。这表示血管存在严重狭窄,有接近闭塞的风险。

3)TIMI 2 级:部分再灌注或造影剂能完全充盈冠状动脉远端,但造影剂进入和清除的速度均较正常的冠状动脉慢。这提示冠状动脉存在一定程度的狭窄或者病变。

4)TIMI 3 级:完全再灌注,造影剂在冠状动脉内能迅速充盈和清除。这是正常的血流状态。

2. TFC　TFC 的评价指标是造影剂从冠状动脉开始显影至达到标准化远端所需的帧数。一般来说,帧数越少,表示冠状动脉充盈的时间越短,微循环功能越好;帧数越多,表示冠状动脉充盈的时间越长,微循环功能越差。TFC 分级克服了 TIMI 血流分级半定量分析的缺点,但仍不能直接反映微血管的血流状态。

3. TIMI 心肌显影分级(TMBG)　TMBG 是用于评估心肌再灌注质量的指标,主要聚焦心肌组织在冠状动脉再通后的血液灌注情况。研究表明,TMBG 级别越高,则患者的心肌功能恢复状况越好,病死率和并发症的发生率越低。在临床治疗中,医生可以根据 TMBG 分级结果调整治疗方案,以改善患者的预后。

根据心肌显影的程度和范围来评估心肌的再灌注情况,临床上通常分为 4 级。

1)TMBG 0 级:无心肌显影或造影剂未进入心肌组织,意味着心肌组织没有得到有效的血液灌注。这可能是由于冠状动脉完全闭塞或再灌注不充分引起的。

2)TMBG 1 级:轻度心肌显影或少量造影剂进入心肌组织,但显影范围小于梗死相关动脉(infarct-related artery,IRA)供血区域的一半。这表示心肌组织得到了一定程度的血液灌注,但灌注量不足。

3)TMBG 2 级:中度心肌显影或一部分造影剂能进入心肌组织,显影范围等于或大于

IRA 供血区域的一半,但小于 IRA 供血区域的全范围。这表示心肌组织得到了较好的血液灌注,但仍有部分区域的灌注量不足。

4)TMBG 3 级:正常心肌显影或造影剂能迅速、完全地进入心肌组织,显影范围与 IRA 供血区域一致。这表示心肌组织得到了充分的血液灌注,再灌注质量良好。

4. 心肌显影密度分级(MBG) MBG 分级是一种主要依据造影剂充盈冠状动脉供血区域后心肌显影的密度和范围来评估心肌灌注情况的分级系统,在评估心肌灌注情况和预测心肌梗死患者预后方面具有重要意义。通常认为 MBG 0~1 级代表心肌无再灌注,MBG 2~3 级代表心肌再灌注,MBG 3 级代表心肌完全再灌注。成功再灌注的标准通常应为 TIMI 3 级和 MBG 2 或 3 级。分级标准如下。

1)MBG 0 级:无心肌显影或造影剂密度,此时心肌组织没有得到有效的血液灌注,可能是由于冠状动脉完全闭塞或再灌注不充分导致的。

2)MBG 1 级:有少许心肌显影或造影剂密度,说明心肌组织得到了一定程度的血液灌注,但灌注量很少,显影范围有限。

3)MBG 2 级:有中度心肌显影或造影剂密度,但尚未达到同侧或对侧非梗死相关动脉造影时的心肌显影或造影剂密度,虽然有一定的显影,但显影密度和范围均低于正常,表明心肌部分灌注。

4)MBG 3 级:正常心肌显影或造影剂密度,与同侧或对侧非梗死相关动脉造影时的心肌显影或造影剂密度相当,心肌显影密度和范围均正常,与正常心肌组织无异,此时心肌完全再灌注。

临床上,这一分级系统为医生提供了关于心肌灌注情况的直观信息,有助于评估治疗的效果和制定后续的治疗策略。

5. TIMI 心肌灌注帧数(TMPFC) TMPFC 是一种基于 CAG 的量化评估指标,其通过分析造影剂进入心肌组织后心肌显影密度的改变来计算其在心肌中的充盈和排空时间,从而评估心肌的灌注情况。

计算方法如下:起始帧(F1),指心肌开始显影的帧数,即造影剂开始进入心肌的起始点。结束帧(F2),指心肌显影完全消失的帧数,即造影剂完全从心肌排出的终止点。TMPFC 值,指 F2 与 F1 之间的帧数差,即造影剂在心肌中停留的总帧数。当 TMPFC 的值较低表示心肌灌注良好,代表造影剂在心肌中停留的时间较短;TMPFC 的值较高表示心肌灌注较差,代表造影剂在心肌中停留的时间较长。

作为一种客观、量化的心肌灌注情况评估方法,TMPFC 有助于判断心肌梗死后心肌的灌注状态,为后续的治疗策略提供指导。但 TMPFC 的评估结果可能受到多种因素,如造影剂的种类、注射速度、患者的心率等的影响。因此,在评估 TMPFC 时需要注意这些因素对结果的影响。

选择性 CAG 技术的优点是在 PCI 后可对微血管功能即刻评价,技术可行,分析简便,但这些基于血流显影速度的指标均受到冠状动脉灌注压和心率的影响,且不能反映 CFR。

(二)冠脉内多普勒导丝

冠脉多普勒导丝基于欧姆定律和流体动力学的方法,通过评估冠状动脉内血流速度及平均传导时间来计算出绝对冠状动脉血流指数。在基础水平及充血状态下测得冠状动脉压力及其血流量,测量冠状动脉血管内血流速度和该血管横截面积并计算二者的比值从而得到冠状动脉血管内的血流量。由于多普勒技术的采样频率限制,压力传感器难以达到和心率一样的频率,因此常常根据整个心脏周期或在心脏周期内的某个阶段的测量值来计算平均指数。该技术可用于评估中间病变、多血管或多病灶疾病以及再植病变,为医生提供准确的冠状动脉血流信息,是评价冠状动脉微血管功能的可靠方法。

临床诊断中,通常会在导丝的顶端安装一个超声探测头,该探测头能够发射脉冲波超声并接收移动血细胞的反射,并根据多普勒原理来测试红细胞的速度。通过应用多普勒导丝及其配套的血流速度描记仪,医生可以经患者的动脉插管至其冠状动脉远端,记录其基础状态下的冠状动脉血流速度(DFV),然后将血管扩张剂(如腺苷)注入患者冠状动脉内,测量其冠状动脉充血状态下的血流速度,计算充血状态和基础状态的舒张期冠状动脉血流速度即可得出血流速度。

冠脉内多普勒导丝在评估冠状动脉内血流状况方面具有重要作用,其评价指标主要包括以下几个方面。

1)DFV:多普勒导丝通过其顶端安装的超声换能器发射脉冲波超声并接收移动血细胞的反射,利用多普勒原理可计算出 DFV。该指标可以提供关于冠状动脉内基础血流状态的直接信息,是评估血管功能和治疗效果的重要指标。

2)CFR:指血管扩张剂注入冠状动脉内后,充血状态下 DFV 与基础状态下血 DFV 的比值。该指标能够反映冠状动脉在受到药物刺激后血流的改善情况,是评估冠状动脉狭窄程度和血管功能的重要指标。在没有阻塞性 CAD 的情况下,CFR 的正常值通常 >2.5,CFR<2.0 被认为是异常的。

3)冠状动脉微血管阻力(IMR):通过测定冠状动脉远端的压力(Pd)与静脉压(Pv)的压力差值与微循环血流量(CF)的比值得到,即 IMR=(Pd–Pv)/CF;临床上根据热稀释理论,若血管横截面不变,血流量(CF)与血管内指示剂平均传导时间(Tmn)成反比,即 CF=1/Tmn,因此 IMR 的计算公式为:IMR=(Pd–Pv)×Tmn,在测量 IMR 时,静脉压(Pv)相对较小,可以忽略不计,故简化为:IMR=Pv×Tmn。CIMR 能够用来特异性地评价狭窄病变远端的微血管功能,提供血管狭窄对远端微循环影响的直接证据(彩图 6-2-2)。

目前,冠脉内多普勒导丝是目前获取冠状动脉血流信息及评价冠状动脉微血管功能的可靠方法之一,能够直接测量各条冠状动脉内的血流速度和血流量。灌注心肌的质量越大,供应的冠状动脉越大,而冠状动脉树每个分支的绝对流量会随之降低。因此,该技术可以作为每单位灌注心肌组织绝对流量的精确反映及 CBF 的替代指标。但冠状动脉内多普勒血流速度测量血流速度受导丝在管腔中的位置、管腔中的流速分布、注射血管扩张剂后管腔面积的变化等因素的影响,测量质量关系到信号的质量,可反映血流速度的真实性。因此,采取多普勒技术的医护人员应熟练操控导丝位置,以确保获得最佳且稳定的信号,从而准确反映血管内真实流速。

(三)热稀释法

基于指示剂稀释(fick)理论,即将已知量的指示剂注射到血流中并且确保其在注射部位远处随血流量保持一致,并记录温度随时间的变化,据此计算指示剂从近端到远端热敏电阻的平均通过时间,从而定量化评估冠状动脉血流量。热稀释法能够精确测量冠状动脉血流量,为评估微血管功能提供可靠的数据支持;对于微血管病变具有较高的敏感性,能够发现早期的微血管功能异常;具有良好的重复性,可以在不同时间点进行多次测量,以监测微血管功能的变化。作为一种有创诊断方法,热稀释法在临床中常用于评估微血管的功能状态。通过该方法测量冠状动脉血流量,可以供医护人员判断患者的微血管是否存在狭窄、痉挛或其他病变。此外,热稀释法还可以用于评估药物治疗或介入治疗后微血管功能的改善情况。

目前,冠状动脉内热稀释度可以使用内置热传感器的冠状动脉压力导丝进行测量。具体操作时,将已知温度和注射速率的冷盐水由导管注入冠状动脉开口,在冠状动脉远端测量血液的温度,血液温度下降的幅度表明示踪剂被稀释的程度。盐水进入时间由一个经导丝(over the wire, OTW)热传感器记录,在远端由另一个热传感器记录下游血液温度,从而比较产生的温度变化。该数值与 CBF 成正比,由此可推算 CBF。温度稀释曲线可记录自生理盐水离开指引导管至导丝传感器的时间,即平均传导时间(mean transit time, T),通过血液温度可计算冷盐水的稀释度,使用特定的算法可计算出冠状动脉的血流量。一般来说,T 值与 CBF 成反比。记录基线状态和充血状态时的 T 值之比($T_{基础}/T_{充血}$)即为 CFR。

由于热稀释法存在冠状窦内导管固定困难,盐水在近端与远端通过的温度与量的精确度难以掌控等局限性,因此需要在近端和远端精确地记录冷盐水的温度和量。此外,盐水和血液时常不能充分混合,导致结果产生较大的误差。因此,在操作过程中,需要确保导管正确放置和稳固固定,以避免导管移位或脱落导致的测量误差;在注入流体时,需要控制注入的速度和量,以避免对冠状动脉造成过大的压力或损伤。在测量温度变化时,需要确保测量点的准确性和稳定性,以减少外界因素对测量结果的干扰。

(四)气体洗脱法

气体洗脱法同样基于指示剂稀释原理,通过气体在血液中的溶解度、扩散速率以及与血管壁和心肌细胞的相互作用来评估血管情况,通常使用惰性气体(多为氩或氙)作为示踪剂。在临床上,该方法尽管一般不作为常规或广泛使用的有创诊断方法,但可以作为一种辅助手段,其通过测量或观察气体在微循环系统中的交换或流动情况来间接评估微血管的功能状态。

气体洗脱法通过向冠状动脉内注入一种或多种气体,并观察这些气体在微循环系统中的分布、交换或清除情况,利用下游气体浓度和冠状窦注射部位的气体浓度变化比例来计算CBF,从而评估微血管的功能和结构。如 5 分钟内吸入已知浓度的、含有放射性示踪剂的气体,通过气相色谱法分析动脉和冠状窦血样气体浓度。由于组织内气体浓度与动脉和冠状窦气体浓度均值之间的差异存在相关性,可以据此计算 CBF。此外,该气体也可以直接在冠状动脉内注射。通过闪烁法检测放射性物质浓度来计算心肌局部的 CBF。

目前,气体洗脱法在冠状动脉微循环疾病诊断中的应用可能受到多种因素的限制,包括技术的复杂性、对患者的潜在风险、结果的解释和准确性等,因此在冠状动脉微循环疾病中的具体应用和效果方面的研究较少,其可靠性和有效性仍需进一步验证。

四、小结

冠状动脉微循环的无创及有创诊断通过多种技术和指标综合评估,为临床提供了冠状动脉狭窄和微循环障碍的精确信息。这些诊断方法不仅有助于明确病变的位置和程度,还有助于指导医护人员选择和制定治疗方案,如:①对于在临床疑诊 CMVD 的患者,在排除心外膜下冠状动脉狭窄和痉挛病变后,医护人员应首先采用对其进行静脉注射腺苷或双嘧达莫的治疗方法,并选用经胸多普勒超声心动图、CMR 或 PET 等无创性影像技术测量 CFR。目前,PET 是测量 CFR 的无创性技术金标准;②在上述患者中,如无创性技术测量结果的 CFR≥2.0,可在冠状动脉注射腺苷前后,采用冠状动脉内多普勒血流导丝技术测量 CFR 和 CMR,目前冠状动脉内多普勒血流导丝是测量 CFR 的有创性技术金标准;③如患者临床疑诊 CMVD 且冠状动脉内多普勒血流测量的 CFR≥2.0,应选择冠状动脉内注射乙酰胆碱的方法;④如患者心外膜下冠状动脉无痉挛但出现心绞痛症状和心电图缺血型 ST-T 改变,可诊断为 CMVD,同时应立即向其冠状动脉内注射硝酸甘油或尼可地尔对抗冠状动脉微血管的痉挛。目前临床医护人员需要注意选择合适的诊断方式及确保熟练的操作。

第七章 中医治疗

第一节 古代医家临证经验

CMVD 在中医古籍的记载中属于胸痹心痛的范畴。胸痹心痛是以膻中或胸部发作性憋闷、疼痛为主要表现的一种病证。为避免释义争议,本节中医案均以原文形式呈现,由读者自行解读释义。

一、先秦时期

病机方面,河南省安阳市殷墟出土的甲骨文、湖南省长沙市马王堆三号汉墓出土的大批古代帛书为研究该时期的医学提供了事实依据。《黄帝内经》也被认为是该时期的医学著作。《黄帝内经》认为引起心痛的病因比较复杂:外来时令异常可以致病;饮食不节、七情内伤、血瘀、痰浊、血虚也可引发;他经、他脏传变也可致病。疼痛的机理有不通则痛和牵引作痛两种。对于胸痹的治疗,《黄帝内经》中确立了一些治疗原则,但具体方药论述较少,主要以针灸作为治疗该病的方法。《黄帝内经》中以针刺治疗心痛时,有的明确指出具体穴位,有的只是提示治疗所属的某经。取穴部位多在腕踝处,如然谷、太白等,多为诸经原穴。如《灵枢·五邪》:"邪在心,则病心痛,喜悲,时眩仆。视有余不足,而调之其输也。""邪在心",实在心之包络,当取手厥阴心主之输大陵穴补泻之。《灵枢·热病》曰:"烦心心痛,……取手小指次指爪甲下,去端如韭叶。"即取手厥阴心包经关冲穴治疗胸痹。虽然《黄帝内经》对心痛病证在某些方面还处于初步认识阶段,且方剂药物治疗的相关论述也比较薄弱,有时过于强调五行五脏的对应关系,但基本上已经对本病做出了较为全面的论述,尤其是其中提出的一些基本思路和治疗原则,为后世医家论治本病奠定了基础。

二、汉晋南北朝时期

这一时期的代表作品及医家有张仲景的《伤寒论》《金匮要略》以及葛洪的《肘后备急方》等。病因病机方面,张仲景将胸痹病机总结为"阳微阴弦",当其指病机言,意为阳虚阴盛,阴邪上乘,寒凝气滞,痹阻胸阳,不通则痛而发病。《肘后备急方》描述了胸痹心痛的证候特征,但未对其病机作直接总结。

治疗方面,张仲景常用逐化痰饮、散寒补虚、益气和中等法。总结如下。

《金匮要略·胸痹心痛短气病脉证并治》第 3 条:"胸痹之病,喘息咳唾,胸背痛,短气,寸口脉沉而迟,关上小紧数,栝蒌薤白白酒汤主之。"

第4条:"胸痹不得卧,心痛彻背者,栝蒌薤白半夏汤主之。"

等5条:"胸痹,心中痞,留气结在胸,胸满,心下逆抢心,枳实薤白桂枝汤主之,人参汤亦主之。"

第6条:"胸痹,胸中气塞,短气,茯苓杏仁甘草汤主之;橘枳姜汤亦主之。"

第7条:"胸痹缓急者,薏苡附子散主之。"

第8条:"心中痞,诸逆,心悬痛,桂枝生姜枳实汤主之。"

第9条:"心痛彻背,背痛彻心,乌头赤石脂丸主之。"

这些条目适用于阴寒痼结的心痛证。

而葛洪的治疗组方以平价为则,并可见补气化痰和活血化瘀治疗胸痹的雏形。如《肘后备急方》中记载治疗胸痹复发者,用韭根五斤,捣绞取汁,饮之。

三、隋唐时期

这一时期在前期认识的基础上,对胸痹心痛病因中的内虚致病有所发展。临床观察更加细致,对治疗方法开始进行多方面的探索。这一时期的代表著作有《诸病源候论》《千金要方》以及《外台秘要》等。如巢元方于《诸病源候论·心痛病诸候》中曰:"寒气客于五脏六腑,因虚而发,上冲胸间,则胸痹",强调外邪通过内虚致病的病机;并在《诸病源候论·心悬急懊痛候》中提出"因邪迫于阳气,不得宣畅,壅瘀生热"的热结致病的病机。

治疗方面,孙思邈在《备急千金要方》中创制了细辛散、蜀椒散、茯苓汤、熨背散、当归汤等温通散寒、化痰逐饮的方药。

1. 细辛散 治胸痹达背痛短气方:细辛、甘草(各二两)、枳实、生姜、栝蒌实、干地黄、白术(各二两)、桂心、伏苓(各三两),上九味治,卜筛,酒服方寸匕,日三。

2. 蜀椒散 治胸痹达背:蜀椒、食茱萸(各一两)、桂心、桔梗(各三两)、乌头(半两)、豉(六两),上六味治,下筛,食后酒服方寸匕,日三。

3. 茯苓汤 治胸中气塞短气方:茯苓(三两)、甘草(一两)、杏仁(五十枚),上三味咬咀,以水一斗三升,煮取六升,去滓,为六服,日三,未瘥更合服。

4. 熨背散 治胸背疼痛而闷方:乌头、细辛、附子、羌活、蜀椒、桂心(各五两)、川芎(一两六铢),上七味治,下筛,帛裹微火炙令暖,熨背上,取瘥乃止,慎生冷,如常法。

5. 当归汤 治心腹绞痛诸虚冷气满痛方:当归、芍药、浓朴、半夏(各二两)、桂心、甘草、人参、泽泻(各三两)、干姜(四两)、蜀椒(一两)上十味咬咀,以水一斗,煮取三升二合,分四服,羸弱人分六服。

王焘于《外台秘要》中将心痛方分为十三类,胸痹方分为七类,收集了近百首相关方剂,并注明饮食宜忌,如忌生葱、酢物、猪肉、桃李等,并引出了"吃力伽丸",即后来的苏合香丸,以辛香开窍通络法治疗胸痹心痛,即"广济疗传尸骨蒸,肺痿,疰忤鬼气,猝心痛,霍乱吐痢,时气鬼魅瘴疟,赤白暴痢,瘀血月闭,癖疔肿,惊痫鬼忤中小儿吐乳,大人狐狸等病,吃力伽丸方。吃力伽(白术是也)、光明砂、诃黎勒皮、麝香当门子、香附子、丁子香、沉香、荜茇、檀香、青木香、安息香、犀角(屑各二两)、熏陆香、苏合香、龙脑(各半两)上十五味捣筛,白蜜和为丸,每朝取井花水服如梧子四丸,于净器中研破服之,老小一丸,以蜡裹一丸如弹丸,绯绢袋盛当心带之,一切邪鬼不敢近,千金不传,冷水暖水临时量之。忌五辛生血物,以腊月合,神前藏之密器中,勿令泄药气,神验。"

四、宋金元时期

该时期有关胸痹心痛的内涵、病因、病机的论述丰富。对胸痹心痛内涵的探讨注意对其范围进行规范,并出现了对胸痹心痛与脾胃痛等的鉴别的讨论。病因病机方面,该时期对胸痹心痛病因认识呈全面发展之势,宋·陈言《三因极一病证方论》提出病因为外感六淫、七情、饮食不节、劳役所伤;《仁斋直指方》首次总结气、血、痰、水是导致心痛的致病因素并多重视内伤致病,如《太平圣惠方》曰:"卒心痛者,本于脏腑虚弱,寒气卒然客之";《儒门事亲·酒食所伤》曰:"夫膏粱之人酒食所伤,胸闷痞膈,酢心",已认识到高脂饮食和饮酒是胸痹之诱因。

治疗方面,痰瘀同治见于该时期的医书记载,举例如下。

宋代《圣济总录》:"四温散方附子(炮裂去皮脐)蓬莪术(煨锉各一两)胡椒枳实(麸炒各半两)上四味捣罗为散。每服三钱匕。热酒调下。治胸痹。心下坚痞。"

宋代《圣济总录》:"陈橘汤方陈橘皮(汤浸去白焙)芍药当归(切焙各半两)木香(一分)桔梗(炒三分)上五味。粗捣筛。每服五钱匕。水一盏半。生姜五片。煎至八分。去滓温服。治胸痹。心下气坚。刺不可俯仰。气促咳唾引痛不能食。"

元代《御药院方》:"京三棱^炮、石三棱、鸡爪三棱、槟榔、木香、陈橘皮^{去白},半夏^{生姜制}、人参^{去芦头}……生姜汁面糊和丸,如梧桐子大。每服四十丸,加至五十丸,食后温生姜汤下。"

芳香温通法在该时期被广泛记载,举例如下。

宋代《太平惠民和剂局方·治一切气》:"白术、青木香、乌犀屑、香附子(炒去毛)、朱砂(研,水飞)、诃黎勒(煨,去皮)……上为细末,入研药匀,用安息香膏并炼白蜜和剂,每服旋丸如梧桐子大。早朝取井华水,温冷任意,化服四丸。老人、小儿可服一丸。温酒化服亦得,并空心服之。用蜡纸裹一丸如弹子大,绯绢袋盛,当心带之,一切邪神不敢近。"

元代危亦林《世医得效方·心痛》:"苏合香圆治卒暴心痛。"

五、明代

病因病机方面,明代医家明确提出了胸痹心痛由痰瘀共同致病的病机,如《医学正传》曰:"痰火煎熬,血亦妄行,痰血相杂";《症因脉治》曰:"饮食不节,饥饱损伤,痰凝血滞,中焦混浊,则闭食闷痛之症作矣"。

强调因虚致病,如《玉机微义·心痛》中曰:"然亦有病久气血虚损及素作劳羸弱之人患心痛者,皆虚痛也";《景岳全书》曰:"然必以积劳积损及忧思不遂者,乃有此病"。

联系情志因素,如《证治准绳·心痛胃脘痛》亦曰:"心统性情,始由怵惕思虑则伤神。神伤脏乃应而心虚矣,心虚则邪干之,故手心主包络受其邪而痛也";《医宗必读·心腹痛》曰:"其络与腑之受邪,皆因怵惕思虑,伤神涸血,是以受如持虚"。

认为饮食不节致病,如《医学正传》曰:"原厥初致病之由,多因纵恣口腹,喜好辛酸,恣饮热酒煎,复食寒凉生冷,朝伤暮损,日积月深,自郁成积,自积成痰,痰火煎熬,血亦妄行,痰血相杂"。

治法方药方面,明代辨证论治及方药在前代基础上更趋丰富,张景岳提出了阴阳、表里、虚实、寒热的二纲六变辨证,至《症因脉治》把胸痛分为外感表证和内伤里证,至此胸痹心痛的八纲辨证基本确立。具体组方用药方面,呈现百家争鸣态势。

1. 辨寒热证治 《证治心传·胸胁腹痛肝胃气逆辨》曰:"余治各证以及气冲攻痛,诸药不效者,用仲景乌梅丸三钱,随病之虚实,酌加引经数味煎服,有桴鼓之应";《慎斋遗书·胸痛》曰:"火痛如刀割,手不可按,四物汤加沉香、栀子。热气乘心作痛,石菖蒲一两,前胡、赤茯苓各五钱,蜜一盏,生地汁一盏,丸如弹子大。每服一丸,食后,紫苏汤下";《证治准绳·杂病·心痛胃脘痛》曰:"卒急心痛,若脉洪大而数,其人火热盛者,用前黄连龙胆草单方饮之"。

2. 辨虚实证治 《医宗必读·心腹诸痛》曰:"加味归脾汤,治心虚、悸动而痛";《景岳全书·杂证谟·心腹痛》曰:"火邪热郁者,皆有心腹痛证。如火在上焦,痛而兼胀者,宜于行气导滞药中倍加山栀子、黄芩之属以治之。若有痛无胀者,或宜加芍药、生地、麦冬以佐之";《证治要诀》曰:"五苓散利心小肠之热,恐非其对,不若用四物汤、十全大补汤去桂生血而益阴,此以水制火之义";《证治准绳·杂病》曰:"肾虚羸怯之人,胸膈之间多隐微痛,此肾虚不能固气,气虚不能生血之故,气与血犹水也。盛则流畅,少则壅滞。故气血不虚则不滞,既虚则鲜有不滞者,所以作痛,宜用补骨脂之类补肾,芎、归之类和血,若作寻常胸胁痛治,则殆矣"。

3. 其他组方用药

(1)《慎斋遗书》曰:"先用川椒一味,作汤时饮,俟其心阳流通,后以八味丸治之,下元气足,则真火能升,寒邪自退。方中,生地恐滞,以砂仁制之。"

(2)《体仁汇编》曰:"心阳不足,桂心、代赭、紫石英,补须参附""离火有余,竹叶、大黄、栀了,泻用芩连。凉心者朱砂,壮心者琥珀。"

(3)《医学入门》曰:"凉以犀角、牛黄,温则吴茱萸、肉桂,泻则黄连、秦艽,补则菟丝子、茯神。"

(4)《医学原理·心痛门》曰:"用栀子以清热,滑石以利湿。或问:治心气之病何多佐以分利小水之剂?盖心与小肠乃相为表里,若是小肠气通,则心气自然畅矣。"

(5)《景岳全书》提出吐法治胸痹:"凡痛在上焦者,如因停滞,既痛且胀,不易行散,而痛极难忍者,欲其滞去速效,无如吐之之妙。"

六、清代

病因病机方面,清代医家主要在风寒湿热、痰饮及瘀血致病机制方面有所发展。

1. 风寒湿热 《冯氏锦囊秘录·方脉心脾病合参》:"因于怵惕思虑,伤神涸血,于是清阳不升,浊阴不降,以致食饮风冷热悸虫疰之九种,乘虚侵凌也。"

2. 痰饮 《古今名医汇粹》:"或曰:痰岂能作痛?不知气郁则痰聚,痰聚则凝,气道不得运,故痛也"。《兰台轨范·心胃痛》曰:"近人患心胃痛者甚多,十人之中必有二三,皆系痰饮留于心下,久成饮囊,发作轻重疏数虽各不同,而病因一辙,治法以涤饮降气为主。凡病竟有时代之不同。"

3. 瘀血 《继志堂医案》:"胸痛彻背,是胸痹,……此病不唯痰浊,且有瘀血交阻膈间,方用全瓜蒌、薤白、桃仁、红花。"

治法方药方面,除以气血寒热虚实辨证为主的证治办法外,清代医家在治疗胸痹心痛方面有所侧重,举例如下。

1. 强调调节体质为治本 《奉时旨要·心痛胃脘痛》:"平日唯有常服六君子丸,终身不食生冷及闭气诸物,不论寒暑,以棉布护胸而戒嗔怒""若痛发而用姜、桂,特治其标耳"。

2. 从肝胆论治心痛 《奉时旨要》:"胆经受病,亦令胸痛,小柴胡汤加枳壳;不应,本方对小陷胸一服神效";《傅青主男科·心腹痛门·久病心痛》:"皆责之于肝也。肝属木,心属火,木衰不能生火,则包络寒,补肝而邪自退。若包络之热由于肝经之热,泻肝而火自消也"。

3. 强调保护阳气且区分微甚以治胸痹 《医门法律》:"诸方,率以薤白白酒为君,亦通阳之义也。若胸中之阳不亏,可损其有余,则用枳术汤足矣。用枳必与术各半,可过损乎?""胸痹有微甚不同,微者,但通其上焦不足之阳,甚者必驱其下焦厥逆之阴。通胸中之阳,以薤白、白酒,或半夏、栝蒌、桂枝、枳实、厚朴、干姜、杏仁、橘皮、参、苓、术、草择用。对病三四味即成一方,不但苦寒不入,即清凉尽屏。盖以阳通阳,阴分之药所以不得预也。甚者则用附子、乌头、蜀椒大辛热以驱下焦之阴,而复上焦之阳也"。

4. 活血化瘀的广泛应用 以《医林改错》为代表的补气活血法:"突发胸痛投木金散、栝蒌薤白白酒汤,不效时可服血府逐瘀汤";《血证论·瘀血》:"无庸畏阻,瘀血攻心,心痛头晕,神气昏迷,不省人事,无论产妇及吐衄家,有此证者,乃为危候,急降其血,而保其心,用归芎失笑散,加琥珀朱砂麝香治之,或归芎汤调血竭乳香末,亦佳";《临证指南医案·胸痹》记载:"某,痛久入血络,胸痹引痛。炒桃仁、延胡、川楝子、木防己、川桂枝、青葱管"。

《临证指南医案·心痛》中载有多篇关于活血化瘀广泛应用的医案。

(1)田(十三):脉细数,闻雷被惊,心下漾漾作痛。(惊伤)逍遥散去柴胡加钩藤丹皮。

(2)宋:脉左涩伏,心下痛甚,舌白不能食谷,下咽阻膈,痛极昏厥,此皆积劳损阳。前者曾下瘀血,延绵经月不止,此为难治。(劳伤血滞)生鹿角、当归须、姜汁、官桂、桃仁、炒半夏。

(3)谭(三五):心痛引背,口涌清涎,肢冷,气塞脘中,此为脾厥心痛。病在络脉,例用辛香。(脾寒厥)高良姜、片姜黄、生茅术、公丁香柄、草果仁、厚朴。

(4)朱:重按痛势稍衰,乃一派苦辛燥,劫伤营络,是急心痛症。若上引泥丸,则大危矣。议用金匮法。(营络伤急心痛)

第二节 当代医家临证经验

根据患者临床表现和发病特点,多数学者认为CMVD属于"胸痹""心痛"的范畴,也有学者认为CMVD属中医"络病"范畴。其中一些学者认为冠状动脉微血管为中医的"心络",由于气滞血瘀、血液运行不畅而形成"瘀血",因此CMVD的病机可概括为"瘀血阻络";也有学者认为CMVD病位在"孙络"和"缠络",属中医"络病"的范畴,主要分为络气虚滞、痰浊阻络、气虚络瘀等证;有学者把"病机兼化理论"和"络病学说"结合,将 MVA 的证候规律演变过程总结为早期阳虚络急、心失濡养,兼寒邪,中期痰瘀互结、热化成毒、络闭不通,兼痰瘀,后期虚实错杂,兼正虚,其核心病机为"痰瘀互结";有学者采用专家调查法对国内 38 位中医心血管病专家进行问卷调查的方法,结果显示 CMVD 主要有痰瘀互结、气滞血瘀、气虚血瘀、心血瘀阻等证型。

整体而言,CMVD 主要病位在心络,与肝肾脾肺等脏腑密切相关,属"胸痹""心痛""络病"范畴,其病机为气机失调、气滞血瘀、胸阳不振、痰瘀互结、肝肾亏虚、阴阳失衡等,属本虚标实之症,常见气虚血瘀、气滞血瘀、气阴两虚、寒凝心脉、心脾两虚、瘀血阻络、肝肾亏虚等证型。从现代医家辨证 CMVD 的角度出发,可总结以下几方面病因病机。

一、病因病机认识

(一)从"气虚血瘀"辨证

《黄帝内经》言:"邪之所凑,其气必虚",宗气为诸气纲领,正气不足是疾病发生发展的前提。络脉是血脉的极细分支,与冠状动脉微血管具有一致性,故推测 CMVD 病位在心络是具有理论依据的。血脉中的血液随宗气推动由经入络,通过络脉弥散,发挥濡养心肌的作用。气虚可致气血不通、心络失和、心肌不荣、不通则痛,出现 CMVD。

冠心病患者多年老,其本身脏腑功能亏虚,有气虚血瘀的病理基础,PCI 术后虽可去除瘀血,疏通脉道,但患者脏腑仍虚,加之手术创伤、术中失血、造影剂负担等多种损害机体正气的致病因素,可能加重患者气短、疲倦乏力、自汗心悸等脏气不足的症状。肺朝百脉,主治节。若宗气亏虚,治节失调,百脉不利,则气血运行失和,日久成瘀;肺能通调水道,若肺气虚,水道不畅,日久则痰饮内生;若宗气无力贯通心脉,则心气亏虚,推动不利,气血津液运行失常亦可生痰饮、瘀血;若宗气不足,则痰瘀内阻,呼吸不顺,故见胸中满闷、憋闷、气短、气喘;若痰瘀痹阻心络,则见胸闷胸痛,或憋闷疼痛,或痛有定处。本虚标实诸多因素致使正气亏虚,宗气下陷,伴随瘀血、痰浊等的形成,临床可见患者术后心绞痛反复。

1. 气虚为本 气虚主要由生成不足或耗散太过所致。肺主一身之气,主治节,肺功能失常可影响宗气生成及运行。宗气聚于胸中,助心行血。《灵枢·刺节真邪》曰:"宗气不下,脉中之血,凝而留止",宗气虚衰可导致血行不畅。《医林改错》也提到:"元气既虚,必不能达于血管,血管无气,必停留而瘀",指出气虚是导致血瘀的根本。元气根源于肾,依赖后天脾胃生成,脾胃运化正常,肾中精气充足,则无气虚之忧。如李杲言:"元气之充足,皆由脾胃之气无所伤,而后能滋养元气"。可见肺、脾、肾在气的生成中起到关键作用。《灵枢·经脉第十》:"手少阴气绝则脉不通,脉不通则血不流"。血由脾胃之气化生,若气不足,则血无以生化。心者,脉之合也,心气虚,则脉道不通,血流不利;气者,血之帅也,气虚,则无以统摄、推动血行,使血流凝滞脉中。表现于心,可类似冠状动脉"慢血流"或"无复流"现象,出现冠状动脉微循环障碍。国医大师路志正提出:胸痹心痛发病原因多有脾胃相关的因素参与。脾胃为后天之本,脾胃生化胸中阳气,中州失常,脾运失健,精血生化无源,胸中阳气不足,聚湿成痰,上滞心脉;宗气匮乏,气血亏虚,心失所养,不荣、不通则痛,则见胸痹心痛。

2. 气郁致病 心绞痛患者症状反复,可出现身心俱疲,情志不畅,伴随焦虑、抑郁、失眠等,毛静远等通过研究得出,情志不遂是 CMVD 的主要病因,因为约 61% 的 CMVD 患者有情志不遂症状,如抑郁、烦躁、易怒等。"血不得气,则凝而不流",气行则血行。气机运转与情志舒畅相关,情志抑郁可致气郁,而肝主疏泄,情志舒畅依赖于肝,情志由肝所主。肝郁气滞,情志不畅,血不得行,痰湿内生;气郁化火,炼液为痰,痰阻血行,痰瘀痹阻心络,不通则痛。在 PCI 术后心绞痛、CMVD 等病中,冠状动脉微血管病变、微循环障碍与中医络脉病变一脉相承,也有学者认为宗气郁而下陷是该病的主要病机。有数据显示郁证患者中炎症因子水平升高,内皮细胞 eNOS 活性受到抑制,使 NO 生成减少。NO 影响内皮细胞依赖性血管舒张机制,致使冠状动脉微血管功能异常。

3. 血瘀致病 《医林改错》曰:"元气既虚,必不能达于血管,血管无气,必停留而瘀",认为心绞痛病机为"阳微阴弦",其中痰浊瘀血为主要病理产物及致病因素。PCI 术后,脏腑亏虚,痰瘀不化,虽大血管病变已去,但仍易形成新的微小病变阻塞血管,出现 CMVD。程丑夫、刘慧慧等提出理论认为病邪侵袭少阳,枢机不利,痰瘀内生,血脉不畅,发为胸痹;周淑平等提出,气阴两虚为本,痰饮瘀血为标,病性为本虚标实,并拟益气活血化痰配方治疗 MVA,疗效良好。亦有学者提出临证应用应补气升举联合豁痰散结、祛瘀通痹等治法。

(二)从"阳虚寒凝"辨证

《金匮要略》记载:"阳微阴弦,即胸痹而痛",指出病因为"阳虚"及"寒凝"。心主血脉,居胸中,为阳中之太阳。阳气可温煦、推动血液运行,寒邪侵袭、脏腑亏虚等致心阳不振,阳虚则寒,血得寒则凝,血脉不通,不通则痛。心属火,脾属土,五行相生。"中焦受气取汁,变化而赤是谓血",心血充盈依赖于脾胃运化。肾为先天之本,脾胃为后天之本,肾阳为根,肾阳亏虚则心阳不足,阳虚则寒,心脉拘挛,发为胸痹心痛。张玉芬、汶医宁等使用二仙汤为基础,加减后治疗已绝经的女性 CMVD 患者,结果显示,温补肾阳法安全有效,可减少 CMVD 心绞痛频次,减少心电图 ST 段压低幅度及改善 T 波形态,可能与血清中 ET-1 和 NO 水平升高有关。姜燕华等根据围绝经期女性发病特点总结得出,该疾病的基础是心肾阳气不足,病机是阳气亏虚,津液输布失常,痰浊瘀血内生,此等病理产物反作用加重病变进展,病性为本虚标实。郝阳、张军平等认为 MVA 的病机为"肝肾不足为本,进而功能失调",当从肝肾论治。

(三)从"络脉失和"辨证

冠状动脉微血管是指由冠状动脉分出的直径 <500μm 的细小动脉,冠状动脉微循环包括微动脉、微静脉及心肌毛细血管网,相当于中医学的心之络脉。当代医家吴以岭认为"脉络 - 血管系统病"因心、脑、外周血管等病位的不同,可出现不同的疾病症状。CMVD 当属于"络病"范畴。有现代医家认为 CMVD 发病主要与心、肝、肾相关,病机为络脉失和;肝气郁结引起络脉瘀阻,气郁生痰,痰瘀痹阻致络脉受损;肾精不足,肾阳亏虚致络虚不荣;不荣则痛、不通则痛,肝肾病损,最终影响络脉功能,气血不足、收摄失司,心失荣养,引起胸痛。

吴以岭等将微循环理论及中医脉络理论联系起来,以"孙络 - 微血管"作为研究切入点,构建了中医脉络学说。该学说指出气虚可致血行无力,脉道瘀滞,引起心痛病。

"经脉为里,支而横者为络",《针灸逢源》中指出"十二经生十二络,十二络生一百八十丝络,丝络生一百八十缠络,缠络生三万四千孙络",认为"经"乃一身之主干血流通道,"络"则为分支,遍布周身。这与现代医学大血管 - 中小血管 - 毛细血管 - 微血管的理论在解剖层面上有类似的含义。孙络作为经络系统的最末端,遍布周身,负责输布津血精微,起到濡养的作用,与微循环的功能有相似性。

雷鸣等提出"心之络虚,痰瘀阻络"的病机理论,指出"络病"在诊治时的重要性。疾病起始于本虚,为心气不足、气血失和;如《金匮要略》所言:"阳微阴弦,即胸痹而痛,⋯⋯责其极虚也。"气虚无力行血,使脉络失养。脉为血府,脉络失养又反过来影响气血运行,进而出现气血失和,此为本虚。络脉体窄细长且迂曲,气血运行缓慢,故贵在通利。若气血失和,痰瘀内生,络脉闭塞不通,则气血津液无法交会贯通,即可发病。若心络不畅,则发为胸痹心痛。由此,雷鸣等提出"补气虚,通络瘀,填络道"的治疗原则。在辨证施治中,注意切勿损伤正气,重视通补心络,同时不可忽略活血化痰、化瘀通络。

二、辨证施治策略

CMVD 患者存在气虚基础,兼夹痰、瘀、气、火为病,病性为本虚标实。所以临证治疗时多运用补气的方法,并配以软坚散结、清心活血、疏肝行气等法。治疗方面,可总结以下几方面。

(一)针对宗气虚损

张锡纯创立了升陷汤及其类方。升陷汤由黄芪、桔梗、升麻、知母、柴胡组成,在此基础之上加当归、乳香、没药,即为理郁升陷汤,可疏肝理气、行气活血;在升陷汤的基础上加干姜、桂枝、甘草,减柴胡、升麻、知母,即为回阳升陷汤,可温补脾肾、散寒化瘀。方中黄芪甘温补气,为君药;柴胡、升麻入少阳、阳明二经,助黄芪升提下陷之气,起升提之功,乃治气虚、宗气下陷之基础;知母苦甘寒,与黄芪甘温相济,防黄芪甘温燥热;桔梗为引经药,载药上行,使药力上达胸中。诸药合用,共奏益气行血之功,气调则血调。诸多研究表明,升陷汤可通过抑制炎症因子水平、抗氧自由基损伤、抑制炎症过程及细胞凋亡、改善血管内皮功能等机制保护心肌。

另一补气活血代表方是补阳还五汤,该方针对气虚血瘀证型者,以益气活血通脉为治法,使血脉通利。动物实验证明补阳还五汤可使小鼠肠壁微动脉扩张。黄芪药理研究证实其能促进血管内皮细胞增生,提高整合素活性,刺激 NO 生成,促进血管新生,降低循环阻力,从而改善微循环。

"虚气流滞"学说指出,CMVD 属于中医的"胸痹心痛"辨证范畴,其致病基础是气虚血瘀,由于元气亏虚、津液失布、气血失和,致气滞、痰凝、血瘀、经脉络痹阻等病理变化。中医治疗原则,当以补虚通滞为法。"虚气流滞"理论指出,CMVD 的中医病因多为劳倦体伤、饮食不节、外邪侵袭、情志失调、年老体虚等,这些因素会导致气血津液耗损,气虚血行无力,从而致瘀滞,脉络痹阻,发为胸痹心痛。治疗方面,可选用黄芪、党参益气健脾、生津养血;瓜蒌、石菖蒲、胆南星、法半夏化痰散结;桃仁、川芎、红花、丹参活血化瘀通滞;柴胡疏肝解郁;薤白通阳导滞;牡蛎、龙骨镇心安神;薏苡仁、茯苓利水渗湿,兼以补脾益胃。健脾养心方是其中代表方,起补气行气、通滞散结、活血化瘀之功。

（二）针对气郁血瘀

临证应用中应辅以疏肝理气之品。理郁升陷汤中，柴胡疏肝理郁，加当归、乳香、没药可行气活血散瘀。赵习德等用桂枝加桂汤合四逆散治疗微血管病性心绞痛，取行气解郁，温心通络之效。服药1~2个疗程后，疗效显著。翁维良教授在治疗冠心病心绞痛时，以益气活血和理血活血为基本治法辨证施治，均取得良好疗效。李艳红等针对气滞血瘀型CMVD患者进行研究，结果显示自拟的活血通脉益心汤能改善患者的血管内皮功能及心血管微循环状况，提高冠脉血流储备，进而缓解心绞痛症状。以上实例均证实了行气疏肝通络法在治疗中的重要性。

（三）针对痰浊瘀血

CMVD的病变还有痰浊瘀血等病理致病因素，致脉管梗死不通。针对痰浊瘀血等致病因素，有医家提出"气脉常通"的理念。气行于脉中，治疗时当养气通脉散瘀，使脉络流利，气血畅达。黄芪、人参等有补气作用，现代药理研究表明其可改善心肌能量代谢。益气可使心肌能量充足，气畅血行，改善微循环障碍，增加心肌供血，防治CMVD。依据"气脉常通"理念，"通脉"亦为关键。通过中医辨证，辨别痰浊、瘀血、寒凝等病理产物，采用豁痰除湿、活血化瘀、温阳散寒等法治疗，以通利脉道。心脉气血畅达，胸痛则缓。CMVD病久伤及心肝脾肾，气血津液输布失常，致痰湿、瘀血内生，相互胶结痹阻脉道，使心络受损、心体失养而发胸痛。其中，痰瘀伏邪贯穿CMVD的全程，在治疗中当尤其重视。治疗上可采用填精益肾、益气健脾的方法，选用滋补精血类（如熟地黄、菟丝子、何首乌等）和益气健脾类（如白术、绞股蓝等）的药物除湿之来源，兼以活血化瘀通络（如鸡血藤、当归、丹参等）及软坚散结化痰（如海藻、昆布等）之品，以补虚化痰祛瘀，畅通血脉。有临床研究证实，针对冠状动脉慢血流患者辨证属气虚痰瘀阻滞证型者，麝香通心滴丸配合健脾益气化痰药同用，在兼顾益气活血的同时，可改善血管内皮功能及缓解心绞痛症状。

对于CMVD，王守富教授常以5个中医证型进行论治。

1. 气滞血瘀证　气为血之帅，气行则血行。若情绪抑郁、肝气郁结；或心胸不展，阳气郁痹；或多思善虑、久坐少动，伤及脾气脾阳，均可致气机郁滞不畅，出现气滞血瘀络痹。临症可见：胸闷胸痛，善太息；或脘腹胀闷，舌苔薄腻，脉细弦或沉弦。病症较轻者，拟用橘枳姜汤加减；主症为肝郁气滞者，用柴胡疏肝散加减；兼脾虚者，选逍遥散加减；主症为血瘀者，用血府逐瘀汤加减。

2. 气虚血瘀证　病患因年老、久病、劳累伤耗等致元气亏虚。气虚则无力行血，血行不畅则生血瘀脉阻。临症可见：神疲、气短、乏力、自汗，面色多淡白或淡暗；胸闷、胸痛、心悸，劳累则发；舌质淡暗，胖大有齿痕，苔薄白；脉弱无力，或结代或涩。王守富教授常用升陷汤合冠心Ⅱ号方，或补阳还五汤进行辨证治疗；气虚较重者，加党参、红景天、刺五加。

3. 阳虚血瘀证　年老、久病、重病后脏腑阳气亏虚；或饮食不节，致脾阳内虚，阳虚则内寒生；或外感寒邪，寒客血脉，使血流瘀滞，脉络痹阻，发胸痹心痛。临症可见：胸闷、胸痛、心悸，或遇寒而发，或形寒肢冷气短，或畏寒喘息；舌质淡，苔白滑，脉沉细或弦紧。王守富教授多选理中汤合当归四逆汤加减；以气短乏力为主者，可加用黄芪；合并畏寒肢冷者，可加菟丝子、巴戟天温补肾阳；肢肿喘促者，可加葶苈子、泽泻泻肺利水。

4. 阴虚血瘀证 年老肾阴亏虚,或外伤失血,或脾胃运化失司,致阴血亏虚,血液涩滞,脉络痹阻。临症可见:胸闷隐痛,心烦、心悸;盗汗、睡眠质量差、口干、耳鸣、头晕、乏力;舌暗红,苔少,脉细数。以一贯煎合桃红四物汤加减辨证治疗;如阴虚后期,合并阳亢头晕者,可加珍珠母等重镇潜阳。

5. 痰阻血瘀证 由于气血亏虚等本因,使津液输布失常,致痰浊瘀血内生,此等病理产物反作用于患者,加重其病变进展,导致络脉痹阻。临症可见:胸闷胸痛,或有物压窒,气短、心悸、气促;易出汗,多痰,多体胖,脘痞胃胀,口黏口淡,舌质暗淡;或见瘀斑,苔腻,脉弦滑或弦涩。常用温胆汤合冠心Ⅱ号方加减进行治疗;病邪久郁化热者,可加菊花、生薏苡仁;合并便秘者,可加全瓜蒌、薤白等宽胸通便。

根据"胸痹心痛"的伏邪致病理论,结合络病学说理论体系及痰瘀互结证型,有学者提出"伏邪内藏,蕴毒损络"理论,并指出从"伏毒"角度干预治疗 CMVD,可取得良好的疗效。此理论中,结合任继学教授提出的"伏邪病因"学说及吴以岭教授提出的"三维立体网络系统"学说,将病位定于心之孙络。痰瘀证型是临床心绞痛患者中最常见的证型之一。痰瘀既可致病,也是疾病的病理产物,还可相互化生,具备"互生、互结、同源"的密切关系。痰瘀日久,蕴生热毒,津液亏伤,血败肉腐,心络受损,变证丛生,从而形成了学者提出的"伏邪内藏,蕴毒损络"的关键病机。多年来已有大量研究总结并报道,从气虚痰瘀角度辨证施治冠心病心绞痛可取得良好临床疗效,具有解毒功效的中药临床试验结果证实该方法可显著降低心绞痛患者的 hs-CRP 水平,抑制炎性因子 IL-6 的表达,减少氧 ROS 的生成,实现抗氧化、缓解心肌缺血的作用。

(四)针对阳虚寒凝

CMVD 后期五脏虚损,邪毒内停,心肾阳气受损,阴寒凝滞。在治疗上,可采用回阳升陷汤温补脾肾、散寒化瘀,回阳升陷汤中,黄芪益气升提,丁姜、桂枝可回阳祛寒。

(五)针对络脉失和

络脉受津液气血濡养,因年老体虚致肾精不足,可出现络虚不荣。CMVD 于绝经后女性群体中高发,肾精不足是其生理特点,天癸不足,络虚不荣。从现代研究来说,绝经后女性雌激素水平下降,微血管的内皮功能出现障碍,这也是 CMVD 的一个发病机制。治疗上当补肾填精、化瘀通络。郝伟教授认为围绝经期女性多肝肾不足,精血亏耗,雌激素水平下降可引起内皮功能障碍,出现微血管痉挛及循环障碍等病变。如心络失养,则气血运行不畅、痰瘀丛生、化热生毒,损伤心络。治疗上,因患者的情志变化与心脏的生理功能可互为影响作用,故在滋补肝肾时,还应重视情志治疗,关注双心效应,同时辅以活血化痰通络等治疗用药。

CMVD 久病入络,络中痰浊瘀血痹阻不通,仅靠草木药物疏通难以奏效。虫类走窜,能搜邪剔络,如叶天士言,虫类药有"搜剔络中混处之邪"的功效,使血无凝滞,气脉畅通。临床治疗可加虫类药物,辅以辛味药辛香走窜,无处不到,能散能行,既可透达邪气,又可引药入络发挥药效。

(六)针对阴阳失调

"心水火阴阳"理论强调"心体阴而用阳",心主血脉,血脉属阴,"心体"血脉是气化运动的物质基础;心亦主神志,精神属阳,神志变化是气化运动的功能概括,"心用"具有阳的属性。CMVD 病机为心之水火虚少,或失衡失制,病性属本虚标实证。心脏功能正常运作,需以阴阳气血充沛为基础。心阴血属水,阴血不足为心水亏虚之象;心阳气属火,阳气不足即心火虚耗之象。"血者濡也,脉者渎也,血贵调和,脉贵通利"。心之阴水亏虚,可影响血脉通利;心之阳火虚衰,气化不行,生化乏源,亦可出现脉道不利。孙络微环境阻滞,功能失衡,精血流通不畅,可致 CMVD 发作。水火共济,阴阳相依互存。火衰则气化不行,脉失温煦,虚寒内生,影响阴血生成;水亏则气无以生,蒸腾气化来源不足,火弱阳微,出现心脏功能受限。

水火同居心胸中,水火交融并济,如二者出现偏盛偏衰,则易发病。临床中可出现水盛火衰,使心阳羸弱、阴寒凝滞、寒客孙络,致血气精微流通受阻,不通而痛;孙络精血不得阳气温煦滋养,不荣而痛。或见火旺水亏,使阳热亢盛、津液阴血受灼、津亏血虚,致凝痰结瘀。孙络失养,不荣不通则痛。气郁痰浊瘀血等病邪日久胶着,进而化热生毒,热毒伤及心之孙络,发为胸痹心痛。

基于"水火阴阳"理论,治疗原则当以平衡互通,恢复气血阴阳稳态为主,有病邪偏盛时,兼以行气滞、化痰浊、逐瘀血、破寒凝等为辅,临床治法多以益气行气、化痰散结、通络祛瘀为主,关注水火转化盛衰。具体治法经验如下。

1. 调补水火,源充而本固 采用滋补阴血等法补心体,补气升阳等法通心用,体用兼治,补中有通,寓补于通,恢复脏腑阴阳平衡,以达阴平阳秘之效。

2. 抑水壮火,血行而寒除 辨明水火阴阳偏盛偏衰的关系,如水盛火虚,则抑水壮火,参考《金匮要略》提出的"阳微阴弦"理论,选用温通活血的方药治疗。

3. 降火助水,气畅而热消 阳热亢盛,燔灼阴水,灼津生痰,气机郁滞,而生痰瘀实邪。治当降火助水,辅以化痰、剔邪、通络之品。对于热盛阴亏,又需益气养阴,使水复火平,脉络交通。

(七)针对病邪兼化

胡镜清提出"病机兼化理论",主要内容有:病邪兼化、病性兼夹与变化、病位复合与传变,指出把握人体正气及病理因素的相互关系,从病机兼化角度对中医病机传变规律做出前瞻性辨证,判读疾病发展及转归,从而指导疾病的治疗。结合"络病学说"确定病位,总结得出疾病演变进展规律如下。

1. 早期兼寒邪而化 可由外寒内侵致胸阳折损,或由素体阳虚、心阳不振、阴寒内生,进而使络脉绌急、阳虚失养。

2. 中期兼痰、瘀而化 气滞可生痰湿、瘀血等病理产物,痰浊、瘀血又可作为致病因素影响气机。有学者提出"痰瘀同源、痰瘀互生、痰瘀互结"概括痰瘀病机。痰瘀痹阻日久,气郁化热,热化成毒,心之孙络不通。

3. 晚期兼正虚而化 疾病后期,由于痰、瘀、热、毒等致病因素不断滋生,正气亏耗,气血失布,心络失于濡养,形成"本虚"的病理基础;正虚无以抗邪,邪气充实,正虚邪实可逐步转化为虚实错杂的状态。

第三节　辨证施治、常用中成药及非药物治疗

CMVD 是指患者受多种致病因素影响,使其冠状小动脉和前小动脉的结构和功能受损,导致其血管舒张异常或冠状动脉血流量减小,从而导致心肌缺血或心绞痛的临床综合征。CMVD 首次发现于 1973 年,曾被命名为"心脏 X 综合征""MVA""微血管功能异常"等。因微血管功能异常未涵盖微血管结构异常,2017 年,《冠状动脉微血管疾病诊断和治疗的中国专家共识》编写专家组将微血管功能异常更名为 CMVD,并根据多种发病因素分为不合并阻塞性冠状动脉疾病、合并阻塞性冠状动脉疾病以及其他类型的 CMVD 等临床类型。发生 CMVD 病变的微血管直径 <500μm。微血管数量约占整个冠状动脉循环的 95%,目前的血管造影技术并不能将之显现出来,使该病难以发现,久而久之会导致的心肌缺血等的严重后果。因此,采取合理有效的手段干预冠状动脉微血管对于改善 CMVD 患者的生存及预后具有重要意义。

CMVD 的主要危险因素同传统心血管疾病的危险因素相似,如吸烟、超重或肥胖、血压升高、血糖过高、胆固醇值增加、雌激素缺少、老化过程、NO 失调等问题都可增加其发生的可能性。其中,吸烟、糖尿病等心脏疾病的危险因子可能会导致内皮细胞对血管扩张的依赖性出现问题。这可能是由 NO 的不稳定生成及排放所引起的。除了常规的心脏疾病风险之外,比如 SLE、长期炎症反应、抑郁症、LDL-C-A 和高 HCY 血症也被视为是 CMVD 的关键风险因素。另外,女性的免疫系统、心理压力、自主神经活动和神经内分泌调节等方面的问题导致她们比男性更易于患有 CMVD。

一、CMVD 中医病名

中医古籍无 CMVD 病名记载,根据其常见临床表现,可将其归属于"胸痹心痛病"的范畴,为胸痹心痛病的一个特殊类型;通常,此类胸痛持续时间更长,应用缓解心绞痛的药物效果不佳(共识建议)。

CMVD 多因胸阳不振、阴寒凝滞、痰浊闭阻、瘀血内停等致使心脉不通,不通则痛;或因心气不足、鼓动乏力、气血痹阻致使心血失养,不荣而痛。临床以胸闷、气短及发作性心胸疼痛为证候特征。虽然 CMVD 的主要病变部位是心脏,但是它也会受到肝脏、脾脏和肾脏这三个器官的功能紊乱的影响。它的核心病机是以脏器气血阴阳的缺乏作为基础,同时存在着各种实质性的因素,如气滞、阴寒凝滞、痰湿积累、淤血堆积和热毒侵入等问题相互影响。无论问题是虚还是实,都是因为心脏血管受阻,不能畅通无阻,或者得不到充足的滋润才会产生疼痛。

二、CMVD 的病理机制

（一）从阳虚寒凝看 CMVD 的发病机制

CMVD 的主要临床表现为发作性胸痛,常为劳力型或静息型心绞痛,以及其他心绞痛的症状,如气短、呼吸困难等。根据 CMVD 的临床表现,中医可以将其归类于"胸痹心痛"的范畴。上焦阳气不足、胸阳不振,下焦阴寒凝滞,痰浊瘀血趁机上乘胸阳,是"胸痹心痛"发生发展的主要原因。芳香温通法是陈可冀院士治疗冠心病心绞痛"三通两补"法中的重要内容,该法是以具有芳香走窜与温通行气功能的药物作为治疗手段,从而发挥温经散寒、畅达气血、缓解疼痛功效的治疗方法。由此可见,从古至今阳虚寒凝一直是胸痹心痛疾病发病的重要病机。从阳虚角度出发,CMVD 中医发病机制可以从上、中、下三焦进行阐述。

1. 上焦责之心阳不足　心居上焦而主血脉,其性质属阳属火,为阳中之太阳,体阴而用阳。阳气有温煦、推动、振奋、激发之功,推动血脉运行,维持机体生命活力,因此心的特性实际是指心阳的特性。外感寒邪、年老体虚、情志内伤均可致心阳受损,心阳不足则阴寒之气易乘虚上袭,血受寒而凝则脉不通,故胸痹而痛。《素问·举痛论》:"寒气客于脉外则脉寒,脉寒则缩蜷,缩蜷则脉绌急,绌急则外引小络,故卒然而痛。"寒主收引,当寒邪外侵时,血脉受寒而收缩,微小血管也会受到影响,脉道不通则故而疼痛时作;同时,心脉收缩阻塞,气血运行不畅,心脉失去滋养也会引起疼痛。寒邪得温则行,针对寒邪侵袭所引起的胸痛,当治以温热宣通,后世芳香温通理论亦基于此。

冠状动脉微血管是指直径 <500μm 的微小动脉,相当于中医所说的心脏的络脉,这些络脉细小而曲折,气血运行较缓慢,若心脏失于滋养,心阳不足,则其络脉易受寒而凝滞不通,引起胸痛,此时得温热之气则可使血流通畅,疼痛迅速缓解。

2. 中焦责之脾胃阳虚　足阳明胃经别出而行的正经,向上运行到股部,然后再上行入腹内,同本经所属的脏腑——胃腑相连,由此再分散运行到脾脏,并向上与心连通,心与脾胃之经络生理上相互联系,病理上也互相关联。心主血脉居膈上,属火;脾胃运化居膈下,属土,二者位置相近,五行相生。位居中焦的脾胃受纳饮入之食物,吸收其精微物质,再经气化作用变成红色的液体,这就叫作血。因此,心血的盈亏有赖于脾胃功能的盛衰。此外,脾胃转输的水谷精微尚可组成营气和卫气,其中性质柔和者化为营气而行于血脉之中,性质刚悍者化为卫气而行于血脉之外,共同作为血液的重要组成成分,脾胃阳虚,水谷不消,则营卫二气乏源,心血生化不足,血脉空虚,不荣而痛。宗气由脾胃转输之水谷精微与从自然界吸入的清气结合而来,具有贯注心脉而推动气血运行以及推动呼吸运动的作用,脾胃亏虚,则宗气不足,行血无力,气血凝滞不通而痛。此外,脾胃为气机升降之枢纽,主运化水液,若脾胃阳虚,则运化无力,痰饮水湿内生,致中焦壅塞,一身气机阻滞则血运不畅,心之络脉当先受累,乃发为胸痹。由此可见,中焦脾胃与心在经络上相互属络,具有调节气机升降及运化水液的作用,其转输的精微物质又可形成营、卫、宗三气,脾胃阳虚则心失所养或心脉不通而发为胸痹心痛。

3. 下焦责之元阳亏虚　肾为先天之本、五脏之根本,肾阳为一身阳气之根。心阳有赖于肾阳的温煦,肾阳亏虚则心阳不足,在胸痹发病中的作用不可忽视。若肾阳亏虚,则胸阳不足,阴寒之邪乘虚入侵,阳不制阴,致阴寒内盛,继而心脉拘挛,发为心痛。天癸为促进人体生长发育和生殖机能所必需的物质,它来源于肾精,受后天水谷精微的滋养而逐渐充盈,在机体的生长发育中起到至关重要的作用。古人认为,女子在"七七"四十九岁时,任脉气血虚弱,太冲脉的气血也逐渐衰弱,天癸枯竭,月经断绝,所以形体衰老,失去了生育能力。此时其机体阳气不足、阴血亏虚,易受邪气而发病。现代研究认为,体内产生的雌激素即是天癸的重要组成成分,调查显示 CMVD 在女性中的发病率较高,尤其以绝经后女性患病人数最多,此类人群一大特点为雌激素水平较之前明显下降,此时机体衰弱,容易发病。

(二)从宗气下陷、心络瘀阻看 CMVD 的发病机制

人以气为本,正气亏虚是疾病发生发展的前提条件,而宗气为诸气之纲领,故气虚者,宗气必有不足。络脉是血脉的极细分支,弥散面广、血流缓慢,与冠状动脉微血管系统的特点具有一致性,故有学者认为 CMVD 的病位在心络,心络失和为 CMVD 的病理基础。宗气亦为周身血脉之统筹,血脉中运行的血液,随宗气推动由经入络,通过络脉弥散渗灌到心脏,从而发挥对心脏的濡养作用。心络调和有赖于宗气发挥气机推动、血液充盈等功能。宗气虚陷致呼吸不利、心之气血不通,气血不行则心血亏虚、心络失和,不荣、不通则痛。心为五脏六腑之大主,心脉病变、心络失和,气血对五脏六腑濡养不足,影响心脉通畅程度,进一步加重冠脉微循环病变和 CMVD 的程度。相关证候学研究表明,CMVD 可表现为心血瘀阻、气虚血瘀、气滞血瘀、痰瘀互结等 20 种证型,"瘀"贯穿 CMVD 全程。联系宗气下陷、心络瘀阻及 CMVD 的临床表现,总结出两者为 CMVD 总病机,在不同阶段兼不同脏腑病变:初期兼心肺气虚、中期兼肝气郁结、晚期兼脾肾阳虚,具体论述如下。

1. 初期 清气不升,虚陷下滞。手少阴心经自心脏始,直行的经脉自心的脉络处上行到达肺部,二者经络相连,且心为君主之官,肺似"华盖"包裹于心脏外面,肺脏发生病变时也会引起胸痹心痛病证。肺朝百脉,主司宗气的生成,宗气可贯注于心肺而行气血。宗气亏虚使肺失治节,百脉不利,气血失和,日久化瘀;肺乃水之上源,可通调水道,若肺气虚,无力通调水道,则水道不畅,可致痰饮内生。宗气无力贯通心脉,心气亏虚,气血津液运行无力亦产生痰饮、瘀血。此外,宗气走息道而司呼吸,若宗气不足,则呼吸不顺而胸中满闷、气短;若心肺亏虚,则痰饮、血瘀内生,心络瘀阻,致胸痛。CMVD 使心络失和,瘀则气滞,由于肺朝百脉通过气血调和实现,血瘀气滞则致肺内络脉瘀阻,使肺气宣降功能失司,阻碍肺气正常的吸清呼浊过程,清气不能及时吸纳以充宗气。因此,CMVD 初期表现为心肺气虚、清气不升、虚陷下滞。

2. 中期 子母互病,郁滞不调。CMVD 中期,患者多因终日关注病情变化或因心绞痛不定时发作而伴随出现焦虑、失眠等症状,最终发展为情志病、双心疾病。肝为气化之始,其气积贮于胸中为宗气,以斡旋全身。五脏中,肝木生心火,肝心为母子关系,心为君主之官,主神明,而肝主情志之疏泄,情志由心、肝二脏所主。情志过极,肝郁气滞,气郁化火,炼液为痰,痰阻血行,母病及子。在初期心肺气虚病机的基础上,中期形成的痰瘀将逐渐闭阻心络。冠状动脉血运重建术后再发心绞痛等患者的发病机制多与冠状动脉微血管病变有关,与中医络脉病变一脉相承。有学者也提出宗气郁而下陷为心络病变的主要病机。因此,心肝子母互病、郁滞不调、痰瘀闭阻心络为 CMVD 中期的主要病机。

3. 后期 阳虚积毒,损伤心络。CMVD 病机研究当从阳虚寒凝着手,心、脾、肾三脏的阳

虚与 CMVD 息息相关,在疾病后期,阳虚病机进一步凸显。肾气经肝气生发之后与脾胃之气混合形成的后天精气,随人体呼吸出入,存储于胸中气海,对于人体的五脏六腑具有提供运化之力、包举的作用,且对于血液运行有宗领作用,这种能量即为宗气。宗气下陷而下资元气不及,气为阳之渐,元气虚则累及元阳。五脏之阳气有赖于元阳的充沛,元阳亏虚,上济心阳不足,心阳不振则不利于推动血液运行。此外,元阳虚对水液的气化不足,水湿、痰饮等阴邪随之产生,乘袭阳位,瘀阻血脉。另一方面,CMVD 日久不愈,久病及肾,使心阳趋上不降,无法温煦肾气,阴精无源化生,阴阳互根,亦使元阳不足,反向加速心阳的亏耗。心血充盈是维持正常血液循环的基础,心血又依靠脾胃运化供给。脾阳是脾胃运化的关键,脾阳不足,则脾胃运化无权,使血虚而脉道不充。宗气匮乏,轻则血运之力不及,血行不畅,重则血脉凝泣而不行,甚则宗气下陷,心脉滞涩不通。毒邪致病,往往与痰、瘀相伴,有"湿毒""清毒""寒毒"之分。CMVD 晚期,心、脾、肾阳虚,内寒凝结,机体御邪能力不足,外寒乘虚而入。内、外寒交叠,化为寒毒,毒邪加重脏腑失和,使之不能正常运化津液、推动气血运行,使津液不布、血脉瘀滞,痰、瘀两毒内生,最终寒、瘀、痰毒三者合一,致瘀滞,损伤心络,促进 CMVD 病情进展。

三、中医诊断

(一)疾病诊断

中医古籍尚无 CMVD 病名记载,根据其常见临床表现,可将其归属于"胸痹心痛病"的范畴。临床以胸闷、气短及发作性心胸疼痛为证候特征,通常,此类胸痛持续时间更长,且缓解心绞痛的药物疗效不佳。

(二)证候诊断

1. 心血瘀阻证　胸痛,如割如绞;或胸憋、胸部室闷感,伴心悸怔忡;舌质紫暗,或有点斑,舌苔薄白;脉细涩,或结或代。临床以胸痛、胸憋或胸部室闷感,舌质紫暗,或有瘀点瘀斑为辨证要点。

心主血脉的生成与运行,而脉为血液之所居处,心脉相连是人体气血精微运行的通道。气滞、痰浊、血瘀、寒凝等有形实邪痹阻心脉,导致气血运行不畅,痹塞不通,不通则痛。其治疗以通为用,凡是能使人体气血津液经络通畅、脏腑功能协调的治法,都可归属于"通法"范畴。调节气机运动以行血脉为通,调节血液运行以畅达气机亦为通;气机下逆者使之上行为通,实邪凝结者散之四肢百脉亦为通;虚则补之为通,寒者温之亦为通。心脉痹阻,故治标以通利心脉为主,又因其病理因素的不同,予以活血顺气、泄浊豁痰、辛温通脉之法。

2. 气滞心胸证　心胸满闷不适、胀痛或攻窜作痛,痛无定处,情志不舒,常喜叹息,症状常随情绪变化而减轻或加重;或伴脘腹胀闷,得嗳气或矢气则舒;舌质淡暗,舌苔薄白,脉弦。临床以心胸满闷不适、胀痛或攻窜作痛,情志不舒为辨证要点。

寒性收引凝滞,遏制阳气,即所谓暴寒折阳,其又可使血行瘀滞,发为本病。素体阳虚,胸阳不足,阴寒之邪乘虚侵袭,寒凝气滞,痹阻胸阳,而成胸痹。故针对寒邪侵袭心脉,应用辛温通阳之法。

3. 痰浊闭阻证　心胸憋闷,偶或胸痛,遇阴冷潮湿辄加重或诱发;体胖多痰,身体困重,或伴怠,纳呆便溏;舌质胖大,边有齿痕,舌苔浊腻或滑;脉滑或沉弦。临床以心胸憋闷、体胖多痰、舌苔厚腻为辨证要点。

若饮食不节,如过食肥甘厚味,或嗜烟酒而成癖,以致脾胃损伤,运化失健,聚湿成痰,上犯心胸清旷之区,阻遏心阳,胸阳失展,气机不畅,痰阻血瘀,心脉痹阻,而成胸痹。故针对痰浊痹阻心脉,应采用泄浊豁痰的治法。

4. 寒凝心脉证　胸痛、胸憋或胸部窒闷感,遇寒加重;唇甲青紫,冷汗淋漓,手足逆冷,伴心悸气促,形寒肢冷;舌质暗或青紫,舌苔薄白;脉沉紧,或结或代。临床以胸痛、胸憋或胸部窒闷感遇寒加重,形寒肢冷为辨证要点。

5. 气虚血瘀证　胸痛、胸憋或胸部窒闷感,劳则加重;心悸气短,神疲乏力,面色暗淡;舌质淡暗,舌苔薄白;脉弱细涩。临床以胸痛、胸憋或胸部窒闷感,劳则加重,舌质淡暗为辨证要点。

人体的生命活动均有赖于阳气的温煦、濡养,方能御邪、提高免疫力,防止疾病的发生。古人云:女子五七、男子五八,机体开始出现阳明脉衰及肾气衰,亦即阳气之不足。CMVD 证候多见于中老年人,因其年过半百,脏气渐亏,精血渐衰;其中,女性肝肾不足,功能失调,天癸化生乏源。目前多数学者认为天癸与调节生殖功能的神经内分泌激素相对应,而研究表明雌激素缺乏是 CMVD 患者发病的重要因素,因此 CMVD 患者常出现肾阴或肾阳不足。如肾阳虚衰,则不能鼓舞五脏之阳,可致心气不足或心阳不振,血脉失于温运,痹阻不畅,发为胸痹;肾阴亏虚,则不能濡养五脏之阴,水不涵木,又不能上济于心,因而心肝火旺,心阴耗伤,心脉失于濡养,而致胸痹,且心阴不足,心火燔炽,下及肾水,又可进一步损伤肾阴;心肾阳虚,阴寒痰饮乘于阳位,阻滞心脉。在本虚的基础上又因寒凝、血瘀、气滞、痰浊致胸阳失运,心脉痹阻,形成标实。因此其治本应予温补阳气、益气养阴、滋阴补肾等。

6. 气阴两虚证　心胸疼痛时作,或灼痛,或隐痛;头晕耳鸣,心忡,神疲气短,多梦易惊;颧红口干,五心烦热,自汗盗汗;舌质偏红,舌苔或少;脉细弱或数。临床以心胸疼痛时作、乏力、口干为辨证要点。

寒主收引,可致血行瘀滞;饮食不调,脾胃损伤,聚湿成痰,阻遏心阳,导致气机不畅,痰阻血瘀;情志失调,忧思伤脾,脾失健运,津液不布,遂聚为痰;郁怒伤肝,肝失疏泄,肝郁气滞,甚则气郁化火,灼津成痰。无论是气滞或痰阻,都可导致血行失畅,脉络不利,而致气郁血瘀。各种病理因素,如寒邪内侵、饮食不节、情志失调等最终都可导致血行瘀阻或气郁血瘀,因此活血通络应贯穿治疗的始终。

四、中医辨证施治

(一)辨证论治

1. 心血瘀阻证
(1)病机:血行不畅,瘀阻心脉。
(2)治法:活血祛瘀,通脉止痛。
(3)推荐方药:血府逐瘀汤,组成为桃仁、红花、当归、地黄、川牛膝、川芎、桔梗、赤芍、枳壳、甘草、柴胡;丹参饮加减,组成为丹参、檀香、砂仁。

(4)中成药:冠心宁片、蒲参胶囊、冠心舒通胶囊、血府逐瘀胶囊、丹红注射液、丹参类注射液、疏血通注射液、冠心宁注射液。

(5)加减用药:若患者有胸部刺痛、唇舌紫暗等血瘀较重的情况,可以加入乳香、没药、郁金、延胡索等以增强活血化瘀、止痛的功效;若患者心脉痹阻严重,出现心胸疼痛剧烈的情况,可以酌加三七粉、血竭粉、人工麝香等以加强通脉止痛的作用;若患者兼有气滞症状,如胸胁胀满、善太息等,可以加入沉香、檀香、降香等以加强理气宽胸的效果;若患者兼有痰浊症状,如胸闷如窒、气短喘促等,可以加入瓜蒌、薤白、半夏等以化痰散结、宽胸理气;若患者兼有寒凝症状,如胸痛遇寒而作、得温痛减等,可以加入桂枝、细辛、高良姜等以温通散寒;若患者伴有气虚症状,如心悸气短、神疲乏力等,可以加入党参、黄芪、白术等以益气补虚;若患者伴有阴虚症状,如心烦不寐、口燥咽干等,可以加入麦冬、玉竹、百合等以养阴生津。

2. 气滞心胸证

(1)病机:气机郁滞,痹阻心脉。

(2)治法:行气解郁,和血舒脉。

(3)推荐方药:逍遥散加减,组成为柴胡、当归、白芍、白术、茯苓、生姜、薄荷、炙甘草等;血府逐瘀汤加减,组成为桃仁、红花、当归、地黄、川牛膝、川芎、桔梗、赤芍、枳壳、甘草、柴胡等。

(4)中成药:心可舒片、冠心丹参滴丸、银丹心脑通软胶囊。

(5)加减用药:若患者气滞症状较重,如胸闷、胁痛等,可以酌情增加具有疏肝理气作用的药物,如香附、郁金等,以增强行气解郁的效果;若患者伴有血瘀症状,如心悸、胸痛等,可以加入活血化瘀的药物,如丹参、红花等,以和血舒脉;若患者体质虚弱,伴有气虚症状,如气短、乏力等,可以加入益气药物,如党参、黄芪等,以扶助正气;若患者伴有痰湿症状,如胸闷、痰多等,可以加入化痰药物,如半夏、陈皮等,以化痰散结。

3. 痰浊闭阻证

(1)病机:痰浊壅塞,痹阻心胸。

(2)治法:通阳泄浊,豁痰开结。

(3)推荐方药:瓜蒌薤白半夏汤加减,组成为瓜蒌、薤白、清半夏、白酒(米酒,非现代之白酒)等。

(4)中成药:丹蒌片、心通口服液。

(5)加减用药:若患者胸闷、气短、咳逆、小便不利,可以加入茯苓、杏仁、甘草等药物,如茯苓杏仁甘草汤,以加强祛痰化湿、通利小便的作用;若患者气塞、气短、心下痞满,对于这种情况,可以考虑加入橘皮、枳实、生姜等药物,如橘枳姜汤,以增强行气宽胸、消痞散结的效果;若患者痰黏稠色黄、苔黄腻、脉滑数,可以加入黄连、法半夏、瓜蒌等药物,以清热化痰、宽胸散结;若患者餐后心绞痛发作,可以加入健脾化湿之品,如陈皮、炒白术等,以增强脾胃功能,缓解心痛。心脾气虚是CMVD的发病内因,而痰浊与瘀血是继发因素,因痰致瘀是基本病机,若痰邪偏重,治疗上强调化痰为先为重,提出用温胆汤加减(半夏、竹茹、陈皮、枳实、茯苓、生姜、大枣、甘草)治疗,取其豁痰利气,畅达气机之功。方中半夏辛温,燥湿化痰,和胃止呕,为君药;臣以竹茹,取其甘而微寒,清热化痰,除烦止呕。半夏与竹茹相伍,一温一凉,化痰和胃,止呕除烦。

4. 寒凝心脉证

（1）病机：胸阳不振，寒凝心脉。

（2）治法：芳香温通，散寒宣痹。

（3）推荐方药：枳实薤白桂枝汤加减，组成为枳实、薤白、桂枝、厚朴、瓜蒌等；当归四逆汤加减，组成为当归、桂枝、白芍、细辛、炙甘草、通草、大枣等。

（4）中成药：参附注射液。

（5）加减用药：若患者寒重，表现为形寒肢冷、冷汗自出，可以加入温阳散寒类药物，如附子、干姜、巴戟天等药物，以温经散寒止痛；若患者瘀血较重、胸部刺痛、舌质暗滞，可以加入活血化瘀类药物，如川芎、延胡索、桃仁、红花等药物，以活血止痛；若患者痰浊痹阻、咳吐痰涎，可以加入化痰止咳类药物，如陈皮、杏仁等药物，以宣肺祛痰。

5. 气虚血瘀证

（1）病机：行血无力，瘀血内阻。

（2）治法：补气活血，祛瘀止痛。

（3）推荐方药：养心汤加减，组成为黄芪、茯苓、茯神、半夏曲、当归、川芎、远志、肉桂、柏子仁、酸枣仁、人参、五味子、炙甘草等。

（4）中成药：通心络胶囊、麝香通心滴丸、芪参益气滴丸、脑心通胶囊、养心氏片、参元益气活血胶囊。

（5）加减用药：若患者气虚症状明显，如神疲乏力、气短懒言等，可酌情增加具有补气作用的药物，如人参、党参、白术等，以加强补气效果；若患者血瘀症状较重，如疼痛固定不移、舌质紫黯或有瘀斑等，可加入活血化瘀的药物，如桃仁、红花、丹参等，以增强祛瘀止痛的功效；若患者兼有湿热症状，如口渴不欲饮、小便短赤等，可加入清热利湿的药物，如黄连、黄柏、栀子等，以清除湿热；若患者伴有寒凝症状，如疼痛遇寒加重、得温痛减等，可加入温经散寒的药物，如桂枝、附子、细辛等，以散寒止痛。

6. 气阴两虚证

（1）病机：气阴两虚，心脉失养。

（2）治法：益气养阴，通络止痛。

（3）推荐方药：生脉散加减，组成为麦冬、五味子、人参等。

（4）中成药：通脉养心丸、心通口服液、复方血栓通胶囊、参麦注射液、注射用益气复脉（冻干）。

（5）加减用药：若患者阴虚症状明显，如口燥咽干、五心烦热等，可以加入滋阴清热之品，如石斛、玉竹等，以增强养阴效果；若患者气虚症状突出，如神疲乏力、气短懒言等，可以加入补气药物，如黄芪、党参等，以加强益气作用；若患者伴有心悸失眠症状，可以加入养心安神的药物，如酸枣仁、柏子仁等，以改善睡眠质量；若患者疼痛明显，可酌情加入活血止痛的药物，如延胡索、川芎等，以通络止痛。

（二）症状发作时

CMVD症状发作时，可用于缓解胸痛的中成药如下。

1. 复方丹参滴丸 主要用于冠心病心绞痛的治疗，特别是当患者出现胸闷、心前区刺痛等症状时。复方丹参滴丸具有活血化瘀、理气止痛的功效，能有效缓解心绞痛症状。

2. 麝香保心丸　主要用于气滞血瘀所致的胸痹,症见心前区疼痛、固定不移,以及心肌缺血所致的心绞痛、心肌梗死等。

3. 速效救心丸　主要用于急性心绞痛发作时的缓解,具有行气活血、祛瘀止痛的功效。

4. 宽胸气雾剂　主要用于缓解心绞痛症状,具有理气止痛、芳香开窍的作用。

(三)用药疗程

中医药治疗 CMVD 均为研究性周期,疗程多为 4~12 周。CMVD 具有长期存在的病理生理基础,合并心外膜血管阻塞的 CMVD,或合并其他心肌疾病的患者,可在规范化西药治疗原发疾病的基础上合并应用中医药治疗 CMVD。对于不伴心外膜血管梗阻或原发心肌损害的 CMVD,临床医生可依据患者症状的发作情况间断使用中医药治疗的方法;对于医源性 CMVD,可在围手术期使用,现有的研究证据支持 PCI 围手术期于术前预防性使用;急诊 PCI 可于术中负荷使用,择期 PCI 可于术前 3~7 天使用,术后可继服中药 7~28 天。

目前尚缺乏长期使用中医药治疗 CMVD 改善预后的研究证据,亦无长期使用造成不良反应的文献报告,使用中医药长期干预 CMVD 时,应关注中药的安全性。

五、CMVD 的中药作用机制

(一)益气活血

活血化瘀药多选用丹参、川芎等,而补气药中,黄芪用之最频。这些药物的作用机制可能涉及改善血液循环、减轻炎症反应、调节细胞凋亡等。例如,黄芪和丹参的组合(即黄芪 - 丹参药对)在 CMVD 治疗中显示出良好的疗效。这对药对中的槲皮素、木犀草素、山奈酚、异鼠李素等成分能够影响多个靶点,包括 IL-6、胱天蛋白酶 -3(caspase-3)、缺氧诱导因子 -1α(HIF-1α)、过氧化物酶体增殖物激活受体(PPARγ)等,进而干预 CMVD 的发病过程。

(二)行气活血

行气活血法作为中医治疗 CMVD 的重要方法,主要通过疏通周身气机、理气化痰、宽胸解郁等方式,达到改善 CMVD 症状的目的。这种方法的核心在于调和气血,使气机条达,血行顺畅,从而缓解胸闷、胸痛等症状。

常用的药物中,柴胡具有疏肝解郁、升举阳气的功效,对于肝郁气滞、胸胁胀满等症状有良好疗效;枳壳则能理气宽中、行滞消胀,常用于治疗胸胁气滞、胀满疼痛;瓜蒌具有清热化痰、宽胸散结的作用,适用于痰热咳嗽、胸痹等症状;薤白则能通阳散结、行气导滞,常用于胸痹心痛、脘腹痞满胀痛等症状的治疗。

这些药物在配伍使用时,通常还会加入一些活血化瘀的药物,如丹参、红花等,以增强行气活血的效果。具体的药物选择和配伍应根据患者的具体病情和体质来确定,以达到最佳的治疗效果。

行气活血法虽然对 CMVD 有一定的疗效,但并非所有患者都适用。在使用该方法治疗时,应综合考虑患者的年龄、性别、病情严重程度等因素,避免盲目用药。同时,患者在使用中药治疗时,应保持良好的生活习惯和心态,以配合治疗,促进康复。

(三)搜风通络

搜风通络法,基于吴以岭院士的脉络学说,是一种针对血脉绌急、血行迟滞的 CMVD 患者的特色治疗方法。这一方法强调通过特定的药物组合来疏通经络、调和气血,从而达到治疗疾病的目的。

在搜风通络法的应用中,常用的药物主要以虫类药为主。这些虫类药,如地龙、全蝎、蜈蚣等,具有独特的药性,能够深入经络,破血通络,对于改善 CMVD 患者的血脉绌急、血行迟滞等症状有显著效果。同时,这些药物还能搜剔经络中的风邪,帮助恢复经络的正常功能。

除了虫类药外,搜风通络法还常辅以人参、冰片等药物来增强疗效。人参作为补气药,能够增强机体的正气,提高抗病能力;冰片则具有开窍醒神、清热止痛的作用,能够进一步增强治疗效果。

通过综合运用这些药物,搜风通络法能够针对性地改善 CMVD 患者的病理状态,缓解其胸闷、胸痛等症状,提高其生活质量。然而,需要注意的是,搜风通络法并非适用于所有 CMVD 患者,其应用应根据患者的具体病情和体质来确定。

此外,在使用搜风通络法治疗 CMVD 时,患者还应注意保持良好的生活习惯和心态,避免过度劳累和情绪波动。同时,应定期到医院进行复查和随访,以便及时调整治疗方案,确保治疗效果的最大化。

六、非药物疗法

非药物疗法能够减少 CMVD 患者的临床症状,调节患者的冠状动脉微循环,提高其运动耐量,降低其炎症因于水平,改善其血管内皮功能。

(一)心脏康复训练

心脏康复训练是一项针对心脏病患者的综合性康复计划,旨在通过一系列的训练内容,帮助患者恢复其心脏功能,提高其生活质量。训练内容主要包括呼吸训练、体位康复训练和运动康复训练,具体时长需依据患者的耐受程度确定。

1. 呼吸训练　该训练是心脏康复训练中重要的一环。深呼吸、缓慢呼吸等技巧可以帮助患者放松身心,减轻焦虑和压力,同时也有助于改善其心肺功能。这种训练通常在专业人员的指导下进行,但患者可以根据自身情况适当调整呼吸的节奏和深度。

2. 体位康复训练　该训练主要是针对心脏病患者可能出现的体位性低血压、呼吸困难等问题进行的训练。调整患者的体位,如从卧位到坐位再到站立位的逐渐过渡,可以帮助患者逐步适应不同体位对心脏功能的影响,以减少患者的不适感。

(二)针刺

针刺是指心脏康复训练中的针刺治疗,其关键是取穴。内关、膻中、膈俞、血海、足三里、公孙等穴位都是常用的选择。这些穴位与心脏功能、气血运行等密切相关,通过针刺这些穴位,可以调节患者的心脏功能,改善其血液循环,缓解其胸闷、胸痛等症状。

内关位于前臂掌侧,能够宁心、安神、助眠,缓解胸闷胸痛;膻中位于胸部,可以通利上焦、行气宽胸、降气通络;膈俞在后背部,可以调畅气机,治疗消化道和循环系统疾病;血海位于膝盖上方,具有调经统血、健脾化湿等功效;足三里是"足阳明胃经"的主要穴位之一,主治胃肠病证;公孙位于脚部,具有健脾胃、调冲任的功效。

在针刺治疗的过程中,时长的调整也是非常重要的。根据不同的针刺模式,如留针时间、刺激强度等,临床医生需要适当调整针刺的时长。一般来说,针刺的时长根据患者的具体病情、体质以及耐受程度来确定,以达到最佳的治疗效果。

(三)穴位贴敷

该方法指中药穴位外敷治疗。具体方法:把相关中药(组成为三七20g,冰片5g,延胡索、川芎各15g,桂枝10g)在烘烤箱内烘干后打粉,再以黄酒将其调成直径10cm、厚2cm左右的药饼,将药饼置于膻中,配合微波治疗仪,每次疗程20分钟,每日早晚各1次,注意观察局部皮肤情况;治疗时间可随患者耐受情况调整,但不超过5分钟,共15天。

(四)中医功法

1. 太极拳 太极拳是一种内外兼修、柔和、缓慢、轻灵、刚柔相济的拳术。它强调调息运气和意念运动,通过调整呼吸和意念来控制身体的运动。太极拳的套路练习、混元桩站桩以及导引吐纳的练习,可以帮助患者增强肌肉力量、提高柔韧性、改善心肺功能,同时也有助于缓解压力和焦虑,促进身心健康。太极拳强调"以意导气,以气运身",通过缓慢的旋转、开合动作,促进经络气血的畅通。胸部区域的气机舒展,有助于缓解冠脉微循环病变的核心病机"心脉痹阻"。太极拳的动作和意念结合,有助于平复心情、缓解焦虑,减少情志对冠状动脉循环的不良影响。长期练习可以稳定心神,避免因"心神不宁"导致的心气虚弱或心阳亏虚而加重病情。动作中的刚柔相济体现了阴阳相交的理念。通过心肾相交的调节,提升心阳的温煦功能和肾阴的滋养作用,整体改善冠状动脉循环障碍的病理状态。

2. 八段锦 坐式或站式八段锦是一种简单易学的健身方法,由八个动作组成,每个动作都有其特定的功效。通过练习八段锦,可以调理脏腑气血、恢复代谢功能、强身健体。对于心脏病患者来说,练习八段锦可以促进血液循环、增强心脏功能,同时也能够缓解身体的疲劳和不适。八段锦的全身运动模式有助于促进气血运行,改善血瘀、痰浊、气滞导致的"心脉痹阻",有效缓解胸痛、心悸等冠脉微循环障碍相关症状。动作中的"调理脾胃须单举""双手托天理三焦"等,能够调节心、肝、脾、肾等脏腑功能。通过脾胃运化水湿,使肾气充盈,从源头减少痰浊、水湿对心脏的侵袭。八段锦注重开胸、扩展胸部气机,例如"左右开弓似射雕",动作简洁却直指胸中气机郁滞之病机,有助于缓解胸闷、焦虑等与冠心病相关的症状。强调"以气运形",通过规律的练习,补益心气,增强患者对外邪的抵抗力,增强体质,从根本上改善冠脉微循环障碍的易感体质。

3. 华佗五禽戏 华佗五禽戏是模仿虎、鹿、熊、猿、鸟五种动物的动作而创编的健身方法。通过模仿这些动物的动作和神态,可以舒展筋骨、畅通经脉、调和气血、增强脏腑功能。虽然华佗五禽戏在心脏康复训练的推荐强度为弱,但对于某些患者来说,它仍然是一个有益的选择,可以根据个人情况和医生的建议进行练习。五禽戏的动作设计强调"动静结合",通过"升降开合"调节气血运行,尤其是"鸟戏"中的轻盈动作,其能直接理气宽胸,缓解冠脉微循环障碍的胸闷、心痛。各种动物动作对应不同的脏腑：虎健肝、鹿补肾、熊强脾、猿润肺、鸟益心。鸟戏动作有助于直接增强心脏功能；鹿戏通过滋肾益气，间接扶助心阳；熊戏通过健脾助运，减少痰湿对心脏的阻滞。中医认为"心主神明"，五禽戏通过轻松的动作和生动的模仿，能够调节情绪、安定神志。模仿动物动作时的专注感可以帮助患者缓解焦虑情绪，改善情志对心脏的不良影响。五禽戏通过全身性的运动增强冠脉微循环障碍患者的体质，改善其"正气不足"的状态，提高其免疫力，从而减少病情反复或加重的风险。

这三种中医功法具有显著的中医特色，通过整体调节脏腑、经络、气血，能够在治疗冠心病的同时，改善患者的全身状况，是冠心病患者日常康复的重要补充手段。

CMVD 是一种发病率较高的 IHD，严重影响着患者的生活质量及预后。目前，由于 CMVD 的临床表型较多、影像学技术受限、缺乏统一的诊疗标准等因素，导致该疾病的诊断率较低，且面临长期疗效和预后不明、研究质量不高、缺乏药物不良反应证据、部分疗效尚不稳定等问题。在治疗上，西药具有种类多、见效快等特点，但存在依从性较差、疗效不稳定、不良反应明显等常见问题；相比之下，中药治疗具有多层次、多靶点、不良反应少、患者依从性好等优点，其主要通过补气活血、行气活血、益气养阴、温经通脉、调脾护心、活血通络、祛痰化瘀、滋肝调肾等途径进行治疗。

第八章 西医治疗

第一节 改善生活方式及危险因素管理

对于 CAD 的疾病治疗,生活方式的早期干预以及危险因素的管理,印证了祖国医学的"未病先防"理论。近年来,随着老龄化社会的不断发展,心血管疾病对人民的威胁性不断提高,无数学者为应对此情况而作出贡献,其中中医"未病先防"的理念,与国内外学者通过改善生活方式、干预危险因素以降低 CAD 对人们的危害不谋而合。如 Jan Henzel 等通过饮食运动干预,减少脂肪摄入、提高骨骼肌功能以及降低骨密度,以延缓冠状动脉粥样硬化的进程,从而改善心肌循环状态,改善 IHD 进展。他们还通过饮食运动干预非阻塞性 CAD,从而干预粥样硬化的进程。Linyao Lu 等研究并发现早期生活方式的干预对降低早期冠状动脉粥样硬化进程有积极作用。综上所述,中外学者通过研究论证得出在患者疾病早期,干预其生活方式可延缓冠状动脉粥样硬化疾病进程的结论,同时可通过此方案降低 CAD 疾病的发生率,延缓缺血性心肌病的疾病进程。但目前,关于通过改变生活方式、控制心血管相关危险因素来改善冠状动脉微循环的相关研究相比之下稍显不足,因此,笔者罗列出对以下可通过生活方式干预的常见心血管危险因素,以共同探究其对冠状动脉微循环作用的意义。

一、合理膳食

饮食控制为心血管疾病 1 级预防中不可或缺的一环,在现代社会中,合理进食是最容易干预同时亦最难干预的因素之一。相对来说,合理膳食相比其他生活因素的干预更方便,但亦因其非常考验患方依从性,故在生活因素干预上因人而异。其中合理膳食的内容主要囊括以下几点,包括但不限于增加如五谷杂粮、新鲜蔬菜等纤维的摄入,通过减少烹饪、调味品中食盐、酱油等钠盐的摄入,减少胆固醇、饱和脂肪、反式脂肪酸等的摄入,减少碳水化合物摄入的比例等措施。中国营养学会建议的"中国居民平衡膳食"模式强调食物多样化,并注意能量平衡,每日摄入大米、小麦、玉米、马铃薯等谷薯类食物 200~300g(其中全谷物和杂豆类 50~150g、薯类 50~100g),蔬菜至少 300g,水果 200~350g,鱼、禽、蛋、瘦肉 120~200g(其中蛋类 50g 左右,相当于 1 个鸡蛋),奶类 300g。合理膳食可增加纤维素、维生素、钾等的摄入量,有利于降低血脂,改善心血管健康。

血钠的细胞外液中主要的电解质成分之一,对细胞外液、内环境渗透压起到重要作用,从而直接或间接影响有效循环血量,增加心脏负担,最终影响心血管疾病的病情以及预后。故在早期,钠盐摄入的控制就被学术界广泛关注。其中,Michel Joosten 等通过对 7 779 名成年人的 24 小时尿液钠浓度进行评估（以此为依据评估尿钠浓度），探究了钠盐摄入对冠状动脉相关疾病进展的相关性，研究表明，积极的血钠管理对预防以及降低 CAD 起到积极作用。在当前生活条件下，居民口味的偏好在无形中增加了钠盐的摄入，适当控制钠盐摄入可以降低心脏负荷，从而减轻冠状动脉微循环病变患者的心肌氧耗负担，并有效阻止疾病进程的发展。通过减少烹调用盐、避免高盐食物等措施，有助于降低血压、减少 CAD 的发生风险。而 PURE 研究对限盐提出了挑战，研究显示 WHO 推荐的低钠摄入（<2g/d）和高钾摄入（>3.5g/d）在其研究人群中罕见（仅为 0.002%），适量的钠摄入（3~5g/d）与高钾摄入这一组合的死亡和心血管事件的风险最低。这一结果有待更多证据支持。此外，我国成人钾摄入量普遍低于 WHO 和中国营养学会推荐的水平。因此应鼓励人们增加蔬菜、水果等天然富含钾的食物的摄入，可能对预防心血管病有利。

脂质的摄入控制对冠状动脉粥样硬化进程具有重要影响，其中胆固醇作为粥样硬化机制中至关重要的一环，在冠状动脉粥样硬化当中的地位不言而喻。虽然目前关于膳食胆固醇摄入与心血管病及死亡之间的关系仍具有争议（由于其中所涉及的混杂因素较多，导致观察性研究的结果不一），通常不支持饮食中胆固醇与心血管病风险存在关联，但干预研究及荟萃分析的结果提示高胆固醇摄入可导致 TC、LDL-C 的水平升高。CARDIVEG 研究将超重的受试者分为低卡路里素食组和地中海饮食组进行交叉研究，结果发现两种饮食模式均能有效降低体重、BMI 和脂肪量，其中，素食在降低 LDL-C 水平方面更为有效，而地中海饮食则在降低 TG 水平方面更为有效。一项针对美国医疗保健专业人员的前瞻性队列研究结果显示，用植物蛋白替代动物蛋白可降低被检查者的心血管疾病死亡率。与植物蛋白相比，摄入家禽和鱼类、乳制品、未加工红肉、鸡蛋、加工红肉者的死亡率分别增加 6%、8%、12%、19%、34%。总体而言，植物蛋白每增加 3% 的能量替代动物蛋白，造成的死亡率就降低 10%。但队列研究结果显示，与摄入植物蛋白相比，摄入乳制品的心血管死亡率增加 11%。

膳食纤维的增加以及降低碳水化合物比例对心血管疾病死亡率影响的研究显示，每日摄入的添加糖的能量超过全天能量的 10% 与死亡率增加有关。REGARDS 研究显示，美国南方饮食模式（包括较多的油炸食品、内脏、加工肉类及甜味饮料）显著增加了健康风险，其中，冠心病风险增加 56%，卒中风险增加 30%。食用果汁、含糖饮料、精制谷物、土豆或薯条、甜食会增加冠状动脉事件的发生率，其风险甚至比食用动物制品还高。此外，长期低碳水化合物但高动物脂肪、高蛋白质摄入的饮食模式与心脏和非心脏死亡率增加相关；长期高糖低纤维的膳食比例会增加血糖控制的压力，增加胰岛负担，从而增加糖尿病的发病风险，影响血糖波动。Yong JingWen 等通过观察糖化血红蛋白与冠状动脉微循环病变的关系，发现在非糖尿病患者中，糖化血红蛋白的升高与心肌灌注储备指数降低有关，亦在侧面证明血糖控制在冠状动脉微循环疾病的治疗与预防中起到积极作用。

二、活动及功能锻炼

规律的身体活动是维持和改善心血管健康的基石。2014 年国民体质监测结果显示 20~59 岁人群身体活动达标率为 22.8%，仅为同期美国人群身体活动达标率的一半。而中国健康与营养调查显示，1991—2011 年，中国居民身体活动量呈下降趋势。因此，需大力提倡增加中国居民的身体活动量。

观察性研究的荟萃分析和系统综述支持通过加强有氧运动降低 CAD 风险的建议。有氧运动通常是安全的，可以采用快走、慢跑、游泳、骑自行车、广场舞等形式进行。但习惯于久坐不动的人开始进行身体活动时，应从低强度、短时间的有氧运动开始，循序渐进。老年人也可选择瑜伽、太极拳、广场舞或其余中至高等强度的身体活动等形式进行活动，以增加心肺适应性。对于已存在明显功能障碍的患者，身体活动的形式、强度和时间需结合患者情况给予个体化指导。

抗阻运动（如健身器械、弹力带等）可改善身体机能，有助于糖尿病患者的血糖控制并降低血压。但尚不清楚抗阻运动能否降低心血管病风险。

静态生活方式对健康有害。尽量减少久坐时间可能有助于降低心血管病风险。

关于身体活动的强度有多种评价方式。以代谢当量（metabolic equivalent, MET）为例，MET 指相对于安静休息时身体的能量代谢水平，表现为单位时间内的能量消耗量。1MET 相当于每千克体重每分钟消耗 3.5ml 氧，或每千克体重每小时消耗 1kcal（1kcal=4.184kJ）能量的活动强度。低、中、高强度身体活动对应的 MET 值通常为 1.6~2.9MET、3.0~5.9MET、>6.0MET。

众多研究一致显示中至高强度身体活动与心血管事件减少和死亡率下降相关。我国一项大型前瞻性队列研究表明，无论是职业性还是非职业性身体活动，均与心血管病风险呈负相关，即活动量越大，心血管病风险越低。每日进行 4MET 或更高强度的身体活动可使各种心血管病风险降低 5%~12%。建议成人每周进行至少 150 分钟中等强度身体活动或 75 分钟高强度身体活动，两种方式可结合。有证据显示更高强度的身体活动，如每周累计进行 300 分钟以上的中等或 150 分钟以上的高强度的身体活动，可使心血管病风险进一步下降；进一步增加身体活动，达到极高水平时，会带来持续但逐渐减少的附加效益，因其潜在风险不明确，不作常规推荐。

中至高强度的身体活动一旦开始，降低 CAD 风险的收益即出现并逐渐增加。研究表明，即使活动水平低于当前的推荐量，心血管保护的效果依然明显。因而鼓励所有成年人达到建议的最低活动量标准，不能达到最低标准者应循序渐进、量力而行，选择适宜的活动强度与时间，以最大程度地降低心血管病风险。

三、控制危险因素

（一）戒烟

吸烟有害健康。大量观察性研究显示，吸烟及二手烟暴露与心血管疾病、肺癌或慢性呼吸道疾病、肝癌及其他肿瘤的发病风险直接相关。队列研究显示，戒烟者发病和死亡风险显著低于持续吸烟者。吸烟者无论何时戒烟都会获益。越早戒烟，获益越多。我国是吸烟人数最多的国家，吸烟带来的疾病负担和经济损失巨大。戒烟是预防心血管病及其他慢性病的重要措施。避免吸烟及二手烟暴露，应从青少年开始。戒烟 5 年后，心血管病风险可恢复至正常水平，因此，帮助吸烟者戒烟对于预防与控制心血管病非常重要。医护人员应帮助吸烟者了解吸烟的危害，提高其戒烟意愿，提供戒烟帮助并安排随访。对于烟草依赖者，应评估其依赖程度并给予相应的治疗,提供简单有效的戒烟方法,必要时应进行药物治疗。同时,邀请吸烟者的家人、朋友参与戒烟计划,建立一个良性的支持环境。相关调查显示我国男医师的吸烟率为 43.0%,医务人员应发挥健康示范作用,做到不吸烟,吸烟者应及早戒烟。应注重宣传和落实公共场所禁烟,医疗机构应率先成为无烟场所的典范。除帮助患者戒烟外,更应督促并支持各级政府制定公共场所、公共交通工具及办公场所有效控烟的法规,广泛宣传吸烟的危害,为公众创造一个无烟的环境。研究显示,医务人员在日常诊疗中对儿童和青少年进行防止吸烟和戒烟干预有助于他们认识吸烟的危害,帮助他们中的吸烟者遵照方案戒烟。

吸烟是心血管病及死亡的独立危险因素,且吸烟量越大、时间越长,心血管病发病及死亡风险越高。调查还发现,即使控制住了其他危险因素,年轻人吸烟仍与心血管病密切相关。因而提倡青少年远离烟草。

二手烟暴露同样会增加冠心病、卒中等心血管疾病的风险。研究显示,不吸烟者暴露于二手烟环境中,其冠心病及卒中的风险增加 20%~30%。因此,也应避免青少年暴露于二手烟环境中。

戒烟可降低心血管病的发病率与死亡风险。戒烟 1 年后,冠心病患者死亡及再发心脏事件的比率即可下降 50%,心肌梗死患者的死亡率可降低 70% 以上;戒烟 15 年后,冠心病和心力衰竭患者的死亡风险与从不吸烟者相近。因此,应使吸烟者充分认识到戒烟的益处,积极鼓励其戒烟。

(二)控制酒精摄入

过量饮酒会增加心血管疾病风险,长期过量饮酒或偶尔大量饮酒均会严重影响健康。根据《中国居民膳食指南(2022)》的建议,每日酒精摄入量男性不超过 25g,女性不超过 15g。摄入酒精量的计算方法为酒瓶标示的酒精含量(%v/v)× 饮用量(ml)÷ 100 × 0.8。不建议高血压、糖尿病、房颤、肝肾功能受损者以及孕妇和青少年等特殊人群饮酒,也不建议普通人群通过少量饮酒来预防心血管病。

全球每年因长期过量饮酒或偶尔大量饮酒导致的死亡人数高达 300 万。过量饮酒可导致肝硬化、肿瘤及交通事故,还会增加房颤、心肌梗死及心力衰竭风险,并与高血压、房颤及出血性卒中密切相关。不同种类的酒与心血管病风险的关系不完全相同。对观察性研究的荟萃分析显示,红酒、啤酒与心血管事件间存在 J 形曲线关系,即适量饮用时,血管事件风险最低,过量饮用时,风险增加,而烈性酒与血管事件风险间未见 J 形曲线关系。一项包含了 83 项前瞻性研究、超过 50 万饮酒者的分析显示,每周酒精摄入 100g 以下者的死亡风险最低,随饮酒量增加,无基础心血管病史者的卒中、心肌梗死、心力衰竭、致死性高血压疾病及主动脉瘤发生率逐渐增加,以每周酒精摄入量 <100g 为参照,40 岁以上成人随着每周饮酒量的倍增,预期寿命缩短 6 个月或更多,提示饮酒量低于当前推荐的标准可能更安全。

(三)血压管理

"十二五"国家科技支撑项目"中国重要心血管病患病率调查及关键技术研究"显示,男性、高龄、超重/肥胖、高血压家族史、吸烟和饮酒与高血压风险增加有关。生活方式干预在任何时候对任何高血压患者(包括正常高值者和需药物治疗的高血压患者)都是合理、有效的,目的是降低血压和控制其他危险因素。干预包括合理膳食、限盐、限酒、减重和适当身体活动。

虽然积极改善生活方式可有效降低血压,但大部分高血压患者仍需在改善生活方式的基础上接受降压药物的治疗。既往有关降压治疗的临床试验为确定血压控制的目标值和降压药物的选择提供了重要的依据。

降压药物治疗可显著降低高血压患者心、脑、肾并发症和死亡总风险。收缩压降低10mmHg或舒张压降低5mmHg可使患者主要心血管事件发生率降低20%、总死亡率降低10%~15%、卒中发生率降低35%、冠心病发生率降低20%、心力衰竭发生率降低40%。无论基线血压和/或心血管病风险水平如何,是否合并糖尿病和慢性肾病(CKD),不同年龄、种族和性别的高血压患者进行降压治疗均可降低相关事件的发生率,但正常高值人群降压治疗的获益仅限于合并冠心病者。

ACCORD、SPRINT和SPS3研究均是近期有关强化降压(将收缩压降至130mmHg以下)的研究,入选人群分别为糖尿病、心血管病高危和腔隙性脑梗死患者。入选人群按照血压目标分组,积极干预组的血压分别降至119、121和127mmHg,虽然ACCORD研究中心血管主要终点事件发生情况组间差异未见统计学意义,但强化降压组卒中发生率显著降低(40%)。SPRINT研究中主要终点事件发生率组间差异则有统计学意义(HR=0.75,95% CI:0.64~0.89,IP<0.001)。SPS3研究中主要终点事件(卒中)发生率有降低趋势(HR=0.81,95% CI:0.64~1.03,P=0.08)。虽然SPRINT研究采用的无人看管的自动血压测量方法与常规血压测量有所不同,可能影响研究结果,但后续的荟萃分析结果仍支持强化降压治疗。

另一项荟萃分析显示,基线收缩压>160mmHg的患者,收缩压每降低10mmHg,主要心血管事件和死亡的获益与基线血压130~139mmHg之间的人群类似,研究还显示,收缩压<130mmHg的人群心血管事件减少,死亡率下降。该分析结果显示强化降低收缩压除可使有心血管合并症、糖尿病和CKD患者获益外,无合并症患者也可获益,但此类患者多合并多重心血管病危险因素。ACCORD和SPRINT研究结果显示,虽然强化降压可能增加了不良反应,但并未有增加严重不良反应的风险。然而,荟萃分析的结果显示,将收缩压进一步降至120mmHg以下时,因不良反应而停药的发生率增加。

(四)血糖管理

2型糖尿病是CAD的主要危险因素。对2型糖尿病患者进行针对CAD危险因素的长期强化综合治疗可显著降低其心血管事件风险。此外,关于糖耐量异常的人群,"大庆研究:糖尿病预防"及其长期随访结果显示,适度控制碳水化合物及酒精的摄入、增加蔬菜的摄入以及合理进行身体活动等生活方式综合干预措施,有助于延缓糖耐量异常人群发展至临床糖尿病的进程,并减少其心血管事件的发生和降低死亡率。

地中海饮食、DASH饮食及素食均被证明有助于减重、改善2型糖尿病患者的血糖控制状况。同时,研究已证实遵循健康饮食模式的2型糖尿病患者发生心血管病及相关死亡的风险显著降低。碳水化合物的种类对控制2型糖尿病患者的血糖尤其重要,应增加膳食纤维丰富的全谷物(粗粮、杂粮)的摄入,避免精米精面等精制碳水化合物的摄入。一项基于美国糖尿病患者的前瞻性队列研究显示,不饱和脂肪酸摄入较多与总死亡率和心血管病死亡率较低相关,提示摄入的脂肪种类对 2 型糖尿病患者心血管疾病的预防也有重要作用。我国队列研究显示,摄入红肉与 2 型糖尿病风险增加相关;美国队列研究显示,减少红肉的摄入量可改善血糖控制;瑞典一项前瞻性队列研究显示,2 型糖尿病患者食用鱼肉与心肌梗死发生率降低有关;日本一项基于亚洲糖尿病患者的队列研究显示,2 型糖尿病患者心血管病发病率升高与肉类摄入量的增加相关。减重是 2 型糖尿病患者的基本治疗手段,超重和肥胖者应减重。营养计划和减重计划的制订应在专业人员的指导下完成。

一项关于随机对照试验(RCT)的荟萃分析显示,身体活动可降低糖尿病患者的糖化血红蛋白水平。与单一类型的身体活动相比,有氧联合阻力训练在改善血糖控制、促进减重方面的效果更为显著。运动训练可改善 2 型糖尿病患者的心脏自主神经功能。一项前瞻性队列研究发现,包含中高强度身体活动在内的健康生活方式与低心血管疾病发生率及死亡率相关。此外,有 RCT 表明,长期的中等强度连续训练联合阻力训练以及高强度间歇训练联合阻力训练均可降低 2 型糖尿病患者颈动脉内膜中层厚度(IMT)。此外,高强度间歇训练可改善外周动脉僵硬度指数及扩张系数,对于老年患者,尤其是有其他合并症的 2 型糖尿病老年患者,可以采用步行等简单的身体活动方式;而对于年轻患者,鼓励采用多种身体活动方式。除了规律进行身体活动外,还应鼓励增加日常身体活动,如爬楼梯、步行或骑行等。

UKPDS 研究对新诊断并伴有超重的 2 型糖尿病患者进行了随机分组,发现与其他传统疗法(如仅改善生活方式)比较,二甲双胍可使糖尿病相关的微血管和大血管并发症的发生率降低 32%,心肌梗死的发生率降低 39%,全因死亡率降低 36%。对于多数 2 型糖尿病患者,若无禁忌证,建议在干预生活方式的同时启动二甲双胍治疗;对于年轻或仅糖化血红蛋白轻微升高的患者,可先进行 3~6 个月的生活方式干预,然后根据血糖及时启动二甲双胍治疗。

SGLT-2 抑制剂作用于肾近端小管,抑制其对葡萄糖的重吸收,从而促进葡萄糖从尿液中排泄以降低血糖水平。研究表明,使用 SGLT-2 抑制剂恩格列净、卡格列净及达格列净均可显著降低 2 型糖尿病患者复合心血管事件发生率和心力衰竭住院率。虽然大多数受试者在基线时已患有心血管病,但其降低心力衰竭住院率的作用已被证实可扩大至一级预防人群。此外,关于卡格列净及达格列净的临床试验 CANVAS 和 DECLARE,分别纳入了 34.4% 和 59.4% 的存在高危因素但尚未发生 CAD 的 2 型糖尿病患者,结果显示 SGLT-2 抑制剂可降低此类患者因肾功能衰竭和心力衰竭住院的风险,可考虑将该药用于心血管病一级预防。

胰高血糖素样肽 -1(GLP-1)受体激动剂以葡萄糖依赖的方式增强胰岛素分泌、抑制胰高血糖素分泌,并能延缓胃排空,通过中枢性的食欲抑制减少进食量。部分 GLP-1 受体激动剂(如利拉鲁肽、阿必鲁肽、司美格鲁肽、度拉糖肽)可降低成年 2 型糖尿病患者的 CAD 风险。关于 GLP-1 受体激动剂的临床试验 LEADER、SUSTAIN-6 和 REWIND 分别纳入了 27.6%、27.8% 和 68.5% 存在高危因素但尚未发生 CAD 的 2 型糖尿病患者,其中仅 REWIND 研究提供了 GLP-1 受体激动剂用于 2 型糖尿病患者心血管疾病一级预防的证据。

基于当前证据,对于合并心血管疾病危险因素的 2 型糖尿病患者,在生活方式干预和二甲双胍治疗的基础上,无论血糖是否控制达标,在可及和可负担的情况下,启用有心血管获益证据的 SGLT-2 抑制剂或 GLP-1 受体激动剂进行心血管疾病一级预防是合理的。

（五）血脂管理

富含 TG 的极低密度脂蛋白（VLDL-C）颗粒及其残粒携带了循环中的大部分 TG。TG 水平升高与 CAD 风险增加相关，但校正非 HDL 后二者的相关性消失。同样，如果按非 HDL 变化幅度为基准进行计算，贝特类药物降低 TG 对 CAD 风险的影响与相同降幅的 LDL-C 一致，提示降低 TG 对 CAD 的影响是通过降低涵盖了富含 TG 脂蛋白的非 HDL 来实现的。此外，孟德尔基因 RCT 也支持 TG 与冠心病具有因果关系的结论，但需注意这些基因对 HDL、LDL-C 或脂蛋白 a（Lpa）亦有影响。2019 年的一项基因 RCT 发现，当降 TG 相关脂蛋白酯酶（LPL）基因变异与降 LDL-C 相关 LDL-C 受体基因变异导致载脂蛋白（Apo）B 变化幅度相同时，他们对 CAD 风险的影响也相同。提示富含 TG 脂蛋白及其残粒与 CAD 的因果关系是由 ApoB 颗粒而不是 TG 本身决定的。既往研究发现，即使在校正 LDL-C 的作用后，使用贝特、烟酸及 ω-3 脂肪酸这三种种降 TG 药物后，TG 的降低仍与 MACE 的减少相关。

TG 升高与不良生活方式及饮食密切相关，身体活动和饮食控制可减少肥胖及胰岛素抵抗，从而有效降低 TG 水平，饮酒是导致 TG 升高的重要危险因素，对于应更为严格地限制高 TG 人群的酒精摄入量。饮食方面，除限制脂肪酸的摄入外，还需注意减少精制碳水化合物的摄入，应多摄入富含纤维素的低糖食物（如全谷类粗粮）。CPIT、HHS、VA-HIT、BIP、LEADER、FIELD 和 ACCORD7 项研究是目前有关贝特类药物与临床终点事件的 RCT 研究。FIELD 研究的对象为 2 型糖尿病患者，其中 78% 的患者入选时无心血管病病史或证据。研究发现，进行过一级预防的人群的主要和次要终点事件发生率分别下降了 25% 和 11%，证明非诺贝特可减少 CAD 高危人群的心血管事件。ACCORD 研究是首个他汀类药物联合贝特类药物的大规模 RCT。研究对象为 2 型糖尿病患者，其中 74% 的患者无既往心血管病史，入选者在辛伐他汀治疗的基础上随机进行非诺贝特或安慰剂治疗，结果显示两组间主要和次要终点事件发生率的差异均无统计学意义。进一步对 TG>204mg/dl（2.3mmol/L）伴 HDL<34mg/dl（0.88mmol/L）的亚组人群进行分析，发现非诺贝特可使复合终点事件的发生率减少 31%，提示他汀类药物联合贝特类药物可减少高 TG、低 HDL 的糖尿病患者的心血管事件。荟萃分析结果显示，贝特类药物可减少高 TG、低 HDL 人群的心血管事件。总体而言，目前贝特类药物可减少心血管事件的证据远不如他汀类药物充分。

几项大规模的 RCT（如 ORIGIN、ASCEND、VITAL 研究）均显示，低剂量 ω-3 脂肪酸（1g/d）并不能降低 CAD 高危患者的心血管病风险。有关研究证明，ω-3 脂肪酸的作用可能与剂量及种类有关：JELIS 研究纳入了 18 645 例胆固醇升高的患者，在他汀类药物治疗的基础上随机分为 1.8g 二十碳五烯酸（EPA）干预组和安慰剂组，结果显示，EPA 干预组的 MACE 发生率降低 19%（P=0.011）；REDUCE-IT 研究的对象为他汀类药物治疗后 TG 仍高（1.7~5.6mmol/L）的患者，对其给予 4g/d 的二十碳五烯酸乙酯（IPE）或安慰剂（矿物油）进行干预，结果显示与安慰剂组比较，给予了 IPE 4g/d 组的患者的 MACE 发生率低 25%（P<0.001），需要注意的是该研究中 70.7% 的患者为二级预防的人群，一级预防的患者仅占总数的 29.3%；STRENGTH 研究纳入了接受他汀类药物治疗后 TG 仍高的 CAD 高危人群，随机给予高剂量 ω-3 脂肪酸（EPA+ 二十二碳六烯酸［DHA］4g/d）或安慰剂（玉米油）治疗，随访 5 年左右时，因两组心血管事件发生率差异无统计学意义而终止研究。这些研究结论提示 ω-3 脂肪酸对于 CAD 的预防作用不仅与剂量有关，还可能与种类有关。

第二节　药　物　干　预

一、血管紧张素转化酶抑制剂（ACEI）

ACEI 类药物可以通过抑制血清和组织中 AngⅡ的作用来治疗 CMVD,并且已经被证实可以改善 CMVD 患者的症状。在 WISE 试验中,在 16 周后,与安慰剂组相比,服用喹那普利组的女性的 CFR 有所改善;此外,根据西雅图心绞痛问卷调查的结果,实验组的心绞痛症状也有所改善。尽管没有证据表明 AngⅡ在 CMVD 患者中起主导作用,但是 AngⅡ确实参与了冠状动脉微血管结构和功能的调节,当 AngⅡ水平增加时,会产生一些潜在的有害效应,包括血管收缩、氧化应激增加以及促进 NO 的降解等。此外,ACEI 类药物也可以通过改善血管内皮功能来促进 CMVD 的改善,Neglia 等的研究显示,培哚普利不仅能促进动脉重构的逆转,而且可以通过改善血管内皮功能来增加心肌血流量。

二、尼可地尔

尼可地尔是新一类抗心绞痛药物,是由 N-（2-羟乙基）烟酰胺、维生素和有机硝酸酯三者的部分结构连接而成的化合物,属硝酸酯类药物。同时也是一种 ATP 钾通道开放剂,其已经被证实具有直接扩张冠状动脉阻力血管的作用,并可能调节这些血管对交感神经刺激的反应。在一项随机和安慰剂对照的临床试验中显示,尼可地尔可改善 CMVD 患者的心绞痛症状和心电图运动试验结果。

三、硝普钠

硝普钠是一种具有很强舒张血管作用的药物,它不依赖于血管内皮细胞来激活血管平滑肌细胞 cGMPase,而是通过在血液循环中分解释放 NO 引起 cGMP 水平升高,从而发挥舒张血管、增加冠状动脉微循环血流量的作用。研究表明,直接向冠状动脉内注射硝普钠可以显著扩张冠状动脉微血管,改善心肌微循环。Zhao 等研究发现,与常规应用替罗非班接受直接 PCI 的 AMI 患者相比,术中冠状动脉内加用硝普钠可以加快患者 ST 段回落,降低 MACE 的发生率,改善心肌灌注。

四、β 受体阻滞剂

β 受体阻滞剂可以减慢心率、降低心肌张力、减少心肌耗氧量,特别是在患者处于运动和应激状态期间。该类药物也可以通过延长舒张时间和改善左室运动力学来改善冠状动脉灌注。Erdamar 等研究发现,与美托洛尔相比,服用高选择性 β 受体阻滞剂奈比洛尔的患者的症状改善更为明显。数个使用阿替洛尔评估 β 受体阻滞剂作用的研究均一致报道出,与安慰剂或其他药物相比，β 受体阻滞剂对治疗微血管疾病有显著的益处，并且能改善内皮功能。然而，需要谨慎对微血管或心外膜痉挛的患者使用 β 受体阻滞剂，特别是在没有联合应用有血管舒张功能的药物时，因为这些药物可能会上调冠状动脉循环中 α 肾上腺素受体，从而增加冠状动脉血管收缩的风险。

五、他汀类药物

他汀类药物不仅可以调脂，还可以通过其强大的抗氧化、抗炎及促进 NO 生成作用来改善内皮功能，对 CMVD 患者产生有利的效果。最近的一项研究评估了 56 例高血压患者服用 10mg 瑞舒伐他汀前后的 CFR，他们发现治疗 12 个月后 CFR 有明显改善（数值由 3.16 ± 0.44 变为 3.31 ± 0.42，$P<0.001$ ）。此外，在一项由 45 例 MVA 患者组成的随机安慰剂对照试验中，联合应用雷米普利（ 10mg ）和阿托伐他汀（ 40mg ）6 个月能够显著降低患者的氧化应激并改善其内皮功能，从而提高了患者运动能力和生活质量。

六、钙通道阻滞剂

钙通道阻滞剂是一种强效的促血管扩张药物，并且还可以减轻心脏后负荷。此外，非二氢吡啶类钙通道阻滞剂可通过负变时性效应和负性肌力作用降低心肌氧耗量。研究发现，钙通道阻滞剂可以改善 MVA 患者，尤其是伴有心外膜或微血管的冠状动脉痉挛的患者的胸痛症状。然而，Masunoto 等则研究发现，钙通道阻滞剂对 MVA 患者的症状并无明显改善，从而提示非特异性的冠状动脉扩张剂并不能逆转其病理过程。因此，钙通道阻滞剂不被认为是一线治疗药物，通常与其他药物，如 β 受体阻滞剂一起使用。

七、硝酸酯类

虽然硝酸酯类药物具有扩张冠状动脉的作用，但它对冠状动脉微循环的影响似乎是不确定的，并且效果相当有限。目前还没有关于长效硝酸酯类药物对健康状况结果影响的对照研究。值得注意的是，近年来发现 MVA 患者舌下含服硝酸甘油的血管扩张效果与给药后在运动试验中达到缺血阈值的时间相关，提示短效硝酸酯类药物对于那些对血管扩张效应敏感的部分患者是有益的。

八、抗血小板药物

抗血小板药物在冠心病的防治中占有极其重要的地位，特别是在 AMI 合并微血管阻塞的患者进行 PCI 时。血小板糖蛋白 IIb/IIIa 受体拮抗剂，像替罗非班、阿昔单抗等的使用已经被证实可以改善微血管阻塞、增加心肌灌注量、减少梗死面积、降低患者远期死亡率。目前指南也推荐在血栓负荷过重的高危急诊 PCI 患者中使用血小板糖蛋白 IIb/IIIa 受体拮抗剂。

九、中成药制剂

目前很多中成药制剂已经用于 CMVD 的防治,并取得了不错的疗效。现有证据证明可改善 CMVD 的中药制剂有麝香保心丸、通心络胶囊、丹参多酚酸盐等。麝香保心丸是我国具有独立知识产权的心血管治疗药物,具有芳香温通、益气强心的功效,可通过提高 NO 和 NOS 水平,抑制 ET-1 诱导的 VSMC 增殖,改善血管内皮功能,舒张冠状动脉,在 2018 年发布的《麝香保心丸治疗冠心病心绞痛中国专家共识》中已被用来推荐治疗 CMVD。

十、雷诺嗪

雷诺嗪是一种抗缺血药,主要通过抑制晚期钠离子内流和降低缺血心肌细胞内钙离子超载来改善心肌松弛度和左室内径(LV)舒张功能。在一项研究中,试验结果显示,相比伊伐布雷定和安慰剂,雷诺嗪更为显著地改善了心绞痛症状和运动负荷。此外,雷诺嗪可以显著提高 CFR<3.0 亚组患者的心肌灌注储备分数。然而,最近的一项研究发现,雷诺嗪并没有明显改善 CMVD 患者的心绞痛症状。因此,其临床疗效有待进一步验证。

十一、伊伐布雷定

伊伐布雷定是一种抗心动过速药物,其通过抑制心脏起搏电流(If),选择性地抑制窦房结活动。在 2013 年的一项研究中,该药物表现出对 MVA 患者的良好疗效,与安慰剂相比,伊伐布雷定有助于控制症状,但并没有改善 CFR。因此,它在 CMVD 患者中的应用有限。

十二、其他药物

1. NO 调节剂 NO 通过激活 cGMPase 信号通路,在内皮依赖性介导冠状动脉微血管障碍的过程中起关键作用。西地那非能抑制 cGMP 的分解,从而促进血管平滑肌舒张,改善患者 CFR。

2. α 受体阻滞剂 α 受体阻滞剂可以降低交感神经活性,从而潜在地降低微血管张力,改善微血管灌注。法舒地尔是一种 Rho 激酶抑制剂,在日本也被用于治疗心外膜冠状动脉痉挛,在 CMVD 患者中也被证明是有效的。

3. 其他类型 前列地尔、雌激素、黄嘌呤及其衍生物、曲美他嗪、腺苷、山莨菪碱等药物也被证实能够改善 CMVD。

第三节 "双心"管理

心血管疾病与心理疾病之间的相关性日益受到研究者重视,大量循证医学证据证明了二者的临床表现及发病风险之间的密切联系。TAYLORU 研究结果显示:抑郁症、社会孤立和情绪异常这三大心理社会危险因素与心血管疾病的发病密切相关。中国疾病预防控制中心数据显示:2009 年,我国各类精疾病患者超过 1 亿,在我国疾病总负担中排名首位,而其中 80% 以上的心理精神疾病患者未被合理诊疗。Nicholson 等对共涉及 146 538 例参与者的 54 项观察性研究进行 Meta 分析后发现,抑郁是冠心病发病和死亡的重要危险因素。Roest 等通过对 249 846 例患者平均随访 11.2 年的 Meta 分析发现,焦虑是冠心病的独立危险因素。心理心脏病学的研究涉及炎症学说、神经营养因子学说、基因多态性学说等,但其具体发病机制尚不明确。

国际心身医学学会曾宣告:"世界心身医学应向中医学寻找智慧"。现代医学的心血管疾病属于中医学的"胸痹""心痛""心悸""厥证""风眩""心衰"等范畴。现代医学的心理精神疾病属于中医学的"郁证""百合病""脏躁""癫狂"等范畴。早在《黄帝内经》中便有"心主神明"与"心主血脉"的双心理论的阐述。"心主神明"指心不仅具有统帅脏腑、形体、官窍生理活动的功能,而且具有统率人的精神、意识、思维等心理活动的功能;"心主血脉"包括了"心主血""心主脉"的生理功能,两者关系密切。古人认为心为神之宅,神为心之用,体现了"形神合一"的思想。

一、病因病机

1. 情志异常 《素问》曰:"惊则心无所倚,神无所归";《诸病源候论》又曰:"思虑烦多则损心,心虚故邪乘之"。七情内伤,五志过极,首犯于心,《灵枢·口问篇》曰:"故悲哀忧愁则心动,心动则五脏六腑皆摇"。患者平素忧思恼怒、喜笑无度、郁郁寡欢、精神紧张,致使心神被扰,血脉失和,进而产生胸闷、心悸、不寐等症。

2. 药食不节 患者平素饮食不节、不洁、饥饱无度或乱用药物,伤及脾胃,运化失健,或气血乏源,心失所养;或聚湿生痰,久而可与瘀血、寒邪、气滞、痰湿等病理因素互结,阻碍气机,胸阳失展,出现胸闷、胸痛、心悸诸症。

3. 体虚久病 患者素体亏虚,易感疾患,或心系疾病罹患日久,病情复杂,反复求医,但疗效欠佳,信心丧失,"君主之心"影响"神明之心",导致情绪紧张或思想负担沉重,使心血暗耗,心气郁结,出现或加重胸闷、心悸、不寐等症。

二、临床特点

双心疾病患者可分为以下几种表现形式:①以胸闷、心悸等常见心血管躯体症状就诊,同时存在焦虑、抑郁等精神心理问题,而经系统检查无器质性心脏病的证据或仅为与症状不相关的轻度异常;②患有器质性心脏病,接受介入或外科手术等有创治疗,但由于患者对疾病的发生、发展及预后缺乏认识,心血管躯体症状未见缓解甚至加重,排除了手术及躯体疾病的原因,同时伴有焦虑、抑郁等精神心理和自主神经功能紊乱的表现;③罹患慢性难治性心血管或其他严重疾病,症状长期反复发作,导致患者的经济压力过重,加之家庭、社会支持不足,使其身心备受折磨,生活质量差,而继发焦虑、抑郁等精神心理问题。

三、诊断依据

诊断双心疾病时应当结合中西医,即在运用祖国医学四诊合参的同时,也要掌握心理疾病的筛查和诊断的现代方法,了解患者心理状态,整体评估患者病情。

诊断依据:①患者有胸闷不舒,神疲心悸,抑郁善忧,情绪低落或不宁,郁郁寡欢,性情急躁,易怒善哭,多思善虑,心惊胆怯,夜寐难安等临床表现;②症状多由情志刺激、劳倦过度、饮食不节等因素而诱发或加重;③明确有器质性心脏病病史或接受介入等有创治疗。结合欧美指南及我国《在心血管科就诊患者的心理处方中国专家共识》推荐对患者进行常规筛查。患者进行初筛后,推荐使用广泛性焦虑量表(Generalized Anxiety Disorder, GAD-7)及患者健康问卷(Patient Health Questionnaire, PHQ-9)评估患者是否存在焦虑、抑郁,也可在随访时用以评估疗效。

四、治疗

《青囊秘录》曰:"善医者先医其心,而后医其身,其次则医其病"。中医素来重视"形神合一"的整体观念,在治疗上累积了丰富的临床经验,对于双心疾病,在中医理论的指导下,采取中医辨证论治的方法,因人而异地选择药疗、针灸、导引、移情易性等疗法,进行综合施治。然而,双心疾病病情复杂,易发难治,尚需结合现代药物及现代心理疗法进行治疗。

(一)中医辨证论治

1. 肝气郁结证 见:胸闷、胸痛、气短;精神抑郁、胁肋胀痛;腹胀、嗳气、善太息、不思饮食;苔薄或薄腻;脉弦细。治法:疏肝理气、宁心安神。代表方:柴胡疏肝散。常用药:柴胡、香附、芍药、陈皮、枳壳、川芎、炙甘草。加减:合并血瘀见胸肋刺痛,加用当归、丹参、郁金、红花;胁肋胀满痛甚,加郁金、青皮、佛手、川楝子、延胡索;兼见食滞腹胀,加神曲、麦芽、山楂、鸡内金、甘松;失眠不寐,加合欢皮、远志等。

2. 心血瘀阻证 见:胸闷胸痛,兼有脘腹胀痛,时欲太息,头痛,痛如针刺,心慌,日久不愈,伴烦躁易怒,情志不遂时症状加重,唇甲青紫,舌紫黯或不寐有瘀斑,苔薄,脉涩或结代。治法:活血化瘀、宁心安神。代表方:血府逐瘀汤加减。常用药:川芎、桃仁、红花、赤芍、柴胡、桔梗、枳壳、牛膝、当归、生地黄、降香、郁金。加减:兼气滞者加佛手、合欢花;兼气虚者加黄芪、党参、黄精;兼血虚加何首乌、枸杞子、熟地黄;兼阴虚者加麦冬、玉竹、女贞子;兼阳虚者加附子、肉桂、淫羊藿;兼痰浊者加瓜蒌、石菖蒲、半夏。

3. 痰火扰心证 见:心悸、胸闷、烦躁;失眠、多梦;口干苦、大便秘结、小便短赤;急躁易怒、舌红、苔黄腻;脉弦滑。治法:清热化痰、宁心安神。代表方:礞石滚痰丸合黄连温胆汤。常用药：青礞石、沉香、黄芩、熟大黄、半夏、陈皮、竹茹、枳实、茯苓、炙甘草、大枣、黄连。加减：痰热互结、大便秘结者，加生大黄；心悸重者，加珍珠母、石决明、磁石镇惊止悸；火郁伤阴者，加麦冬、玉竹、天冬、生地黄养阴清热；兼见脾虚者加党参，白术，谷、麦芽，砂仁益气健脾；心烦少寐者，加灯心草、栀子、淡豆豉、远志等。如热象不明显，改用涤痰汤加减。

4. 心肾阳虚证　见：心悸怔忡、神疲乏力、畏寒肢冷；或小便不利、面目肢体浮肿、唇甲淡暗或青紫、舌淡紫、苔白滑、脉沉细。治法：温补阳气、振奋心阳。代表方：参附汤合右归丸加减。常用药：人参、附子、熟地黄、肉桂、山药、山茱萸、菟丝子、鹿角胶、枸杞子、当归、杜仲。加减：兼见水饮内停者，加葶苈子、五加皮、车前子、泽泻等利水化饮；夹瘀血者，加丹参、赤芍、川芎、桃仁、红花；兼见阴伤者，加麦冬、枸杞、玉竹、五味子；因心阳不振致心动过缓者，酌加炙麻黄，重用桂枝以温通心阳。

5. 心脾两虚证　见：心悸气短、头晕目眩；失眠健忘、面色无华、倦怠乏力、食少纳呆；舌淡红、苔薄白、脉细弱。治法：益气健脾、养血安神。代表方：养心汤或归脾汤加减。常用药：黄芪、人参、白术、炙甘草、熟地黄、当归、龙眼肉、茯神、远志、酸枣仁、木香。加减：兼阳虚而汗出肢冷者，加附子、黄芪、煅龙骨、煅牡蛎；兼阴虚者，重用麦冬、地黄、阿胶，加五味子、柏子仁、龙齿（去莲子心）等养心安神。

6. 心肾不交证　见：心烦不寐、入睡困难、心悸多梦、头晕耳鸣；腰膝酸软、潮热盗汗、五心烦热、咽干少津、男子遗精、女子月经不调；舌红少苔；脉细数。治法：交通心肾，滋阴清火。代表方：黄连阿胶汤合交泰丸（左归丸）加减。常用药：黄连、肉桂、熟地黄、菟丝子、牛膝、龟版胶、鹿角胶、山药、山茱萸、枸杞子。加减：阴不敛阳，虚火内扰心神，心烦不寐，舌尖红少津者，可用酸枣仁汤；阴虚导致阴阳气血失和，心悸怔忡症状明显，脉结代者，可用炙甘草汤。

（二）常用中成药

1. 心可舒片　适用于有心血瘀阻证的患者。临床试验表明心可舒片可能通过改善患者血液黏度,降低血小板的聚集来降低血脂,以改善冠心病患者的临床症状；通过缓解抑郁、焦虑情绪达到改善冠心病患者临床预后的目的。一项研究冠心病 PCI 术后精神心理障碍的随机对照试验提示,患者经心可舒片治疗后,其焦虑自评量表（Self-rating Anxiety Scale, SAS）、抑郁自评量表（Self-rating Depression Scale, SDS）评分有所改善,患者的生活质量也有所提高；另一项随机对照临床试验观察心可舒片对精神压力引发的心肌缺血（mental stress-induced myocardial ischemia, MSIMI）患者的影响,结果显示心可舒治疗组患者的左心室短轴缩短率（left ventricular fractional shortening, LVFS）明显升高,HCY 水平降低的同时,PHQ-9 及 GAD-7 评分均明显降低,提示在冠心病常规治疗的基础上加用心可舒片可改善 MSIMI 患者的精神心理状态和左心室收缩功能。

2. 舒肝解郁胶囊　适用于有肝气郁结证的患者。方中贯叶金丝桃又称贯叶连翘,性寒味辛,归肝经,功效为清心泻火,疏肝解郁。贯叶金丝桃在欧洲又被称为圣约翰草,德国把其视为抗抑郁症草药已有百余年历史,其提取物也已被正式批准用于治疗抑郁症。随机双盲多中心临床试验表明,舒肝解郁胶囊可以缓解轻中度抑郁症状,改善汉密尔顿抑郁量表（Hamilton Depression Scale, HAMD）评分及中医证候疗效评分,且改善程度优于安慰剂对照组；另一项临床试验观察疏肝解郁胶囊对慢性心力衰竭合并抑郁症患者的临床疗效,结果提示,治疗 4 周及 8 周后,患者抑郁程度较前明显改善,6min 步行距离（6 minutes walking

distance，6MWD）和 LVEF 明显增加，血浆 N 末端 B 型利钠肽前体（N-terminal pro-B-type natriuretic peptide，NT-proBNP）及左心室舒张末内径（left ventricular end-diastolic diameter，LVEDD）明显降低。

3. 疏肝益阳胶囊　适用于有肝气郁结证的患者，起疏肝解郁，活血补肾之功效，可改善此证患者胸闷、善太息、胸胁胀满、腰膝酸软、阳痿等症。研究采用疏肝益阳胶囊治疗患者的性功能障碍和心理障碍问题，结果发现，与单独西药相比，联合使用疏肝益阳胶囊治疗 8 周可以改善慢性前列腺炎合并勃起功能障碍患者的慢性前列腺炎症状指数问卷（NIH Chronic Prostatitis Symptom Index，NIH-CPSI），国际勃起功能指数问卷 -5（International Index of Rrectile Function-5，IIEF-5），HADA、HAMD 评分，提示疏肝益阳胶囊能改善慢性前列腺炎患者的勃起功能，降低其焦虑、抑郁等症状。

4. 养心氏片　适用于有气虚兼见血瘀证的患者，养心氏片改善心肌供血、缓解临床症状，同时稳定情绪，适用于冠心病双心治疗。随机、对照临床观察中，治疗组在心理疏导、镇静剂、谷维素等一般治疗基础上加用养心氏片（3 片 / 次，3 次 /d），结果显示，治疗组的治愈率（72.2%）明显高于对照组（38.8%）。

（三）西医治疗

1. 非药物治疗中的认知行为治疗对心血管疾病合并心理问题的患者有益　在改善冠心病患者康复（ENRICHD）研究中，超过 12 周的认知行为治疗可以使中到重度抑郁症状得到缓解。焦虑、抑郁等不良心理状态可能阻碍患者心脏康复及进行体育锻炼，运动处方应当结合患者的心功能状况来个体化制订。研究发现，在冠心病及心力衰竭患者中，有氧锻炼与抗抑郁药物有着相似的改善抑郁症状的能力。

2. 药物治疗结合在心血管病患者人群中运用的安全性证据　在规范使用治疗原发心血管疾病药物的基础上，合用针对精神心理障碍的药物可以有效提高患者生活质量并改善预后，这些药物包括：选择性 5- 羟色胺再摄取抑制剂（selective serotonin reuptake inhibitors，SSRI）、去甲肾上腺素和 5- 羟色胺能再摄取抑制剂（SNRI）、去甲肾上腺素能和特异性 5- 羟色胺能抗抑郁药（NaSSAs）。

（四）预防与护理

根据双心疾病的发病特点，其预防当强身健体，内养正气、以御邪之所侵，所谓："正气存内，邪不可干"；外避邪风，古曰："虚邪贼风，避之有时"；饮食有节，不妄作劳；同时注意调摄精神，避免情绪波动，保持心情舒畅。根据"双心同调"的原则，此类患者不仅要做好一般护理，还应重视心理护理。相关医生应关注患者的心理问题，及时掌握病情变化。

第九章 冠状动脉微血管疾病研究展望

第一节 动 物 模 型

临床上，CMVD 潜在的病理生理机制尚未完全清楚，这类患者中潜在的多种缺血因素强调了该病的复杂性，此外，微血管结构的改变，包括小动脉重构和毛细血管稀疏等，都可能导致 CFR 和心肌氧输送受损。由于在临床研究中难以对这些项目进行实时评估，因此，通过构建理想的 CMVD 动物模型来探讨冠状动脉微循环障碍病理机制，确定治疗靶点并开发治疗干预措施以对抗 CMVD，具有重要意义。

当前，CMVD 实验动物模型多选用猪、犬、兔、小鼠、大鼠、斑马鱼等动物建模，不同的品种品系具有相应的循环系统特点，在不同机制探讨方面各具优势。根据 CMVD 的最新分类，将实验动物模型分类为不合并阻塞性冠状动脉疾病的 CMVD 模型和合并阻塞性冠状动脉疾病的 CMVD 模型，以下将分别概述这两大类疾病动物模型，重点强调各动物品系和造模方式的优缺点，以及潜在的病理机制特征。

一、不合并阻塞性冠状动脉疾病的 CMVD 模型

CMVD 常见的危险因素，包括糖尿病、高血压、高脂饮食、慢性肾病等，是引起不合并阻塞性冠状动脉疾病的 CMVD 的独立或联合因素，在疾病发病发展过程中常常相互作用，但具体机制不明。通过动物模型研究该类危险因素引起的代谢改变、细胞间相互作用，以及各种年龄和性别的发病特征，结合暴露于危险因素的数量、严重程度和持续时间，以期得出冠状动脉微血管各细胞结构和功能改变的结论，对于微血管结构和功能障碍的研究、预防、治疗及预后具有重要意义，以下是通过糖尿病、血脂异常、高血压、慢性肾病及其他特殊饮食引起的不合并阻塞性冠状动脉疾病的 CMVD 模型，如表 9-1-1 所示。

（一）糖尿病诱导 CMVD 模型

1. 四氧嘧啶（alloxan）诱导 DM 模型

（1）犬模型：四氧嘧啶静脉注射的剂量通常为 40~60mg/kg，输注 1 周内稳定，静息左心室冠状动脉血流量值在建模的 5 周内逐渐下降至其 DM 前值的约 60%，导致严重的高血糖和低胰岛素血症，而无需胰岛素治疗。在没有冠状动脉狭窄的情况下，腺苷和乙酰胆碱对血管舒张的作用不佳，提示存在冠状动脉微血管内皮功能障碍。该模型的优势是可以在诱导糖尿病前后进行测量，从而在同一只动物中评估糖尿病对 CMVD 的影响。

表 9-1-1　每种 CMVD 模型的概述

	功能						结构		
	内皮依赖性				神经体液		血管平滑肌	小动脉	毛细血管
	↓NO	↑ROS	↑ET-1	↓PGI2	↑RAAS	↑SNS	↓function	↑media thickness	↓density
犬类模型									
alloxan 四氧嘧啶	+	NA	NA	NA	NA	+	+	NA	NA
high-fat diet 高脂肪饮食	NA	NA	–	NA	+	+	–	NA	NA
adipokine infusion 脂肪因子输注	~	–	NA	–	NA	NA		NA	NA
猪模型									
induced domestic	+	+	~	NA	NA	NA	~	NA	+
induced Yucatan	~	NA	NA	–	NA	NA	+	NA	NA
Rapacz FH	+	NA	NA	NA	NA	NA	–	NA	NA
Ossabaw	NA	NA	NA	NA	NA	NA	~	NA	+
兔模型									
alloxan 四氧嘧啶	+	NA	NA	+	NA	NA	–	NA	NA
high-fat diet 高脂肪饮食	~	+	+	NA	NA	+	~	+	NA
WHHL	NA	NA	NA	NA	NA	NA	–	NA	NA
大鼠模型									
streptozotocin 链脲佐菌素	~	–	NA	–	+	NA	~	~	~
high-fat diet 高脂肪饮食	+	NA	NA	NA	+	NA	–	NA	–
Zucker	~	+	–	~	NA	~	–	–	NA
OLETF	~	+	+	NA	+	NA	–	+	NA
GK	~	NA	NA	–	NA	+	+	+	–
小鼠模型									
db/db	+	+	NA	NA	+	NA	~	~	~
ob/ob	+	NA	NA	NA	NA	NA	–	NA	–
induced T1＋2DM	+	+	+	NA	NA	+	+	+	NA
apoE	+	+	NA	–	NA	NA	–	NA	NA

注：存在（＋）、缺失（－）、结果模糊（~）或未研究的特征（NA 为没有评估）。

Tune 等人研究了四氧嘧啶诱导的 DM 犬 1 周后在静息和分级跑台运动中的血流动力学变化,发现虽然静息 CBF 在四氧嘧啶治疗后 1 周没有改变,但运动诱导的 CBF 增加的作用逐渐减弱。运动时心肌氧输送的限制造成心肌氧提取的增加,从而导致各运动水平下冠状静脉氧张力降低。进一步研究发现,与糖尿病犬相比,非糖尿病犬 α 肾上腺素受体阻断在更大程度上增强了运动诱导的 CBF 增加,并减弱了冠状静脉氧张力的下降,这表明 α 肾上腺素受体介导的冠状血管收缩作用的程度在糖尿病犬中增加,特别是在代谢需求增加时。格列本脲能阻断三磷酸腺苷敏感性钾(K-ATP)通道,可减弱糖尿病运动时的冠状动脉充血,但对健康犬无明显作用,提示 K-ATP 通道在糖尿病犬中的冠状动脉血管舒张作用增强,在运动时心肌代谢增加和交感神经激活增加时协助维持 CBF。

(2)猪模型:四氧嘧啶诱导的糖尿病尤卡坦迷你猪模型联合高脂肪饮食(high fat diet,HFD)是长期研究 CMD 病理生理和治疗干预措施的优秀模型。研究发现,糖尿病会导致猪腺苷介导的基础 CBF 和充血 CBF 显著降低,研究人员可通过体内缓激肽评估发现其内皮功能障碍。

(3)兔模型:兔与豚鼠相似,对链脲佐菌素(streptozotocin,STZ)的致糖尿病作用具有抵抗力,因此可选用四氧嘧啶诱导糖尿病模型。在四氧嘧啶诱导的糖尿病兔模型中使用离体心脏灌注装置研究冠状动脉微血管功能,发现暴露 9~12 周的 1 型糖尿病(type 1 diabetes mellitus,T1DM)兔的基础 CBF 或 CFR 没有影响且对罂粟碱表现出与正常血糖兔相似的血管舒张反应。然而,该研究发现糖尿病兔对血清素和腺苷的反应减弱。此外,冠状血管舒张剂对缺氧的反应降低,这不是通过腺苷介导的血管舒张的改变造成的,而是通过改变 COX 产物来介导的。

2. STZ 诱导 T1DM 模型 大鼠模型:选择 7~9 周的雄性 Sprague-Dawley 大鼠或 Wistar 大鼠,分别以 65mg/kg 和 60mg/kg 静脉注射或腹腔注射,诱导 3 周后,T1DM 大鼠内皮依赖性血管募集受到抑制,冠状血管内皮依赖性和非依赖性血管舒张反应显著下降,NOS/COX 在体内的抑制可以通过体内同步辐射成像显示局灶性狭窄或节段性收缩,造成血管早期舒张损伤和产生明显的微血管减少的趋势。而 Rho 激酶抑制剂可以缓解这种情况。

(二)饮食性代谢紊乱模型

暴露于 HFD 导致代谢综合征(metabolic syndrome,MS)的特征,包括肥胖、中度高血压、血脂异常和胰岛素抵抗。

1. 犬模型 在雄性和雌性犬中均已验证,5~6 周的 HFD 饮食可使冠状动脉微血管产生慢性代谢紊乱(代谢综合征),包括肥胖、中度高血压、血脂异常和胰岛素抵抗等。这些因素不影响心肌缺血,但会通过降低冠状动脉传导而损害心脏灌注,尤其是运动时。其主要机制与神经体液改变介导相关,包括 AngⅡ介导的血管收缩增加、交感神经系统的激活和内皮源性血管收缩剂 ET-1 的释放。综上所述,在糖尿病前期代谢紊乱的犬模型中,RAAS 的慢性激活通过促进 AngⅡ的循环和 / 或增加冠状动脉 AngⅡ 1 型受体(AT1 受体)的密度导致冠状动脉血管功能障碍;脂肪因子通过改变不同的内皮血管舒张机制导致急性内皮功能障碍,这表明慢性暴露于循环脂肪组织来源的因子中可能会导致血管功能障碍。

Zhang 等人研究了 RAAS 的激活对血流量的调节作用,发现离体小动脉中 AT1 受体介导的 AngⅡ显著增强了诱导血管收缩的能力,使运动诱导的 CBF 增加的能力受损,而 AT1 受体阻断剂可减轻这一症状,表明在该糖尿病前期代谢紊乱的犬模型中,RAAS 的慢性激活是通过增加 AngⅡ的循环和 / 或增加冠状动脉 AT1 受体密度而导致冠状动脉血管功能障碍的。Dincer 等人使用该模型进行研究,发现犬基础 CBF 没有变化,但麻醉后,血浆肾上腺素浓度的增加与肾上腺素受体介导的冠状动脉血管收缩反应增强有关,表明 α肾上腺素受体信号的增敏是 CBF 调控受损的潜在重要因素。Knudson 等人验证了糖尿病犬前期代谢紊乱使内皮素受体 A(ETA)增敏,使血管收缩程度加剧,从而限制冠状动脉灌注,ETA 受体表达的减少可能代表了一种早期的代偿机制,即在面对增加的 AngⅡ和 α1 肾上腺素受体介导的冠状动脉血管收缩的影响时,使受体减少以维持 CBF。Payne 等人还研究了多种内源性脂肪源性因子对健康瘦狗冠状动脉内皮功能的影响,发现尽管其基线 CBF 不变,但冠状动脉内皮功能还是发生了障碍,这可能是由于 eNOS 的选择性抑制,引起 NO 生物利用度降低引起的,说明脂肪因子通过改变不同的内皮血管舒张机制导致急性内皮功能障碍。

2. 猪模型 猪在冠状动脉、心脏解剖结构和生理学方面与人类有许多相似之处,被广泛用于转化心血管研究。目前有几种存在合并症的 CMD 猪模型,其中,高脂肪或高糖饮食作为单一干预或与 STZ 联合诱导的高血糖猪模型等已经显示出了 CMD 的明确证据,且通过其发现了猪微血管功能障碍的机制高度依赖于暴露于心血管危险因素的持续时间。已有研究表明,对 12 周龄雄性家猪喂养 <20 周的 HFD(1%~1.5% 胆固醇和 15%~25% 猪油)或联合 HFD 和 STZ 诱导的糖尿病不会引起冠状动脉血流受限。其中在低剂量 STZ 或 10 周 HFD 诱导的糖尿病中,尽管猪的心外膜冠状动脉功能没有改变,但其离体小动脉(直径约 300μm)发生了内皮功能障碍,导致其 NO 生物利用度受损,微血管被动僵硬增加。除此之外,EDHF 依赖的血管舒张反应和总体 VSMC 对 NO 的敏感性均不受影响。因此,内皮功能障碍相关的血管舒张作用减弱,伴随着由 ETA 受体介导的对 ET-1 的血管收缩反应的显著降低,这可能是疾病早期阶段中循环 ET-1 水平增加和 NO 生物利用度降低的补偿机制。

Mannheim 等人观察到,喂养家猪 HFD 大约 3 个月后静脉注射腺苷,结果显示其 CBF 反应受损,这表明体外观察到的冠状动脉微血管控制机制的早期改变确实可以转化为体内 CBF 反应受损。然而,Hasdai 等人的早期研究报道了在 10~13 周的高脂饮食后,家猪的小动脉(500mm 直径)对 ET-1 的收缩反应增强。这两个研究不同的结果可能是由于血管大小(300mm 和 500mm)、性别(雄性和雌性)或饮食组成(1% 胆固醇,25% 饱和脂肪,20% 果糖 /20% 蔗糖和 2% 胆固醇,20% 猪油,1% 猪胆汁提取物)的差异造成的。随后,在对有或没有 STZ 诱导的 DM 雄性家猪进行为期 15 个月的 HFD 喂养后,发现其大动脉和小动脉的冠状血管床发生了显著的结构和功能改变,在心外膜大动脉(没有血流限制,即斑块面积 <30%)和冠状小动脉中均发现斑块的形成,冠状小动脉的被动僵硬度增加,而内皮依赖性缓激肽诱导的血管舒张功能保持正常,同时伴有 ETB 受体介导的、对 ET-1 的血管收缩反应增强的情况,但这些改变主要是 HFD 的结果,与 DM 的存在无关。总而言之,这些研究揭示了从第 10 周内皮依赖性血管舒张功能的早期钝化到第 15 个月内皮依赖性血管舒张功能的"正常化"的转变,对 ET-1 的血管收缩反应从早期减弱转变为晚期增强。

家猪因生长迅速,限制了随访时间,而近交系迷你猪则为研究成年动物、延长饮食持续时间和不同时间点的机制提供机会。为期 20 周的 HFD 引起了雄性尤卡坦迷你猪的血脂异常,而血糖水平没有发生改变。其微血管自发张力增加,eNOS 蛋白含量降低,但通过分离的冠状动脉（直径约 100μm）检测缓激肽、二磷酸腺苷（adenosine diphosphate，ADP）和血流介导扩张的反应显示出非常有限的内皮功能障碍。此外，在 7~10 周的雄性 Ossabaw 猪中，超过 9 周的 HFD 会导致早期代谢综合征，包括肥胖、高血糖和血脂异常，随着饮食时间的延长，心肌灌注显著受损。经过 4 个月的 HFD 饮食后发现，由于代谢需求增加，电压门控钾（KV）通道作用减弱，Ossabaw 猪在静息和运动期间 CBF 减少 30%~35%，冠状血管电导降低，表现出冠状动脉微血管功能障碍，与 L 型 Ca^{2+} 通道介导的收缩相关。经过 6 个月的高脂饮食后，分离的冠状动脉微血管表现肌源性张力增加，这与向内肥厚性重塑相关，进而引起微血管结构改变和毛细血管稀疏，进一步引起 CFR 受损。

Rapacz 家族性高胆固醇猪模型：对 20 个月大的 Rapacz 家族性高胆固醇猪模型进行为期 5 个月的 HFD 喂养会导致其发生与 CMD 相关的明显的高胆固醇血症和弥漫性冠状动脉粥样硬化。体内和体外实验均证明，在斑块形成之前其就存在微血管内皮功能障碍（直径约 100μm），这似乎是由 EDHF 依赖性血管舒张受损及 NO 生物利用度降低介导的，而 NO 生物利用度降低可以通过对增加 NO 的敏感性来补偿。这些微血管张力调节的紊乱导致 CBF 和心肌氧输送受损（尤其是运动时），在心肌代谢需求增加时与心肌的无氧代谢相关。

3. 兔模型　多项研究使用 HFD 诱导代谢紊乱来研究家兔冠状动脉（微血管）功能。这些研究在饮食中的胆固醇含量（从 0.8%~2% 不等）和喂养时间（从 4~16 周不等）方面有所不同。在大多数研究中，内皮功能障碍表现为高胆固醇血症组对乙酰胆碱、P 物质和 ADP 的舒张功能受损，但并非所有研究均如此。相反，在高脂血症 8~12 周后，平滑肌对 NO 的反应性保持不变。此外，高胆固醇血症动物的冠状动脉血管对去甲肾上腺素和血清素的收缩反应增强。血管舒张剂对酸中毒的反应受损，这是由于对 KATP 通道开放剂 levcromakalim 的反应没有改变。与这些发现一致，Pongo 等人表明，PKC 通过 KATP 通道对高胆固醇血症冠状动脉血管收缩的控制作用丧失，但在补充法尼醇后恢复。最后，由于氧化应激增加，高胆固醇血症动物对缺血诱导的旁分泌血管舒张因子的反应减弱。高血压（左肾切除，右肾动脉部分结扎）和高胆固醇血症（0.8% 胆固醇饮食，喂养 16 周）的兔模型中，其小冠状动脉和小动脉组织学检查显示结构改变，如透明化和 / 或内膜增生。兔自发性高脂血症模型与人类家族性高胆固醇血症类似，主要用于研究动脉粥样硬化，但在早期研究中没有发现基础 CBF 和 CFR 的任何变化。其他涉及脂质代谢基因修饰的转基因兔模型也尚未用于 CMD 研究。综上，用家兔研究 CMVD 代谢紊乱是可行的，尽管之前的研究使用了各种各样的饮食组成和持续时间，但所有研究都报告了 CMVD 的存在。

4. 大鼠模型　指 HFD 或西方饮食（WD）喂养的肥胖 Zucker 大鼠（OZR）模型（肥胖和胰岛素抵抗）。对 7~10 周的雄性 Wistar 大鼠进行 8 周的 WD 喂养，诱导其成为糖尿病前期代谢紊乱模型，改症的前期即损害大鼠的心肌灌注和收缩功能；或 6~12 周的高脂饮食（喂食 60% 饱和脂肪）诱导其肥胖、高胆固醇血症和代谢紊乱，从而达成造模的目的，但 HFD 和 WD 喂养对心脏灌注的影响尚不明确。8~12 月龄的肥胖 Zucker 大鼠中，有研究报告了其存在代谢性充血受损，伴有心肌线粒体呼吸功能障碍以及与线粒体 DNA 损伤相关的 ROS 增加，但由于没有评估更早的时间点，因此与内皮功能障碍的关系尚不清楚。在16~18 周雄性肥胖 Zucker 大鼠中，H_2O_2 诱导的血管收缩增加，冠状动脉超氧化物增多，且乙酰胆碱诱导的血管舒张作用也增强。然而，Zucker 大鼠无论胖瘦，均具有相似的胰岛素诱导血管舒张的作用和 ET-1 诱导血管收缩的作用。胰岛素诱导的血管舒张是内皮依赖性的，并且比乙酰胆碱的舒张更早受损，因此，胰岛素诱导的血管舒张可能是早期 CMD 的功能性生物标志。血管胰岛素抵抗可能是这些疾病状态功能障碍的早期机制，增加的氧化应激可能是功能障碍或代偿的初始触发因素。其中，较老的 OZR 代表了晚期更明显的内皮功能障碍。

5. 小鼠模型　指 WD 诱导的 2 型糖尿病和肥胖小鼠模型。选用 C57BL/6J 小鼠，通过 15 周的 WD 饮食后观察。结果显示，离体灌注小鼠的心脏中，基线冠状血管阻力降低，同时伴随着 NO 生物利用度降低和 VSMC 对 NO 的敏感性减弱。

（三）慢性肾病诱导 CMVD 模型

猪模型：当 CKD 合并高胆固醇血症和代谢紊乱 4~5 个月时，持续的炎症反应和氧化应激状态与冠状动脉血管对腺苷和缓激肽的舒张功能受损相关，提示内皮功能障碍。这些早期微血管功能的改变往往伴随着心肌毛细血管密度的降低，并可能共同导致 CBF 和氧输送减少，从而导致 INOCA。在 7~10 周的雄性 Ossabaw 猪进行为期 6 个月的高脂高果糖饮食喂养，并通过单侧肾动脉狭窄引起其肾血管性高血压，以使最大心肌灌注受损，使代谢综合征和高血压几乎完全协同抑制腺苷诱导的充血反应。这种反应与冠状动脉微血管中 eNOS 的表达受损和肥厚性重塑相关，并可导致左心室舒张功能障碍。这种具有多种心血管危险因素的动物模型适合研究 HFpEF 的微血管受累情况。但仍需要进一步通过各种小型猪模型来研究 CMVD 在疾病不同阶段的完整特征。

（四）其他特殊饮食诱导 CMVD 模型

高蛋氨酸饮食诱导 CMVD：HCY 是蛋氨酸代谢紊乱的副产物，已被确定是心血管疾病（CVD）的独立危险因素。最近，人们对 HCY 和 CMVD 之间的关联进行了探讨。研究表明，HCY 水平升高与心绞痛和 MINOCA 患者的冠状动脉微血管内皮功能障碍相关。对于有冠状动脉慢血流现象（coronary slow flow phenomenon, CSFP）的患者，血浆 HCY 水平与平均 TIMI 帧计数之间存在显著正相关。HCY 不仅会干扰 NO（内皮稳态的重要气体调节剂）的产生，还会破坏另一种重要的内皮气体递质（硫化氢）信号传导途径。此外，HCY 还会损害关键的内皮抗氧化系统，导致细胞内 ROS 和氧化应激水平升高。这种氧化应激可以通过 NF-κB 通路刺激内皮细胞中细胞因子和黏附分子的表达。因此，高同型半胱氨酸血症（hyperhomo-cysteinemia, HHCY）诱导血管内皮功能障碍为构建 CMVD 小鼠模型提供了可行的方法，用 3% 甲硫氨酸饮食喂养 6~8 周龄的 C57 雄性小鼠 4 周，发现小鼠手足及心脏血流灌注率较正常组显著降低，微血管标记物 lectin/CD31 阳性血管率降低，说明造模成功。

（五）转基因动物模型

1. OLETF 大鼠模型　在 OLETF 大鼠模型中评估 ET-1 诱导的冠状动脉血管收缩，结果显示血管收缩随着年龄的增长而逐渐增加。此外，由于 Rho 激酶活性缺陷，老年 GK 大鼠表现出冠状动脉肌源性血管收缩受损。现有证据表明，心脏灌注或冠状动脉血流控制的改变发生在代谢疾病中氧化应激和内皮功能障碍的发展之后。例如，一项时间过程研究表明，在

OLETF 大鼠模型于 15 周龄时,其体内 CFR 降低;另一项研究报告其早在 5 周龄时就出现内皮功能障碍。此外,醛固酮 - 盐皮质激素受体拮抗剂(mineralocorticoid receptor antagonists, MRAs)的抑制逆转了 OZR 和 OLETF 大鼠冠状动脉血管舒张功能障碍,但其阻断不改变 OLETF 大鼠血管收缩增强。血管紧张素受体被抑制可改善 OLETF 大鼠由乙酰胆碱诱导的血管收缩和冠状动脉周围纤维化(即 TGF-β1、PAI-1、I 型胶原蛋白和Ⅲ型胶原蛋白以及纤维蛋白的表达)程度的增加。

2. GK 大鼠模型　GK 大鼠的基线冠状动脉血流和 CFR 异常均有研究报道,这种功能障碍在雌性大鼠中的可能性更大。查阅相关报道可知,很少有研究检测代谢紊乱大鼠模型冠状动脉微血管表型的性别差异。这是一个关键的知识缺口,因为有证据表明,CFR 降低的中高危女性会经历更严重的心血管事件。

3. 瘦素受体缺乏小鼠(db/db 小鼠)模型　多选择 12~14 周龄的雄性 db/db 小鼠,也有研究选择 20~32 周龄的雄性 db/db 小鼠。db/db 小鼠多食、肥胖,常导致 2 型糖尿病的发生。研究发现,该小鼠模型的乙酰胆碱和血流介导的血管舒张反应减少,小动脉向内肥厚重塑,这些变化对其微血管密度有不同的影响。通过与 180mg/kg STZ 诱导的 1 型糖尿病的 C57BL/6J 小鼠相比,发现冠状动脉向内肥厚重塑仅在 2 型糖尿病小鼠中发生,1 型糖尿病小鼠没有这种改变。

4. 瘦素缺乏小鼠(ob/ob 小鼠)模型　选用 6~10 周龄的雄性 ob/ob 小鼠,喂养 11 周后其常表现为肥胖和胰岛素抵抗。该模型研究的结论显示,肥胖和胰岛素抵抗小鼠的基础冠状动脉血流速度维持不变,但充血性冠状动脉血流速度和 CFR 降低。

5. ApoE 小鼠模型　选择 8~10 周龄的 ApoE 小鼠并给予 12 周的 WD 饮食构建高胆固醇血脂模型,可引起其冠状动脉微血管内皮功能的改变,通过分离的小动脉或心脏灌注发现,VSMC 对 NO 仍保持敏感性。

二、合并阻塞性冠状动脉疾病的 CMVD 模型

(一)心肌缺血 / 心肌缺血再灌注模型 / 心肌无复流模型

通过开胸手术结扎冠状动脉或者通过介入术放置球囊阻断冠状动脉血流等实验方法,造成长时间缺血后再灌注可建立无复流动物模型。冠状动脉血流阻断再灌法充分排除了冠状动脉血管无复流过程动脉粥样硬化和斑块破裂导致的冠脉栓塞等干扰因素,在无复流的机制研究和药物防治研究中应用较广。PCI 术后大量的斑块碎片在远端微循环聚集导致的栓塞是冠状动脉再通后无复流的主要机械性原因,该栓塞也会导致炎症反应以及心肌收缩功能异常。有研究者模拟临床 PCI 术后冠状动脉斑块破裂碎片机械性阻塞,通过多次向冠状动脉内注射 45μm 微球建立小型猪冠状动脉无复流模型,Andreas 等在小型猪心肌缺血再灌注基础上向冠状动脉内注射 42μm 微球,讨论了缺血再灌注后的微球分布、心肌血流量与心肌梗死面积的关系。

(二)微血栓模型

1. 月桂酸钠心尖注射(化学注射法)　多用于啮齿动物。该方法多采用向大鼠心尖部

或主动脉根部注射月桂酸钠,造成其冠状动脉微血管的损伤和栓塞,形成冠状动脉微循环障碍。

具体操作方法如下:麻醉大鼠并开胸,使用一次性 0.1ml 注射器由心尖部刺入左心室腔内,迅速注入月桂酸钠 1ml/kg(浓度 1mg/L),同时夹闭升主动脉与主动脉弓连接处 10 秒,以使注入的月桂酸钠试剂顺利进入冠状动脉;注射完成后迅速将心脏放入胸腔,待心跳平稳后缝合肋骨和胸骨,关闭胸腔,逐层缝合肌肉、皮下组织和皮肤,待呼吸平稳后拔除气管插管。术后取心脏 HE 染色,于大鼠的冠状动脉原位可见白色或混合血栓形成。另一种方法是用小动脉夹钳夹住大鼠的升主动脉,使用 0.5mm 胰岛素注射器刺入其主动脉根部,注入月桂酸钠 1mg/kg(浓度 10mg/ml),约 10 秒后松开钳夹,压迫止血后关胸复苏。术后给予青霉素 8 万 U(肌内注射)3 天预防感染。可通过观察微血管内皮损伤情况、微栓塞形成情况和检测血管内皮损伤相关因子等方法进行检测和评价造模是否成功。有研究结果显示,实验模型组出现微动脉血管内皮损伤及微栓塞形成,对照组则未出现。Nagar-Olsen 染色可见模型组心肌缺血,对照组无心肌缺血,提示该方法可以诱导冠状动脉微血栓的形成,造成冠状动脉微循环障碍。此外有研究结果发现,与对照组相比,模型组 NO 水平明显下降,ET-1 和 VEGF 水平明显上升,提示该方法可导致冠状动脉微血管内皮损伤和/或内皮功能障碍。该方法通过化学药物造成微血管内皮损伤,引起微血管病变、诱发血小板黏附聚集、促进微血管栓塞的形成。

该方法的优点是用月桂酸钠 1 小时左右便可见冠状动脉微动脉发生内皮损伤,诱发微血栓,而较大动脉内无明显血栓形成;且模型组的病理组织学损害与冠状动脉微栓塞相同,伴局灶心肌低氧、心功能下降、心脏结构改变,HE 染色提示血管内皮损伤以及炎性细胞浸润的程度明显高于微球注射组,且实验成本较低,是合适的冠状动脉微血管内皮损伤致微循环障碍模型。主要缺点为需要开胸操作,对模型动物的损伤大,对其呼吸和循环的影响大,造成动物死亡率相对较高,如果采用小动物呼吸机辅助呼吸,可降低死亡率。

2. 自体血栓心尖注射 多用于啮齿动物。采大鼠自身的血,凝固成血栓后研磨成的颗粒状的栓塞剂,注入其主动脉根部或者左心室,引起冠状动脉微血管堵塞,造成冠状动脉微循环障碍。

具体操作方法如下:大鼠剪尾取血约 1ml,置于体外自凝成血凝块,研磨成均匀颗粒悬液备用。大鼠麻醉,辅助通气后开胸,用小动脉夹钳夹升主动脉,使用 0.5mm 胰岛素注射器刺入主动脉根部,分 2 次注入自体血栓 0.2ml,约 10 秒后松开钳夹,压迫止血后关胸复苏。术后给予青霉素 8 万 U 肌内注射 3 天预防感染。相关检测指标可通过观察心脏病理切片予以评价。有研究发现,心脏 HE 染色显示模型组小冠状动脉栓塞数量明显多于假手术组和正常对照组,MSB 染色显示模型组纤维蛋白染色阳性的微动脉数量明显多于假手术组和正常对照组,Sirius-Red 染色显示模型组心肌胶原纤维面积百分比明显高于假手术组和正常对照组,提示进入冠状动脉的血栓微粒阻塞了微小冠状动脉,造成冠状动脉微栓塞、微循环障碍。该模型制备的原理为机械性堵塞,堵塞材料为自身血栓,其成分与临床冠状动脉微血栓成分接近,但是无内皮损伤和微血管病变因素。

该方法的优点为造成血栓的堵塞材料来源于自身,且富含血小板、纤维蛋白、红细胞等,可以成功诱发大鼠冠状动脉微栓塞,且模型相对更符合冠状动脉微栓塞时的病理改变;此外,实验动物可选用大鼠,较冠状动脉内注射微栓塞球法可明显降低实验成本。主要缺点是该模型为非原位血栓形成,不以血管内皮损伤为起始病因,无临床冠状动脉血管内皮损伤的表现;血栓制备过程复杂,需要多次注入血栓微粒;开胸时间较长,损伤大,对呼吸和循环影响大,动物死亡率高。

3. 冠状动脉内注射微栓塞球法 多用于猪、犬等大型动物,即用导管直接从前降支或回旋支注入制备好的微栓塞球,以造成冠状动脉微栓塞,导致冠状动脉微循环障碍。

具体操作方法如下:取 30μl 直径为 42μm 的微栓塞球原液于 1.5ml 的 EP 管中,加入 1.5ml0.9%NaCl 液,充分吹打混匀,用血细胞计数板于 100 倍显微镜下计数,连续计数 5 次,求平均值,后分装出 12 万个微栓塞球于 60ml 离心管内,加入 0.9%NaCl 液至溶液总量为 30ml,再次计数核查;麻醉动物,维持动物体温,分离右侧股动脉,植入 6F 动脉鞘,经鞘注入肝素 200U/kg 以肝素化,后维持 100U/(kg·h)的剂量;行 CAG,并经指引导管,把微导管(3.0/2.8F)送入至 LAD 分出第 1 对角支后的远端;使用前应充分振荡微栓塞球液,用 60ml 注射器抽出,再用 5ml0.9%NaCl 液冲洗 2 次离心管,抽入 60ml 注射器中,后经微导管在 40 分钟内注入 LAD 冠状动脉内,结束后,以 10ml0.9%NaCl 液冲洗微导管。术后给予青霉素 8 万 U 肌内注射 3 天预防感染。

相关检测评价指标:陈章炜等采用此方法造模后 2 小时血清转化生长因子 -β1(transforming growth factor-β1, TGF-β1)升高,6 小时达到高峰,1 周时下降,心肌病理切片可见微小梗死灶。此外还有研究显示,通过此方法造模后 1 周,模型组心肌大体切片 NBT 染色可见微小梗死灶,证明通过该方法可以建立冠状动脉微栓塞模型,形成冠状动脉微循环障碍。冠状动脉内注射微栓塞球法主要通过机械性阻塞冠状动脉远端微血管,造成微循环障碍。其机制与冠状动脉再通术后血栓、斑块碎片等随血流阻塞远端微血管相似。

该方法的优点是不需要开胸、损伤小、动物死亡率低、可靠性高。主要缺点是栓塞的微球与实际冠状动脉斑块破裂后释出的富含血小板、纤维蛋白、红细胞等成分的血栓栓子不同,其不能被血中纤溶物质所溶解,不能实现再通,而且微球对局部组织释放的血管活性物质的反应同真正的微血栓也存在差别,其不能引起血管收缩、凝血改变、局部炎症反应等微环境改变,与临床病理生理状态不符,对药物治疗的研究应用价值较小,且实验成本较高,操作复杂,易行性较差。

三、冠状动脉微循环障碍动物模型的评价

直径 <200μm 的冠状动脉微血管不能通过传统的 CAG 检查评估,因此通常需要一系列侵入性和非侵入性检测的参数来评价冠状动脉微血管功能。

(一)侵入性临床评价技术

心肌微血管血流量是反映微血管功能的重要指标,侵入性测定动物实验的心肌微血管血流量一般采用 15μm 的微球(荧光、不同色彩或放射性标记)向冠状动脉或心室内注射法定量测定。由于 15μm 的微球不会影响心血管血流动力学并且对心功能没有明显影响,可以多次注射不同荧光波长或者颜色标记的微球,以便在不同时间点观察心肌血流量的变化。

由冠状动脉微循环障碍导致心肌缺血及梗死区可通过传统的离体染色方法进行测

定,伊文思蓝染色(Evans blue)可反向标识心肌缺血危险区,氯化三苯基四氮唑(2,3,5-triphenyltetrazolium chloride,TTC)染色可用于评价心肌缺血与梗死情况,特异的心肌染料硫磺素 S(thioflavin S)可以用于标识心肌无复流区域,通过上述 3 种染色可有效区分心肌缺血危险区、缺血区、梗死区及无复流区。

冠状动脉微循环障碍动物模型的心肌微梗死可通过心肌 HE 染色在显微镜下观察,可在 100 倍率下观察并计算每个样本的微梗死区域的面积和。随着现代医学影像技术的发展,出现了很多评价冠状动脉微循环功能和形态的方法。

(二)非侵入性临床评价技术

非侵入性临床评价技术越来越多地应用于 CMD 动物模型的评价。通过 CAG 观察造影剂充盈及排空的速度,可间接评估冠状动脉微循环的状态,TIMI 血流分级最初用于描述 AMI 冠状动脉内溶栓后冠状动脉血流的情况,有学者将 TIMI 血流≤1 级作为实验动物 CMD 建立的评价标准。但该指标主要由观察者主观判断,重现性较差,不能准确代表微血管损伤。

CFR 是指冠状动脉最大程度扩张时的血流量与静息状态下血流量的比值,用于对冠状动脉微循环状况的评估以及对心肌灌注状况的评价。有学者将 CFR 作为非侵入性评级因素用于小型猪冠状动脉微循环障碍模型的研究。然而,CFR 异常不能区分心外膜冠状动脉阻力增加还是微循环血流障碍,故仅在冠状动脉大血管没有明显狭窄时反映冠状动脉微循环状态。

MCE 是将含有微泡的声学造影剂经血管快速注入冠状动脉微循环而产生心肌超声造影效应的诊断技术。该技术可以对心肌灌注情况进行定性评价,动物实验研究显示 MCE 测定的心肌微血管血流量与传统 15μm 微球法测定的结果具有较好的一致性,可以在实验不同时间点动态检测心肌微血管血流量改变。

MRI 可清晰显示冠状动脉微循环的图像,具有较高的空间分辨率,实验研究中常常应用 MRI 对微栓塞后心室功能、心肌细胞存活情况以及治疗预后进行观察。MRI 检测无放射线,可准确可靠地检测心肌微循环灌注水平,但因设备昂贵、操作较复杂,在动物实验研究中的应用受到一定限制。

第二节 评 价 方 法

CMVD 近年来引起了广泛关注。CMVD 对心脏功能和患者预后有着重要影响,其复杂性和隐匿性使得诊断和评估变得尤为重要。为了更好地理解 CMVD,研究者们不断探索新的评价方法并对现有方法进行改进。本章将详细探讨各种非侵入性和侵入性评价方法的最新进展及其临床应用。

一、非侵入性评价

（一）经胸多普勒超声

经胸多普勒超声（transthoracic doppler echocardiography，TTDE）是指利用彩色多普勒技术，通过测量冠状动脉在静息和负荷状态下的血流速度，计算得到 CFR 的方法。在没有引起明显血流受限的 LAD 狭窄的情况下，CFR 是衡量冠状动脉微血管功能的可靠指标。以 2.0~2.5 为临界区间，CFR 低于该临界区间往往提示冠状动脉微血管功能受损。

利用 TTDE 对 CFR 进行检测在评估潜在 CMVD 方面具有无创、费用相对低廉、无辐射、省时、简便易行的优势，同时其在床旁即可使用，便于定期随访。《2019 年 ESC 慢性冠脉综合征诊断和管理指南》建议在排除 OCAD 的前提下，使用 TTDE 检测的 CFR 对微循环功能进行无创评估，其建议等级为 IIb，证据水平为 B。

与评价 CMVD 的其他方法相比，通过 TTDE 测得的 CFR 值与冠状动脉内多普勒测量的 CFR 具有良好一致性，但其与 PET 的相关性尚不明确，且目前临床尚缺乏将 TTDE 与 CMR 和心脏 CT 灌注进行比较的相关研究。

CFR 在预测心血管疾病预后方面有一定价值。Nakanishi 等通过对 272 例非阻塞性 CAD 患者进行 4.0 ± 1.9 年的随访发现，CFR<2.4 可作为心血管事件、急性冠脉综合征、心力衰竭的独立预测因子。Cortigiani 等对 5 577 例室壁运动异常和 CFCR 的患者进行了双嘧达莫负荷超声心动图检查评估，在展开中位时间为 1.7 年的随访后发现，CFR<2.0 与全因死亡、心肌梗死等不良结局显著相关。CFR 的 cutoff 值在男性和女性中相似（分别为 2.03 和 2.02），并且除在年龄 >85 岁的群体中的 CFR 最佳 cutoff 值为 1.9 外，其余年龄层的 CFR 最优 cutoff 值均较为一致（<45 岁为 2.03；45~54 岁为 2.04；55~64 岁为 2.03；65~84 岁则为 2.0）。此外，iPOWER 研究结果还显示，年龄、高血压、吸烟、心率升高和 HDL 水平降低是 CFR 降低的预测因素。通过对 1 853 名 ANOCA 的女性患者进行平均时间为 4.5 年的随访后，研究者发现，CFR<2.25 不仅与不良心血管结局风险的增加相关，同时也是冠状动脉血运重建、心肌梗死、再发心绞痛、心力衰竭、卒中和心血管死亡的独立预测因子。

TTDE 最显著的局限性是对超声医生的操作技术和经验要求较高，即使是经验丰富的超声心动图医生，也需要经过专门的技术培训以保证结果的准确度；同时并非所有患者都具备 TTDE 检查的满意声窗。

TTDE 技术的另一个局限性是其只能在冠状动脉 LAD 血流清晰可见的情况下才能使用，所获得的 CFR 值也仅能代表 LAD 区域。TTDE 对 LCX 和 RCA 的探测显示率仅为 40%~50%。并且，TTDE 难以实现对动脉直径和冠状动脉血流的精确测量。

一项检查能否广泛用于临床取决于其在患者临床预后预测和疗效判定中贡献的价值。TTDE 在不同群体中的应用效果需要开展更多的多中心、大规模的临床研究来进一步验证，以为后续评价 TTDE 在评估 CMVD 中的有效性和临床价值提供更多参考和依据。未来，MRI、PET 测量 MBF（进一步计算出 CFR）或心脏 CT 灌注等技术水平的发展可能会对 TTDE 测量 CFR 法的临床应用带来挑战。

（二）心肌声学造影

MCE 作为传统经胸多普勒超声心动图测算 CFR 的补充，是以静脉注射微气泡作为超声增强剂（ultrasound enhancing agent, UEA），通过影像分析软件对 MCE 图像进行定量分析，最终计算得到 CFR 的一种方法。UEA 的使用有效增强了组织器官的血流信号，能够更好地反映血流灌注情况，有利于对病灶进行更为精确的诊断。

MCE 是一种非侵入性、可重复、价格相对较低、无辐射的技术，可在床边进行。其测量 CFR 成功率为 94%~99%，且重复性好，与无创诊断 CMD 的金标准 PET 相关性高，是定量评价局部心肌血流量、判断心肌存活性及预后状况、快速诊断急性冠脉综合征的重要手段。Everaars 等研究证明，通过 MCE 和 PET 定量评估静息和负荷期间的心肌血流量得到的 CFR 值具有较高的一致性（$r=0.82$，$P<0.001$）。Bierig 等进一步研究发现，对于冠脉造影未见血管有明显狭窄的患者而言，经 MCE 评估得到的 CFR 与经多普勒血流导丝评估的 CFR 具有良好的相关性（$r=0.8$，$P<0.05$）。MCE 测量所得 CFR 除可反映冠状动脉微循环病变的存在和严重程度外，还能预测 CMVD 患者的长期预后。已有研究显示，CFR<2.0 是 CMVD 患者不良心血管事件的独立预测因素。

MCE 的局限性主要包括：①获取图像的质量很大程度受到检查者的操作和患者的肥胖程度、呼吸运动和肺部疾病等的多重因素影响；②超声强度在二维扇区的不均匀分布可能导致两侧边缘和远场的心肌对比信号减弱，造成心肌低灌注率的假阳性结果的出现；③MCE 定量分析虽然可对图像结果做多个参数的综合量化分析，较为准确地反映心肌灌注水平，但其需采用专门的软件对影像资料进行整理和分析，步骤较为烦琐；④ UEA 的使用可能引起患者出现头痛、恶心呕吐等不良反应，尽管上述不良反应的发生率为 0.27%~3.50%，但这也在一定程度限制了 MCE 的广泛应用。

MCE 技术的发展，为心脏微循环的评估带来了新的视野。通过直接将微泡造影剂注入外周静脉抵达冠状动脉循环的方法，MCE 揭示了心肌血流灌注的微观世界，对于早期诊断和治疗 CMVD 具有重要的指导意义。MCE 还可作为心肌梗死后辅助溶栓和改善左室收缩功能的辅助治疗手段，但目前尚缺乏相关有力的循证医学证据。随着造影剂的创新、成像技术的进步及自动化与人工智能的广泛应用，未来 MCE 在 CMVD 诊治方面的应用前景将更为广阔。

（三）SPECT 成像技术

SPECT 是根据心肌对放射性核素标记的显像剂摄取情况来反映冠状动脉血流分布的检查方法。其中，心肌对显像剂的摄取量与心肌活性、局部心肌血流灌注量成正比。SPECT 对于诊断心外膜下冠状动脉无明显狭窄情况下的 CMVD 所致的心肌缺血具有较大意义，其价格相对低廉、安全性好、诊断敏感性和阴性预测价值均较高。

由于传统 SPECT 存在空间分辨率相对较低、示踪剂在高血流量下摄取量有限的限制，致使其对 CFR 的评估存在一定偏差，特别是高血流量时存在低估的现象。近年来，为了提高 SPECT 的性能，研究者们做了大量努力。SPECT 性能的提升、新型准直器的不断出现、探测器数字化的实现、图像重建算法的优化及一些校正技术（如衰减校正、散射校正等）的不断完善，使得 SPECT 定量评估心肌血流量逐步成为可能。

基于新型半导体辐射探测器碲锌镉的 SPECT 检查能够直接将接收的 X 线转化为电信号,这显著提高了心脏成像的空间分辨率和灵敏度,缩短了扫描时间,大大减少了辐射量,为心肌血流量的定量评价提供了一个新的切入点。研究表明,CZT-SPECT 在检测 CMVD 的诊断灵敏度和特异度方面均较高,分别为 89% 和 69%。该方法的准确度略高于传统 SPECT,并且能够检测到微小或不易发现的异常病变。在缺血方面,CZT-SPECT 和 SPECT/CT 在心肌灌注成像中的结果显示出高度一致性。但目前国内外关于 CZT-SPECT 的研究还处于起步阶段,且受限于心肌对显像剂的低摄取和早期肝脏对显像剂的高摄取的影响。

新一代动态单电子计算机断层成像术(D-SPECT)的发展,实现了动态数据,高分辨率、高敏感度图像采集及靶向追踪获取图像技术,通过图像分析软件处理,可获得更为可靠的 CFR。D-SPECT 结合了动态心肌灌注成像和定量分析技术,能够在不同时间点评估心肌血流量和灌注状态,为 CMVD 的诊断和评价提供更为详细的信息。

目前,SPECT 无创成像技术的发展已相对成熟。未来 10 年,更好的探测器将投入批量生产,SPECT 整机性能会有更大变化,灵敏度和空间分辨率将大幅度提高,患者给药量大幅度降低,配套软件也将达更高水平,这将为医生提供更多的量化信息和更为清晰满意的三维图像。SPECT 将有望成为替代有创技术定量评估 CMVD 的技术手段。值得注意的是,SPECT 检查涉及放射性同位素的使用,尽管同位素使用量较低,但仍需注意多次检查引起的辐射累积效应对人体的影响和危害。

(四)PET

PET 也是一种采用静脉注射放射性核素作为示踪剂的检查方法,其通过连续监测冠状动脉及心肌中的放射性核素的活性,记录时间-放射活性曲线并准确计算出每克心肌每分钟的血流量,即 MBF。随后计算给予冠状动脉扩张剂后的 MBF,与静息时的 MBF 的比值即为 CFR。目前,经 PET 测量的 MBF 和 CFR 是无创性诊断心肌梗死的金标准。在一定的冠状动脉血流量,即 0.5~6ml/(g·min)范围内,PET 具有较高的重复性。

Xu 等比较了 PET、SPECT 和 CMR 在诊断 CAD 中的作用,结果发现 PET 显示出较高的敏感性(0.85)和特异性(0.86),这提示 PET 具有较高的诊断准确性。除评价微循环功能外,PET 还可用于预测 CMVD 患者的预后情况。研究显示,PET 结合冠状动脉钙化评分(Coronary Artery Calcium Score, CACS)的方法能够提高对 CAD 患者心血管事件风险的预测能力。CACS 评分高的患者通常预后较差,而 PET 能够量化心肌血流和灌注缺陷,提供更全面的预后信息。

近年来,为提供更为详细的冠状动脉解剖与功能信息,进一步提高 PET 在 CMVD 诊断和管理中的优势,研究者们集中在多模态成像技术以及新型示踪剂开发等领域开展了大量研究。最新的 PET/CT 技术通过 CT 解剖校正已经部分克服了 PET 的衰减效应。此外,PET/MRI 技术的实现有望通过 MRI 的校正减少 PET 的衰减,进一步提高检查结果的准确性。PET 相较于 SPECT 具有更高的空间分辨率和更好的衰减校正,获得的图像质量相对更高,且 PET 常用的示踪剂与氟-99m 标记的 SPECT 灌注示踪剂相比,在心肌微循环中具有更低的辐射暴露和更好的迁移率。

此外,高灵敏度 3D PET 系统通过硅光电倍增管的应用提供了优于传统 PET 光电倍增管的时间分辨率和光子检测效率,这一方面有利于更准确地检测和量化小病灶和微血管功能障碍以评估 CMVD,另一方面也有助于在更短的扫描时间内获取高质量的图像,同时减少患者的辐射暴露和检查时间。全身 PET 系统(如 uEXPLORER)还具有长轴视野,能够一次性覆盖人体的大部分,提供全面的心血管系统评估,在评估 CMVD 和其他全身性疾病方面具有显著优势。

总体而言,PET 在评估 CMVD 方面具有显著优势,特别是在定量评估 MBF、CFR 和检测灌注缺陷方面。但 PET 也有它的不足,如耗时长、成本高、空间分辨率有限和放射性核素暴露等。未来,随着新型示踪剂和高灵敏度 PET 设备的开发及应用,PET 在 CMVD 的评估和管理中的作用将会越来越大。

(五)CMR

CMR 是一种无创、无辐射的冠状动脉微血管评估手段,其能够对心脏和血管的解剖、功能、灌注及组织特征等进行详细、准确的检查,主要通过心肌与血池信号对比或者注射顺磁性造影剂引起的信号强度的改变来评价确诊或疑诊 CAD 患者的心肌缺血和 MVO 状况,也可用于量化心肌灌注。

一项对 810 例急性 STEMI 患者进行的平均历时 5.5 年的多中心临床研究结果显示,心肌梗死后早期基于 CMR 检测发现的 MVO 是有效预测血运重建的 STEMI 患者预后的强有力因子,而 MVO 程度 ≥2.6% 的左室体积则是 STEMI 患者出现不良结局(包括死亡和心衰住院)的强有力的独立预测因素。CMR 技术能够早期识别 CMVD 并实现对冠脉微循环功能的评估与分层,对于及早制订干预措施、调整治疗策略以促进心脏康复有极大帮助。

如何优化 CMR 技术以提高其诊断的准确性和可靠性是研究者们关注的重点。例如,研究人员发现通过结合负荷心肌灌注成像和 T1 映射技术能更加精确地量化心肌血流灌注情况和纤维化程度。Ma 等通过 2 型糖尿病兔模型验证了 CMR T1 映射结果与 2 型糖尿病兔的病理改变指标有关,其有可能是预测 2 型糖尿病早期 CMVD 病变的有效指标。

此外,CMR 对于评估 CMVD 患者的预后也有很大临床指导价值。研究表明,CMR 能有效识别高风险 CMVD 患者,这有助于协助指导医生及早制订个性化干预策略,继而改善患者的预后和生活质量。

CMR 衍生的半定量成像指标——心肌灌注储备(myocardial perfusion reserve, MPR)指数代表了小血管的血管舒张能力,能更全面地反映患者心肌灌注情况,其降低往往与静息心肌灌注增加或微血管功能受损有关。该指数可用于量化心肌血流,MPR 指数 <1.5 为异常,且低 MPR 与 CMVD 有关。心肌血流和 MPR 的可重复量化能够准确、客观地估计患者心肌灌注和灌注储备,有利于评估 CAD 进展、检测 CMVD、指导临床治疗和患者危险分层。

CMR 作为非侵入性成像技术,具有可行性高、空间分辨率高、无放射性暴露等优点,可以区分衰减伪影与真正心肌梗死或损伤,并能准确评价心内膜及心外膜下的心肌灌注、冠状动脉阻力及舒张期充盈时间,在定量评估微循环功能的同时协助诊断或鉴别诊断原发疾病。此外,CMR 还能提供心肌功能、组织形态、水肿情况和心肌灌注情况的详细信息。凭借这些优势,CMR 逐渐成为无创性评价心肌缺血的金标准。

然而,CMR 检查的价格较为昂贵,过程较为复杂,耗时较长,尤其不适用于幽闭恐惧症患者。开展 CMR 不仅需要专业的设备、高超的后处理技术和受过专门训练的技术人员,而且在检查过程中还需要使用较大剂量的钆造影剂,容易使肾功能不全患者出现造影剂不良反应,这些因素都极大程度地阻碍了 CMR 的大范围推行和普及。

研究显示,无钆造影剂腺苷负荷 T_1 加权图像在检测 CMVD 方面具有很高的准确性。心肌首过灌注 CMR 是评估 CMD 的有效方法,而静息状态和血管最大舒张期时的冠状窦流量测定则是 CMR 中进行心肌血流量定量的方法。未来,随着定量分析技术的自动化,加速技术、图像重建及分析水平的提高,CMR 有望在 CMVD 的诊断和预后预测方面实现更大突破,成为了解心脏解剖与形态、评估心肌功能和心肌灌注状况、指导临床治疗、评估病程发展及预后的重要手段。

二、侵入性评价

(一)选择性 CAG

研究表明,选择性 CAG 与测量 CFR、IMR 相结合,可以提供有关 CMVD 的重要信息,有助于其诊断和管理。虽然传统 CAG 主要用于评估大血管的狭窄和阻塞,但结合微血管功能的评估,如 CFR 和 IMR,可更为全面地实现对微血管功能的评估。

使用选择性 CAG 评估冠状动脉微血管功能可以通过分析心外膜冠状动脉显影速度和心肌显影速度来实现,这两个参数反映了血流在大血管和微血管中的传播速度。

1. 心外膜冠状动脉显影速度 其通过造影剂在冠状动脉中的传播速度来评估冠状动脉主干的血流动力学变化情况。正常情况下,造影剂应迅速且均匀地通过冠状动脉。若造影剂显影速度减慢,则提示大血管可能存在狭窄或阻塞。其评价指标如下。

(1)心肌梗死溶栓治疗临床试验 TIMI 血流分级:TIMI 0~3 级作为半定量指标广泛地用于评价心外膜下冠状动脉血流的通畅状态。

(2)TIMI 血流计帧法(TFC):TFC 测量了从冠状动脉开始显影至标准化的远端标记显影所需的帧数,它虽然克服了 TIMI 血流分级半定量分析的不足,但仍不能直接反映微血管的血流状态。

2. 心肌显影速度 其反映的是造影剂从冠状动脉进入微血管并弥散到心肌组织的速度。这个过程涉及微循环功能,显影速度的减慢提示微血管功能可能出现障碍。心肌显影速度的评价指标主要包括如下几点。

(1)TIMI 心肌显影分级(TMBG):分析造影剂进入心肌组织后心肌出现毛玻璃样显影的持续时间,据此分为 0~3 级并作为反映冠状动脉微循环灌注状态的半定量指标。

(2)心肌显影密度分级(MBG):分析造影剂进入心肌组织后心肌显影密度的改变,同样分为 0~3 级,作为反映冠状动脉微循环灌注状态的半定量指标。

(3)TIMI 心肌灌注帧数(TMPFC):该指标最早由我国学者提出,系指从造影剂进入心肌至排空所需的帧数。TMPFC 可定量评价 PCI 后即刻心肌的再灌注水平。研究表明,TMPFC≥95.5 帧是再灌注后 CMVD 的独立预测因子,其与 CMVD 和心脏功能损伤密切相关,可用于危险分层。

选择性 CAG 的优点是可在 PCI 术后对微血管功能进行即刻评价,且技术可行性高、结果分析简便;其主要的局限性是血流显影速度的指标容易受到冠状动脉灌注压和心率的影响,不能真实地反映 CFR。

（二）侵入性冠状动脉血流储备

诊断导丝是 CAG 的辅助工具。侵入性冠状动脉血流储备（iCFR）最常使用基于冠状动脉内热稀释法的压力温度传感导丝或多普勒技术的导丝（intracoronary doppler，ICD）来评估静息时冠状动脉血流速度以及冠状动脉对内皮依赖性血管扩张剂（如腺苷、乙酰胆碱等）的反应。常用的热稀释法 iCFR 的 cutoff 值为 2.0，多普勒法 iCFR 的 cutoff 值为 2.5。有研究表明，热稀释法与 ICD 技术获得的 iCFR 具有良好的相关性，并且热稀释法可以在获得 iCFR 的同时测定出 IMR，具有额外优势。

近年来，iCFR 在早期诊断 CMVD、预测 MACE、指导临床实践等方面的作用备受关注。Sara 等研究提示，以多普勒法 iCFR≤2.5 为判断界值时，伴有胸痛的非阻塞性 CAD 的女性糖尿病患者的血糖控制不佳与 CMVD 显著相关。Ford 等研究显示，基于导丝的侵入性测试联合药物分层治疗可改善非阻塞性 CAD 患者的心绞痛症状。Pepine 等研究表明，在疑似心肌缺血的患者中，腺苷诱发的 iCFR 减少与 MACE 风险增加有关。

iCFR 的主要局限性在于其评估的是心外膜冠状动脉和微血管的联合功能，故而其结果受到各类大、小血管疾病的影响。此外，血流速度还受导丝在管腔中的位置、管腔中的流速分布、注射血管扩张剂后管腔面积的变化等因素的影响。不仅如此，心率、血压、左心室舒张末期压力等系统血流动力学指标的变化亦可影响 iCFR，导致其反映微血管功能的准确性下降。

（三）IMR

IMR 是在 iCFR 基础上衍生而来的指标，其定义为在最大充盈状态下，狭窄冠状动脉远端的平均灌注压与指示剂流经同一冠状动脉的平均转运时间的乘积，由于其由热稀释法获得，故又被称为热稀释法微血管阻力指数（T-IMR）。IMR 也可用于 CMVD 的评估，研究中常以 IMR≥25 作为判断异常结果的临界值。

IMR 既可用于评估静息时冠状动脉微循环功能，又能用于 PCI 术中评估心肌微循环的紊乱程度。与 CFR、FFR 相比，IMR 更专注于评估微血管系统，提供更直接有效的微循环功能测量结果，并且其不受心外膜冠状动脉狭窄程度、血流动力学障碍及侧支循环的影响，是目前评价 CMVD 的更为敏感、准确的指标。

Ahn 等利用热稀释法 iCFR 及 IMR 对检测 PCI 术后 STEMI 患者 MVO 进行检测和评估后发现，MVO 常见于较高的 IMR（>27）和较低的 CFR（<1.6）。热稀释法 iCFR 和 IMR 的联合应用对于预测 MVO 具有更大的价值。

尽管前文提到，IMR 是诊断 CMVD 的高度特异性和敏感性的检查手段，但由于其检查的侵入性、技术复杂性、成本和患者等相关因素的影响，其临床应用仍存在明显局限。此外，传统导丝 IMR 检测需要使用压力导丝和血管扩张剂和反复注射生理盐水，手术操作过程复杂且风险高，可能会导致患者出现胸部不适、呼吸困难等不良反应，并增加冠状动脉夹层的风险，这些均限制了 IMR 的广泛应用。目前研究者们正致力于克服 IMR 的局限性，以进一步提高其临床可及性、实用性和准确性。比如非侵入性替代方案——冠状动脉血管造影微循环阻力指数（angiography-derived index of microcirculatory resistance，A-IMR），亦称 IMRangio，主要通过血管造影图像的计算算法进行 IMR 的测量。该方法不需要压力导丝和药物诱导,能够有效缩短手术时间并减轻患者的不适。FLASH IMR 研究结果显示,A-IMR 与侵入性 IMR 诊断 CMVD 的一致性高达 93.8%。DE MARIA 等开发了一种通过 CAG 图像进行三维建模联合人工智能深度学习获取 IMRangio 的新方法,这为无创测算 IMR 提供新视角。该研究团队对 92 个病变的 IMRangio 及温度/压力导丝测算 IMR 进行相关性分析,结果发现两者高度相关(ρ=0.85,P<0.001)。但该研究样本量较小,结论仍需研究大样本量来进一步验证。

与其他 CMVD 评估方法相比,A-IMR 的主要优势是实用性。如前所述,T-IMR、iCFR 和 ICD 等在实用性方面都存在一定局限性。与 T-IMR 相比,A-IMR 无须额外的压力导丝或药物,提供经济高效的解决方案;同时避免血管扩张剂相关的低血压和心动过速以及额外的数据采集,提高了安全性和临床效率。与其他无创技术相比,A-IMR 具有显著的价格优势。CMR 和 PET 设备的购置和维护成本高昂,对其在医疗机构的使用造成了一定限制;而 A-IMR 系统可以嵌入到传统的导管室内,使用成本相对较低。此外,CAG 作为一种常用的检查手段,其数据在临床实践中易于获取,这些都使得 A-IMR 在未来有望取代 T-IMR 成为评估 CMVD 的首选指标。

三、总结

综上所述,CMVD 的诊断和评估方法在过去几年中取得了显著进展。非侵入性评估方法如 TTDE、MCE、SPECT、PET 和 CMR 提供了无创、安全且有效的评估手段,为早期发现和监测 CMVD 提供了重要信息;同时,侵入性评估方法如选择性 CAG、iCFR 和 IMR,通过直接测量冠状动脉和微血管功能,为诊断和评估 CMVD 提供了更精确的信息,有助于个体化治疗方案的制定和指导疾病的危险分层。

未来,随着技术的不断进步和多学科合作的深化,CMVD 的诊断和评估方法将得到进一步优化。全面、准确的评估方法是提高 CMVD 诊断率和治疗效果的关键。通过不断优化现有技术和探索新方法,医学界将有望在 CMVD 研究和临床管理方面取得更大突破,为患者提供更专业科学的医学指导和医疗服务,改善 CMVD 治疗效果和预后。

第三节　创新药物研发

CMVD 是一种复杂的心血管疾病,主要表现为冠状动脉微血管功能障碍,从而导致心肌缺血。患者常出现胸痛、呼吸困难等症状。目前 CMVD 的确切病因尚不完全清楚,主要与内皮功能障碍、微血管痉挛、炎症反应、氧化应激和代谢异常等因素有关。CMVD 的发病率随着年龄的增长而增加,已成为严重影响患者生活质量和健康的疾病之一。因此,CMVD 的药物研发不仅需要传统的药理学研究,还需要结合最新的科技进展,包括分子生物学、基因组学、蛋白质组学和代谢组学等。通过多学科的交叉合作,为未来开发新药提供参考,从而改善患者的生活质量。

一、创新药物研发的现状与进展

（一）内皮功能改善药物

1. 磷酸二酯酶（PDE）抑制剂　磷酸二酯酶抑制剂通过提高 cGMP 水平,改善内皮依赖性舒张功能。NO-cGMP 通路已被确定为 IHD 的生存信号,通过 PKG 依赖的细胞外信号调节激酶（extracellular signal-regulated kinase, ERK）和糖原合成酶激酶 -3β（glycogen synthase kinase-3β, GSK-3β）磷酸化发挥重要的心脏保护作用,同时通过 NOS2/3 增加 NO 的产生,激活 PKC 和开放线粒体 ATP 敏感性钾通道（mitoKATP）,从而稳定膜电位,促进 ATP 合成和钙离子转运。临床研究表明,PDE 抑制剂可通过增加心脏中诱导型 NOS 和 NOS3 的活性,同时通过 PKG 依赖机制增加 mitoKATP 的开放,并延迟细胞内酸碱平衡的正常化。因此,PDE 抑制剂可提高血小板 cGMP 水平,增强 NO 对血小板聚集和活化的抑制作用。

西地那非是一种选择性 PDE5 抑制剂,最初用于治疗勃起功能障碍,但在 CMVD 患者中也显示出显著的疗效。临床研究表明,西地那非能显著改善 CMVD 患者的微血管功能,减少心绞痛发作频率。他达拉非等其他 PDE5 抑制剂在 CMVD 治疗中同样表现出类似的疗效,通过 PKG 依赖的硫化氢的产生发挥心脏保护作用。此外,他达拉非在代谢综合征（MetS）患者中也具有临床疗效,包括改善胰岛素敏感性、降低循环脂质和改善左室舒张功能障碍。

在临床研究中,CMVD 患者使用西地那非后,其 CFR 显著改善,心绞痛症状减轻。一项随机对照试验显示,西地那非通过增加内皮细胞中 cGMP 的水平使血管平滑肌细胞松弛,改善微血管血流量。然而,西地那非的副作用如头痛、潮红等限制了其广泛应用。因此,未来的研究应集中于开发具安全性更佳的新型 PDE5 抑制剂,以期达到更高的选择性和更少的副作用。

2. 内皮素受体拮抗剂 ET-1　这是最强的内源性血管收缩剂之一,广泛表达于巨噬细胞、血管平滑肌细胞、成纤维细胞和循环白细胞中。在 CMVD 患者中,内皮细胞和血管平滑肌细胞中的 ET-1 表达常常增加。研究表明,动脉高血压、吸烟、糖尿病和肥胖等危险因素会升高机体 ET-1 水平,导致血管收缩,进而损害内皮依赖性血管舒张功能。内皮素受体拮抗剂通过阻断 ET-1 受体减少血管收缩,改善微血管功能。此外,ET-1 通过其旁分泌作用在调节血管张力方面发挥重要的生理和病理作用,例如,可有效改善持续的血管收缩,影响其他局部介质,如 NO、前列环素和血小板活化因子等的产生。

波生坦和安立生坦是目前广泛应用的内皮素受体拮抗剂,临床研究显示它们能够有效改善 CMVD 患者的症状和血流动力学参数。波生坦是一种非选择性内皮素受体拮抗剂,可同时阻断 ET-A 和 ET-B 受体,从而有效减少内皮素引起的血管收缩和抑制血管平滑肌增殖作用。Reriani 等人观察了用 ET-A 受体拮抗剂与安慰剂治疗前后的 47 名患者的血管对乙酰胆碱的反应性。在 6 个月后,与安慰剂相比,治疗组患者的血管对乙酰胆碱的反应增强,表现为冠状动脉血流量显著增加,这改善了 CMVD 患者的 CFR 和运动耐量。然而,该药物的肝毒性等副作用限制了其临床应用。因此,未来研究将重点开发具有更高选择性和更低毒性的内皮素受体拮抗剂。

（二）抗血小板药物

抗血小板药物通过抑制血小板聚集，防止血栓形成，从而改善微血管内皮功能障碍。氯吡格雷和普拉格雷是常用的抗血小板药物，在 CMVD 治疗中显示出一定疗效。

氯吡格雷是一种 ADP 受体拮抗剂，能够与 $P2Y_{12}$ 受体进行可逆性结合，药效不受代谢酶活性的影响，起效迅速，停药后血小板功能可在短时间内恢复正常。在急性冠脉综合征发作期间，患者常出现炎性细胞浸润、血管收缩、凝血因子分布不均等情况，导致其血管出血、外渗显著，形成大量微血栓，破坏正常微循环。此时，腺苷进入内皮细胞，加速血管生成，修复内皮功能，对缓解急性冠脉综合征合并 CMVD 患者的症状具有重要意义。临床研究表明，氯吡格雷可显著减少 CMVD 患者的血栓形成风险，改善。然而，氯吡格雷出血风险限的副作用制了其广泛应用。

此外，普拉格雷是一种新型的 $P2Y_{12}$ 受体拮抗剂，作为口服前体药物，需要经过包括肝 CYP 酶在内的氧化过程生成活性代谢产物才能发挥作用。尽管普拉格雷与氯吡格雷的活性代谢产物在体外对 $P2Y_{12}$ 受体的亲和力和在体内相同，但由于普拉格雷的代谢转化效率更高，使其在体内更为有效。因此，普拉格雷相比氯吡格雷具有起效更快、抗血小板作用更强、个体反应差异更小的优势。临床研究显示，普拉格雷在 CMVD 治疗中表现出良好的疗效和安全性。未来的研究将集中于评估普拉格雷在不同 CMVD 亚型患者中的应用效果和其安全性。

（三）代谢调节药物

1. 胰岛素增敏剂　胰岛素抵抗（IR）可引发微血管炎、巨细胞动脉炎、外周动脉功能障碍、血流受阻、高血压以及心肌和内皮细胞功能障碍，进而增加冠状动脉阻塞、中风及心力衰竭的风险。因此，IR 与心血管疾病密切相关。研究发现，过氧化物酶体增殖物激活受体（PPAR）作为核脂肪酸受体，在肥胖、胰岛素抵抗和冠状动脉疾病等代谢疾病中起着重要作用。胰岛素增敏剂作为 PPAR 的一类，可改善胰岛素抵抗和调节代谢异常，在 CMVD 的治疗中展现出一定疗效。目前，吡格列酮和罗格列酮是常用的胰岛素增敏剂。

吡格列酮是一种噻唑烷二酮类药物，可通过激活 PPARγ 与转录因子结合，改变葡萄糖和脂质稳态，增加胰岛素敏感性，降低炎症反应，改善微血管功能。临床研究显示，吡格列酮能显著改善 CMVD 患者的胰岛素抵抗，并可降低其炎症反应。然而，该药物的副作用，如体重增加和水肿，限制了其应用。未来的研究将致力于开发更安全的新型胰岛素增敏剂。罗格列酮作为另一种噻唑烷二酮类药物，与吡格列酮类似，通过激活 PPAR γ，调节心脏组织中碳水化合物和脂质的代谢、免疫及炎症反应。临床研究表明，罗格列酮在 CMVD 的治疗中表现良好，但其心血管副作用也限制了应用。未来的研究将集中于开发更安全、更有效的胰岛素增敏剂。

2. GLP-1 受体激动剂　该类受体激动剂和葡萄糖依赖性促胰岛素多肽（GIP）是由肠道内分泌细胞分泌的激素，通过促进胰岛素的分泌来调节血糖水平。最近的研究表明，GLP-1 受体激动剂（GLP-1RAs）不仅能通过降血糖和减轻体重间接对心血管产生保护作用，还能直接作用于心肌组织，通过血糖调控和非血糖途径提供心脏保护。GLP-1 能够减少内皮细胞功能障碍和自噬，减轻内皮细胞的氧化损伤程度。研究显示，GLP-1RAs 与 2 型糖尿病患者内皮功能的显著改善有关。其中,利拉鲁肽和度拉糖肽是常用的 GLP-1 受体激动剂,临床研究显示它们在改善冠状动脉疾病患者的代谢参数和微血管功能方面具有疗效。

此外,GLP-1 还通过诱导平滑肌细胞凋亡来抑制动脉粥样硬化。利拉鲁肽作为 GLP-1 受体激动剂,通过模拟内源性 GLP-1 的生物学效应,促进胰岛素分泌,降低血糖水平。研究发现,静脉注射极低剂量(1μg/kg)利拉鲁肽纳米药物 6 周后,血浆中的甘油三酯、斑块负荷和胆固醇显著减少,提示 GLP-1 在血管靶点的治疗调节作用,特别是在平滑肌细胞炎症病理状态下。最新的《中国慢性冠脉综合征患者诊断及管理指南》中,GLP-1RAs 被列为 1 类 A 级推荐药物。因此,GLP-1 在优化血糖控制、减轻炎症反应和改善微血管功能方面具有重要作用。

(四)黄嘌呤拮抗剂

黄嘌呤(xanthine)是嘌呤代谢的一种产物,存在于体内和多种食物中,它是茶碱和咖啡因等化合物的前体。茶碱属于黄嘌呤衍生物,通过抑制磷酸二酯酶(PDE)的活性来增加细胞内 cAMP 水平,产生支气管扩张和其他药理效应。黄嘌呤在 MVA 中的作用机制可能涉及两方面:一是通过拮抗平滑肌细胞上的血管 A_2 受体,抑制腺苷引起的小动脉舒张反应,从而促进心肌血流重新分配到 CMVD 受累区域。二是黄嘌呤可能具有"镇痛"作用,因为其能拮抗腺苷(缺血性疼痛的主要介质)对心肌神经疼痛纤维的刺激。临床研究显示,非选择性腺苷受体拮抗剂能通过降低冠状动脉微血管阻力,增加心肌血流量,从而缓解患者心绞痛症状,提高患者的生活质量。

(五)激素替代疗法

激素替代疗法可以减缓老年男性和女性 CMVD 的进展,预防与年龄和性别相关的病理生理变化。CMVD 的患病率逐年上升,尤其在绝经后女性中更为常见,这表明雌激素缺乏可能在 CMVD 的发病中发挥一定作用。有研究显示,使用炔诺酮/炔雌醇可以改善心绞痛症状。尽管短期雌激素治疗能改善 CMVD 患者的内皮功能,但该治疗增加了 IHD 女性发生 MACE 的风险。在一项双盲随机研究中,56 例患有 CMVD 的绝经后女性接受了为期 6 周的口服 1mg 雌二醇和 2mg 屈螺酮或同剂量安慰剂治疗,结果显示,雌二醇+屈螺酮组的 CFR 显著高于安慰剂组,且未观察到明显的副作用。然而,使用雌激素的治疗仍存在争议,其长期获益仍需通过大型临床试验证实。

二、药物筛选和优化的新技术

(一)高通量筛选技术

高通量筛选技术(high throughput screening, HTS)利用自动化设备和计算机系统,能够快速、大规模地筛选潜在药物分子,在冠状动脉疾病药物的研发中发挥了重要作用。通过 HTS,研究人员可以筛选出成千上万种化合物并发现具有潜在治疗效果的分子。目前,科研人员运用 HTS 技术已发现了一些新型磷酸二酯酶抑制剂和内皮素受体拮抗剂,这些分子在

CMVD 治疗中显示出良好的潜力。

HTS 技术的优势在于其高效性和广泛性。通过自动化筛选系统,研究人员能够在短时间内筛选大量化合物,大幅提高了药物发现的速度和效率。例如,研究人员通过 HTS 技术已经筛选出了一些改善内皮功能的新型药物,并在动物模型中展现了良好的治疗效果。随着 HTS 技术的进一步发展,预计未来将发现更多具有潜在疗效的新药物。

(二)药物递送系统

1. 纳米药物递送系统 纳米药物递送系统(nano drug delivery system,NDDS)是一种利用纳米技术将药物精确靶向递送到病灶部位的创新技术,在提高药物生物利用度、减少副作用和提升治疗效果方面具有显著优势。在 CMVD 的治疗中,纳米药物递送系统通过将药物精确递送至冠状动脉微血管,从而大幅增强治疗效果。纳米药物递送系统的高效靶向能力使其在 CMVD 治疗中尤其突出。例如,通过将药物封装在纳米颗粒中,可以实现药物在微血管中的精确递送,从而增强药物的局部作用效果,减少系统性副作用。研究显示,纳米药物递送系统显著提高了抗炎药物和抗血小板药物在 CMVD 治疗中的疗效,在动物模型中表现出良好的治疗效果,有效改善了 CMVD 的病理变化。

未来,随着纳米技术的不断发展,纳米药物递送系统在 CMVD 药物研发和临床治疗中的应用前景将更加广阔。新型纳米载体的设计和多功能化将进一步优化药物的靶向递送,推动 CMVD 治疗的进步和创新。

2. 靶向药物递送 靶向药物递送系统(drug delivery system,DDS)是一种先进的药物递送技术,通过利用特异性分子或配体靶向性地将药物递送至病灶部位,从而提高药物的疗效并减少副作用。这一技术在 CMVD 的治疗中展现了巨大的潜力:靶向药物递送系统可以精确地将药物递送到冠状动脉微血管,最大限度地发挥药物的局部治疗作用。靶向药物递送系统的高效靶向能力使其能够减少药物在非靶组织中的分布,从而降低全身性副作用。例如,将药物封装在特异性分子中,可以确保药物准确靶向受损微血管,直接作用于病灶部位,显著增强治疗效果。

三、精准医学和个体化治疗

(一)精准医学的概念和应用

精准医学是指通过综合利用基因组学、蛋白质组学、代谢组学等多种"组学"技术,根据患者的个体差异制定个性化治疗方案。在 CMVD 药物研发中,精准医学可以帮助研究人员识别与 CMVD 相关的基因突变、蛋白质表达和代谢途径,从而开发出更具针对性的药物。例如,通过基因组学研究,研究人员发现了一些与 CMVD 相关的基因突变,这些基因突变可能是 CMVD 发病的重要原因;通过蛋白质组学研究,研究人员发现了一些与 CMVD 相关的蛋白质表达异常,这些蛋白质表达异常可能是 CMVD 发病的重要机制;通过代谢组学研究,研究人员发现了一些与 CMVD 相关的代谢异常,这些代谢异常可能是 CMVD 发病的重要因素。未来,随着精准医学技术的不断发展,精准医学将在 CMVD 药物研发中发挥更大的作用。

精准医学的应用不仅限于基因组学,还包括蛋白质组学和代谢组学。例如,通过蛋白质组学研究,研究人员可以识别与 CMVD 相关的蛋白质表达异常,从而开发针对这些蛋白质的治疗药物。通过代谢组学研究,研究人员可以识别与 CMVD 相关的代谢异常,从而开发针对这些代谢途径的治疗药物。未来,随着精准医学技术的不断进步,预计将有更多具有潜在疗效的新药物被开发出来,用于 CMVD 的个体化治疗。

(二)个体化治疗的策略

个体化治疗是指根据患者的个体差异制订个性化治疗方案。在 CMVD 药物研发中,个体化治疗可以帮助研究人员根据患者的基因突变、蛋白质表达和代谢途径差异,开发出更具针对性的药物。例如,通过基因组学研究,研究人员发现了一些与 CMVD 相关的基因突变,这些基因突变可能是 CMVD 发病的重要原因。通过蛋白质组学研究,研究人员发现了一些与 CMVD 相关的蛋白质表达异常,这些蛋白质表达异常可能是 CMVD 发病的重要机制。通过代谢组学研究,研究人员发现了一些与 CMVD 相关的代谢异常,这些代谢异常可能是 CMVD 发病的重要因素。未来,随着个体化治疗技术的不断发展,个体化治疗将在 CMVD 药物研发中发挥更大的作用。

个体化治疗的策略包括基因组学、蛋白质组学和代谢组学的综合应用。例如,通过基因组学研究,研究人员可以识别与 CMVD 相关的基因突变,从而开发针对这些基因突变的治疗药物。通过蛋白质组学研究,研究人员可以识别与 CMVD 相关的蛋白质表达异常,从而开发针对这些蛋白质的治疗药物。通过代谢组学研究,研究人员可以识别与 CMVD 相关的代谢异常,从而开发针对这些代谢途径的治疗药物。未来,随着个体化治疗技术的不断进步,预计将有更多具有潜在疗效的新药物被开发出来,用于 CMVD 的个体化治疗。

四、中医药的创新与研究

中医药在心血管疾病的治疗中有着悠久的历史和广泛的应用。传统中药如丹参、黄芪和五味子等被广泛用于改善微血管功能。这些药物通过抗氧化、抗炎和改善内皮功能等多种途径,可能有助于缓解 CMVD 的症状和改善病情。中药新药的开发是中医药在 CMVD 治疗中创新的重要方向。目前,基于传统方剂的新型药物制剂正在不断研发中,这些新药在药物制剂和给药方式上进行了创新,以提高药物的生物利用度和疗效。此外,规范化的临床试验设计也在中药研发中得到重视,通过科学的试验设计和严谨的数据分析,验证中医药在 CMVD 治疗中的效果与安全性。未来,随着科技的发展和研究的深入,中医药在 CMVD 中的应用前景将更加广阔,也为中医药在 CMVD 中的应用提供了有力的科学依据。

(一)加味小陷胸汤

组成:半夏、瓜蒌、黄连等。

小陷胸汤出自东汉医圣张仲景的《伤寒论·辨太阳病脉证并治》,其方剂描述为:"小结胸病,正在心下,按之则痛,脉浮滑者,小陷胸汤主之。"此方由瓜蒌、黄连、半夏三味药组成。瓜蒌清热化痰、理气宽胸,能够改善冠状动脉微血管的通透性,减轻血管壁病变;黄连泄热降火、除心下痞实,能减少冠状动脉微血管的炎症反应;半夏降逆化痰、散心下结,减少氧化应激对血管内皮细胞的损伤,改善微血管功能。

研究表明,小陷胸汤具有抗炎、抗氧化和改善内皮功能的特性,显著降低炎症标志物,增强 eNOS 活性,增加 NO 的生成,从而改善内皮功能,调节血管舒张及收缩。此外,加味小陷胸汤还具有调节脂质代谢的作用,能够降低 TC、LDL-C-C 和 TG,提高 HDL-C,改善局部微血管循环。现代药理学研究显示,小陷胸汤调节脂质代谢的关键靶点包括白细胞介素 -6(IL-6)、血管内皮生长因子 A(VEGFA)、胱天蛋白酶 3(CASP3)、低聚果糖(FOS)、eNOS3等,主要通路涉及流体剪切应力、动脉粥样硬化通路、AGE-RAGE 信号通路、TNF-α 信号通路等。临床研究表明,接受加味小陷胸汤治疗的患者在缓解胸痛和心绞痛症状、改善左心室射血分数(LVEF)和提高生活质量方面效果显著,且安全性良好,仅出现少量轻微的胃肠不适。

(二)麝香通心滴丸

组成:人工麝香、人参茎叶总皂苷、蟾酥、丹参、人工牛黄、熊胆粉、冰片。

麝香通心滴丸(Shexiang Tongxin Dropping Pill, STDP)源自宋《太平惠民和剂局方》古方"至宝丹",芳香益气通脉,活血化瘀止痛。用于冠心病稳定型心绞痛,中医辨证为气虚血瘀证,症见胸痛胸闷,心悸气短,神疲乏力,舌淡紫,脉弱而涩。

一项全国 10 家中心随机、双盲、安慰剂平行、对照临床研究,纳入 200 例心绞痛合并慢血流现象患者,疗程 30 天,研究结果显示:慢血流患者中,麝香通心滴丸舌下含服 5min,有效改善冠脉造影前后血流帧数,并缓解 30 天后心绞痛状态评分及提高生活质量。一项多中心随机对照研究,纳入 106 例非阻塞性冠状动脉心绞痛(angina with non-obstructive coronary arteries, ANOCA),试验组(n=54)和对照组(n=52),对照组常规治疗,试验组在常规治疗上加麝香通心滴丸,疗程 12 周,结果显示:总有效率、SAQ 评分、平板运动试验可疑阳性率较对照组差异有统计学差异,血清指标 NO 高于对照组,ET-1、GDF-15 均低于对照组,麝香通心滴丸可能通过调整内皮功能,抗炎反应,改善减轻胸痛发作。另一项单中心随机对照研究,纳入 111 例 ANOCA)治疗组(n=55)和对照组(n=56),试验组在对照组常规治疗(缺血症状、抗血小板及降脂等常规治疗)基础口服麝香通心滴丸,疗程 6 个月,结果提示:试验组 CFR>2.0 比例、SAQ 评分较对照组均显著升高(P<0.05),麝香通心滴丸可改善 CMVD 患者的微血管功能及生存质量,且治疗安全性好。

对于急性冠脉综合征患者人群,一项多中心随机对照研究,纳入 PCI 治疗 STEMI 患者182 例(ACS),麝香通心滴丸干预组(90 例)、对照组(92 例),通过心脏磁共振(CMR)评估围术期及术后 3 个月使用麝香通心滴丸冠脉微循环效果,结果表明:无复流发生率、心肌挽救指数有效改善,麝香通心滴丸早期干预明显减少 STEMI 病人慢血流 / 无复流发生率,并有效缩小心肌梗死面积。

麝香通心滴丸作为中成药复方制剂,具有西药所不具备的多靶点、多通路的整体作用特点,结合大量基础研究的现代药理解读,其对心血管疾病,尤其是冠脉微血管病治疗领域已经具备较为深刻的机制研究。一项基于小型猪慢血流动物模型研究,探索 5 分钟血流即刻改善机制,研究结果表明:麝香通心滴丸能提升心功能及慢血流灌注,可能机制为通过改善炎症、内皮功能、血管新生。前降支结扎 CMD,麝香通心滴丸通过靶向作用 PI3K/AKT/mTOR通路,调节 M2 巨噬细胞极化,促进血管新生,改善冠脉微循环障碍;通过 Dectin-1/Syk/IRF1

途径缓解 M1 巨噬细胞极化诱导冠脉微循环障碍炎症和内皮功能障碍。对于糖尿病心肌病,有效改善心功能,改善 CFR,可能机制调控 VEGF/eNOS 信号通路促进血管生成相关。缺血再灌注后的微血管阻塞,STDP 可通过降低 ALOX12 表达,在内皮功能中发挥有益作用,从而减少血小板黏附和微血栓形成。特色组方研究方面,最新药理研究,揭示熊胆粉调节血脂,全方配伍下调节肠道微生物及代谢物(三甲胺 -N- 氧化物)具有突出贡献。

(三)复方丹参滴丸

组成:丹参、三七、冰片。

复方丹参滴丸(Compound Danshen Dripping Pills, CDDP)是基于中药理论自主研发的中成药,已有近 30 年的应用历史,主要用于心绞痛的治疗。该药物由丹参、三七和少量冰片(樟脑)组成。其中,丹参和冰片具有扩张血管的作用,能够改善冠状动脉的血流量,减轻心肌缺血症状;三七则具有活血散瘀的作用,能够降低血液黏度,促进血液循环。复方丹参滴丸中的许多活性成分已被证实对心血管系统有保护作用。丹参酮和丹参素能增强血管舒张、增加血流量,降低血压,减少动脉粥样硬化的发生。三七中的人参皂苷和三七皂苷被证实具有利尿消肿、抗氧化、扩张血管、降低动脉压和改善冠脉循环的作用,还能降低心率和心肌梗塞后的再灌注损伤。无论是三味药材组合还是单味药材,都显示出改善心肌缺血和保护心血管的功能。研究发现,复方丹参滴丸可通过下调 FOXO1 和减少白细胞粘附,改善全身性微血管疾病,包括冠状动脉和外周微血管功能障碍。临床研究表明,复方丹参滴丸能够显著改善 CMVD 患者的冠状动脉血流量,减轻心肌缺血症状,降低炎症标志物水平。

(四)冠心宁片

组成:丹参、川芎等。

冠心宁片主要由丹参和川芎组成,具有活血化瘀、通脉养心的功效,用于治疗胸痹心血瘀阻的证型。研究表明,冠心宁片能有效抑制血小板聚集、降低血液黏度、清除自由基,从而改善冠状动脉微血管的血液循环,减少血瘀症状。丹参通过抑制血小板聚集、减少低密度脂蛋白氧化、阻止单核细胞黏附于内皮上、抑制平滑肌细胞迁移和增殖、减少巨噬细胞胆固醇积累以及抑制促炎细胞因子的产生,来预防动脉硬化。川芎中的活性化合物四甲基吡嗪和阿魏酸具有清除氧自由基、抑制血小板聚集、抗血栓形成、扩张冠状动脉和抑制血管平滑肌痉挛等作用。临床研究表明,冠心宁片能增强心肌供血,减轻心肌损伤,对于治疗冠脉微循环障碍和改善冠状动脉慢血流有重要临床意义。

五、未来展望

CMVD 药物创新研发将继续依托于多学科的交叉合作和新技术的应用。高通量筛选技术、精准医学、个体化治疗、纳米药物递送系统和靶向药物递送系统等新技术的不断发展,将为 CMVD 药物研发带来新的突破。此外,随着基因组学、蛋白质组学和代谢组学等组学技术的深入研究,有望发现更多与 CMVD 相关的分子靶点,开发出更加有效的治疗药物。

CMVD 药物研发不仅仅局限于现有的药物类别,还将探索更多新型药物。基因治疗和细胞治疗在 CMVD 治疗中的潜力也在逐步显现:通过基因编辑技术,如 CRISPR-Cas9,可以修复与 CMVD 相关的基因突变,从而在根本上治疗 CMVD;通过干细胞技术,可以修复受损的微血管组织,从而改善 CMVD 患者的病情。

此外,CMVD 的病因和病理机制复杂多样,因此多靶点联合治疗策略可能成为未来的研究方向。通过联合应用多种药物,可以同时靶向多个病因,从而增强治疗效果。例如,联合应用抗炎药物和抗血小板药物,可以同时减轻炎症反应和防止血栓形成,从而改善 CMVD 患者的症状和预后。

总之,CMVD 药物创新研发是一个复杂而充满挑战的过程,需要多学科的交叉合作和新技术的不断应用。通过各种新技术的应用,有望开发出更加有效的 CMVD 治疗药物,改善 CMVD 患者的生活质量。未来,随着"组学"技术的深入研究和新型治疗方法的不断探索,有望在 CMVD 药物研发中取得更多突破,为 CMVD 患者带来更多福音。

参考文献

1. 《冠状动脉微血管疾病中西医结合诊疗指南》项目组.冠状动脉微血管疾病中西医结合诊疗指南[J].中国中西医结合杂志,2023,43(09):1029-1039.

2. TAMARAPPOO B, SAMUEL T J, ELBOUDWAREJ O, et al. Left ventricular circumferential strain and coronary microvascular dysfunction:A report from the Women's Ischemia Syndrome Evaluation Coronary Vascular Dysfunction(WISE-CVD)Project[J]. International journal of cardiology, 2021, 327: 25-30.

3. TAQUI S, FERENCIK M, DAVIDSON B P, et al. Coronary microvascular dysfunction by myocardial contrast echocardiography in nonelderly patients referred for computed tomographic coronary angiography[J]. Journal of the American Society of Echocardiography, 2019, 32(7): 817-825.

4. 陈浩,龚涛,王晓霞,等.中国多学科微血管病诊断与治疗专家共识[J].中国循环杂志,2020,35(12):1149-1165.

5. 张运,陈韵岱,傅向华,等.冠状动脉微血管疾病诊断和治疗的中国专家共识[J].中国循环杂志,2017,32(5):421-430.

6. CHEN W, NI M, HUANG H, et al. Chinese expert consensus on the diagnosis and treatment of coronary microvascular diseases(2023 Edition)[J]. MedComm(2020), 2023, 4(6): 438.

7. STOLLER M, SEILER C. Reactive myocardial hyperaemia for functional assessment of coronary stenosis severity[J]. EuroIntervention, 2017, 13(2): 201-209.

8. FU J Y, QIAN L B, ZHU L G, et al. Betulinic acid ameliorates endothelium-dependent relaxation in L-NAME-induced hypertensive rats by reducing oxidative stress[J]. European Journal of Pharmaceutical Sciences, 2011, 44(3): 385-391.

9. MEHTA P K, BESS C, ELIAS-SMALE S, et al. Gender in cardiovascular medicine: chest pain and coronary artery disease[J]. European Heart Journal, 2019, 40(47): 3819-3826.

10. SHAH S A, REAGAN C E, BRESTICKER J E, et al. Obesity-Induced Coronary Microvascular Disease Is Prevented by iNOS Deletion and Reversed by iNOS Inhibition[J]. JACC: Basic to Translational Science, 2023, 8(5): 501-514.

11. AKYUZ A. Exercise and Coronary Heart Disease[J]. Advances in Experimental Medicine and Biology, 2020, 1228: 169-179.

12. BASTOS C R, BEVILACQUA L M MENDES L F B, et al. Amygdala-specific changes in Cacna1c, Nfat5, and Bdnf expression are associated with stress responsivity in mice: A possible mechanism for psychiatric disorders[J]. Journal of Psychiatric Research, 2024, 175: 259-270.

13. 袁利华.中国女性吸烟、二手烟暴露及其控制研究进展[J].中国公共卫生,2015,31(10):1268-1272.

14. 蒋越,何奔.冠状动脉微循环研究进展[J].中华心血管病杂志(网络版),2020,03(1):1-7.

15. 高润霖,刘德培.中华医学百科全书心血管病学:临床医学心血管病学[M].北京:中国协和医科大学出版社, 2017.

16. KUNADIAN V, CHIEFFO A, CAMICI P G, et al. An EAPCI Expert Consensus Document on Ischaemia with Non-Obstructive Coronary Arteries in Collaboration with European Society of Cardiology Working Group on Coronary Pathophysiology & Microcirculation Endorsed by Coronary Vasomotor Disorders International Study Group[J]. European Heart Journal, 2020, 41(37): 3504-3520.

17. COLLET J P, THIELE H, BARBATO E, et al. 2020 ESC Guidelines for the management of acute coronary syndromes in patients presenting without persistent ST-segment elevation: The Task Force for the management of acute coronary syndromes in patients presenting without persistent ST-segment elevation of the European Society of Cardiology(ESC)[J]. European Heart Journal, 2021, 42(14): 1289-1367.

18. OZDEMIR S, BARUTCU A, AKSIT E, et al. Contradictory Effect of Coronary Collateral Circulation on Regional Myocardial Perfusion That Assessed by Quantitative Myocardial Perfusion Scintigraphy[J]. Cardiovascular Research, 2021, 12(3): 193-200.

19. GUTIÉRREZ-BARRIOS A, IZAGA-TORRALBA E, RIVERO CRESPO F, et al. Continuous Thermodilution Method to Assess Coronary Flow Reserve[J]. Amrican Journal of Cardiology, 2021, 141: 31-37.

20. ESC CLINICAL PRACTICE GUIDELINES. 2023 ESC Guidelines for the management of acute coronary syndromes[J]. European Heart Journal, 2023, 44(38): 3720-3826.

21. CHEN Z, LUO X, LIU M, et al. Elabela-apelin-12, 17, 36/APJ system promotes platelet aggregation and thrombosis via activating the PANX1-P2X7 signaling pathway[J]. Journal of Cellular Biochemistry, 2023, 124 (4): 586-605.

22. ZHAO T, ZHOU Y, ZHANG D, et al. Inhibition of TREM-1 alleviates neuroinflammation by modulating microglial polarization via SYK/p38MAPK signaling pathway after traumatic brain injury[J]. Brain Research, 2024, 1834: 148907.

23. METZ L M, FEIGE T, BIASI DE L, et al. Platelet pannexin-1 channels modulate neutrophil activation and migration but not the progression of abdominal aortic aneurysm[J]. Frontiers in Molecular Biosciences, 2023, 10: 1111108.

24. 卢吉锋, 张富汉, 孟玲玲. 王守富主任中医师治疗微血管性心绞痛经验探讨[J]. 中医研究, 2023, 36 (05): 12-16.

25. 李明轩, 李红典, 刘红旭, 等. 基于"心为水火之脏"论治微血管性心绞痛[J]. 中医学报, 2023, 38(07): 1443-1447.

26. 谢蓓莉, 刘明旺, 别玉龙, 等. 微血管性心绞痛病机兼化理论初探[J]. 中医药学报, 2022, 50(04): 9-11.

27. Henzel J, Kruk M, Kępka C, et al. Diet and Lifestyle Intervention-Induced Pattern of Weight Loss Related to Reduction in Low-Attenuation Coronary Plaque Burden[J]. Diagnostics, 2024, 14(6): 615.

28. 中华医学会心血管病学分会, 中国康复医学会心脏预防与康复专业委员会, 中国老年学和老年医学会心脏专业委员会, 等. 中国心血管病一级预防指南[J]. 中华心血管病杂志. 2020, 48(12): 1000-1038.

29. 中华医学会心血管病学分会. 冠状动脉微血管疾病诊断和治疗中国专家共识(2023 版)[J]. 中华心血管病杂志, 2024, 52(5): 460-492.

30. 中国康复学会心血管病专业委员会, 中国老年学学会心脑血管病专业委员会. 在心血管科就诊患者的心理处方中国专家共识[J]. 中华心血管病杂志, 2014, 42(1), 6-13.

31. 樊瑞红. 心可舒治疗冠心病的双心效应[J]. 中西医结合心脑血管病杂志, 2013, 11(7): 2.

32. CHEN Y, WAQAR A B, YAN H, et al. Renovascular hypertension aggravates atherosclerosis in cholesterol-fed rabbits[J]. Journal of Vascular Research, 2019, 56: 28-38.

33. VAN DEN BROM C E, BOLY C A, BULTE C S E, et al. Myocardial Perfusion and Function Are Distinctly Altered by Sevoflurane Anesthesia in Diet-Induced Prediabetic Rats[J]. Journal of Diabetes Research, 2015, 2016: 5205631.

34. SCHRODER J, MICHELSEN M M, MYGIND N D, et al. Coronary flow velocity reserve predicts adverse prognosis in women with angina and no obstructive coronary artery disease: results from the iPOWER study[J]. European Heart Journal, 2021, 42(3): 228-239.

35. SCHRODER J, PRESCOTT E. Doppler Echocardiography Assessment of Coronary Microvascular Function in Patients With Angina and No Obstructive Coronary Artery Disease[J]. Frontiers in Cardiovascular Medicine, 2021, 8: 723542.

36. CHENG J, CHENG M, LUSIS A J, et al. Gene Regulatory Networks in Coronary Artery Disease[J]. Current Atherosclerosis Reports, 2023, 25(12): 1013-1023.

37. NURMOHAMED N S, KRAAIJENHOF J M, MAYR M, et al. Proteomics and lipidomics in atherosclerotic cardiovascular disease risk prediction[J]. European Heart Journal, 2023, 44(18): 1594-1607.

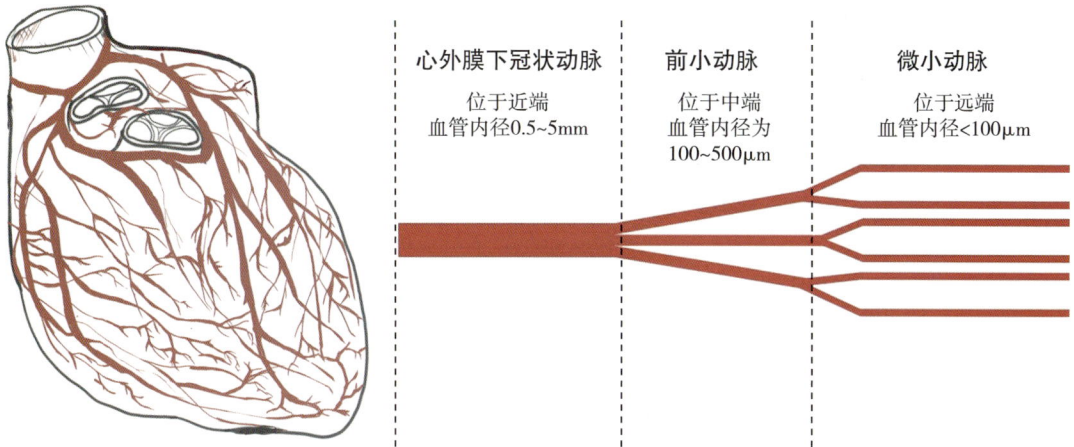

<table>
<tr><td></td><td>心外膜下冠状动脉</td><td>前小动脉</td><td>微小动脉</td></tr>
<tr><td></td><td>位于近端
血管内径0.5~5mm</td><td>位于中端
血管内径为
100~500μm</td><td>位于远端
血管内径<100μm</td></tr>
</table>

彩图 2-1-1　冠状动脉系统

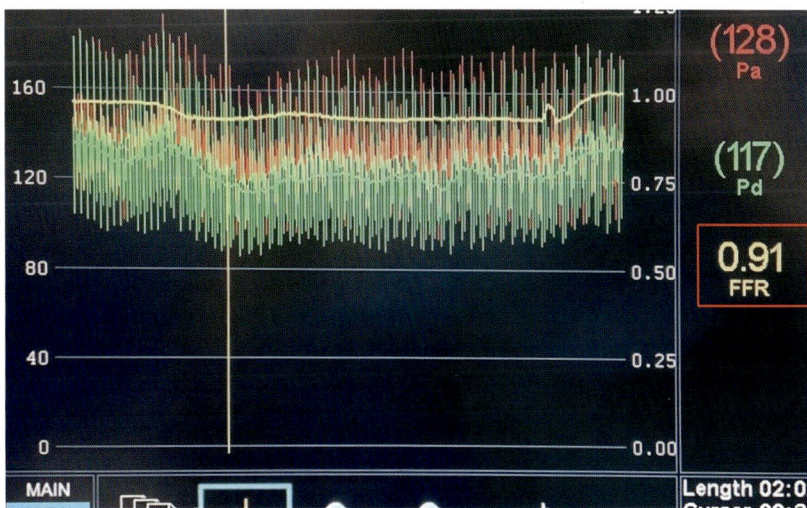

彩图 4-1-1　冠状动脉血流储备分数检查

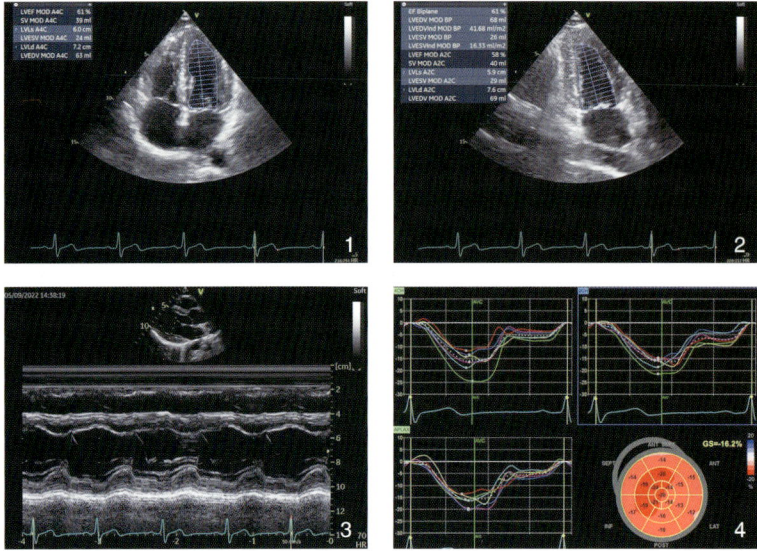

彩图 6-1-1 超声心动图左心室收缩功能常用测量方法

患者男性，42 岁，反复上腹部隐痛 2 月就诊，心电图、TnT 检查未见异常。1、2. 双平面辛普森法显示左室整体收缩功能正常（EF：61%）；3. 左室长轴切面 M 型超声显示室壁运动幅度正常；4. 左室整体纵向应变（GLS）轻度减低，GLS=−16.2%，牛眼图示心肌弥漫性轻度减低，以基底段明显。（EF：左室射血分数；GLS：左室整体纵向应变。）

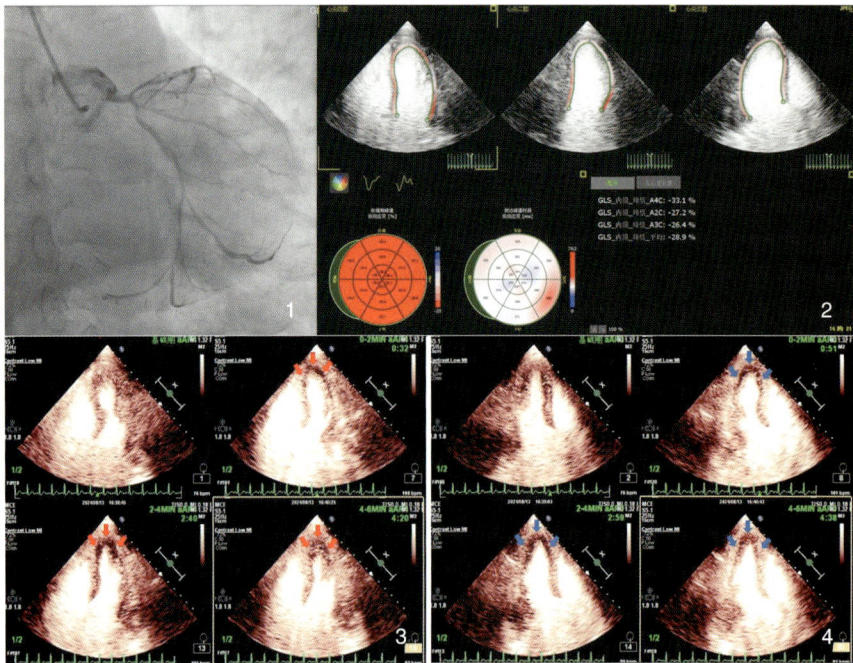

彩图 6-1-2 药物负荷超声心动图检测心肌微循环障碍

患者男性，46 岁，LAD、LCX、LM 行 PCI 术后。1. 术中冠状动脉造影：LM 开口狭窄约 90%，中段狭窄约 85%；LAD 显影欠佳，远端 TIMI 血流 2 级；LCX 分出 OM 处狭窄约 80%；2. PCI 术后左室整体纵向应变分析未见异常；3. 瑞加诺生负荷心肌灌注（AP4 切面）：静息状态下心肌灌注大致正常，推注瑞加诺生后心尖段心内膜下出现灌注减低（红色箭头所示），0~2 分钟出现轻度灌注减低，2~4 分钟灌注减低程度加重，范围明显增大，4~6 分钟灌注减低程度及范围较前减少；4. 瑞加诺生负荷心肌灌注（AP3 切面）：静息状态下心肌灌注大致正常，推注瑞加诺生后心尖段心内膜下出现灌注减低（蓝色箭头所示），0~2 分钟出现轻度灌注减低，2~4 分钟灌注减低程度加重，范围明显增大，4~6 分钟灌注减低程度及范围较前减少。（LAD：左前降支；LCX：左回旋支；LM：左主干；OM：钝缘支；PCI：经皮冠状动脉介入治疗；AP4：心尖四腔心；AP3：心尖三腔心。）

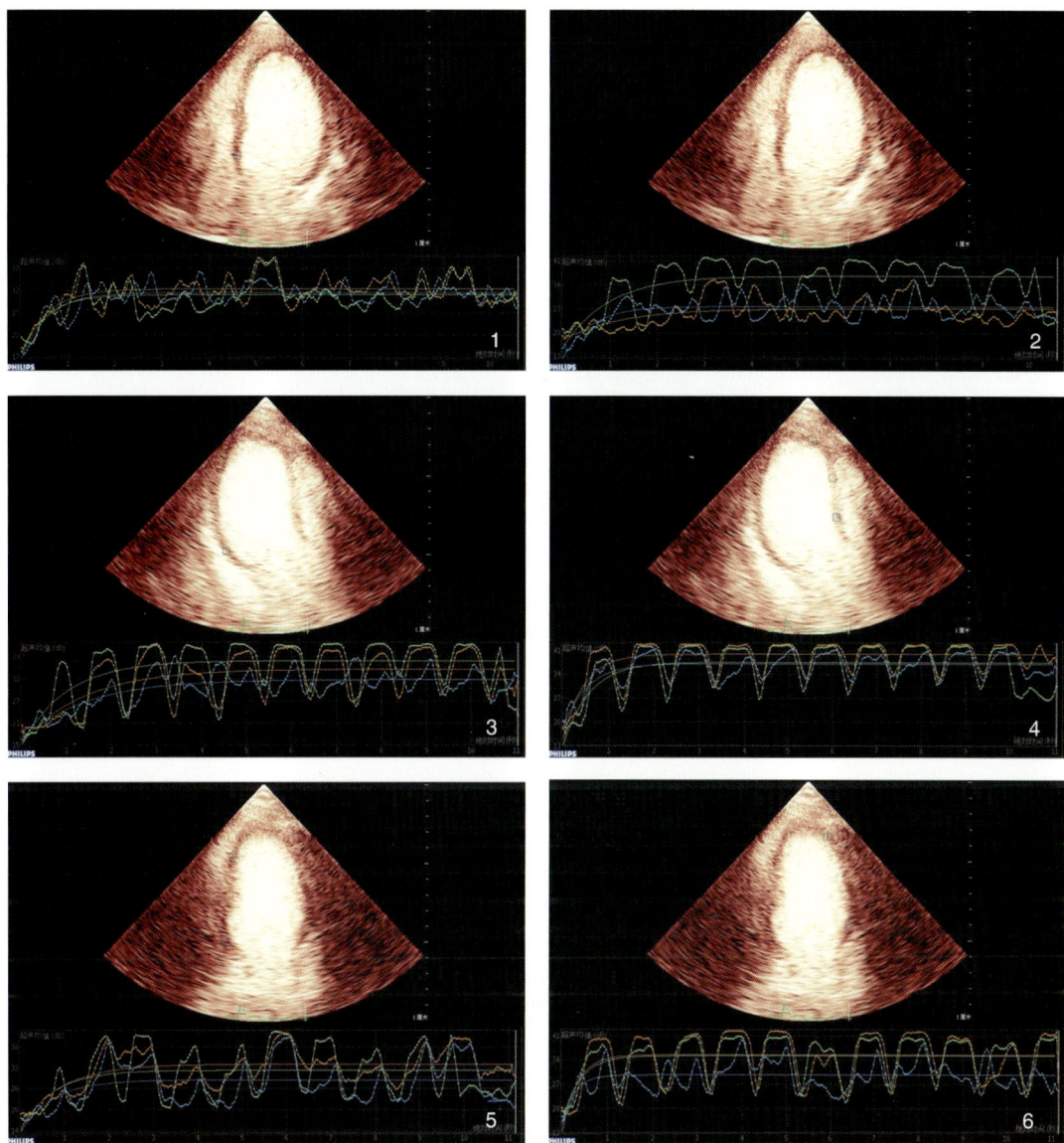

彩图 6-1-3 心肌灌注超声检测定量分析

患者男性,58 岁,RCA 近段血栓闭塞,近中段节段性狭窄,最窄约 95%,RCA 行 PCI 术后当天心肌灌注定量分析。1. AP4 下间隔灌注定量分析提示灌注正常;2. AP4 前侧壁灌注定量分析显示总体达峰时间延长,前侧壁基底段、中间段灌注峰值强度明显减低;3. AP3 下侧壁灌注定量分析显示总体达峰时间延长,下侧壁基底段灌注峰值强度轻度减低;4. AP3 前间隔灌注定量分析提示灌注正常;5. AP2 下壁灌注定量分析显示总体达峰时间延长,总体灌注峰值强度轻度减低;6. AP2 前壁灌注定量分析提示灌注正常。(RCA:右冠状动脉;PCI:经皮冠状动脉介入治疗;AP4:心尖四腔心;AP3:心尖三腔心;AP2:心尖两腔心;蓝色曲线:基底段灌注分析曲线;橙色曲线:中间段灌注分析曲线;绿色曲线:心尖段灌注分析曲线)。

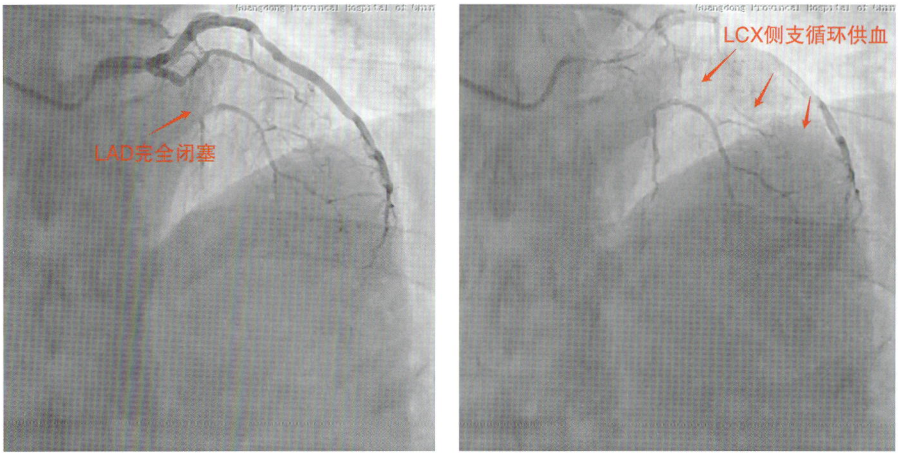

彩图 6-2-1　冠状动脉血管造影

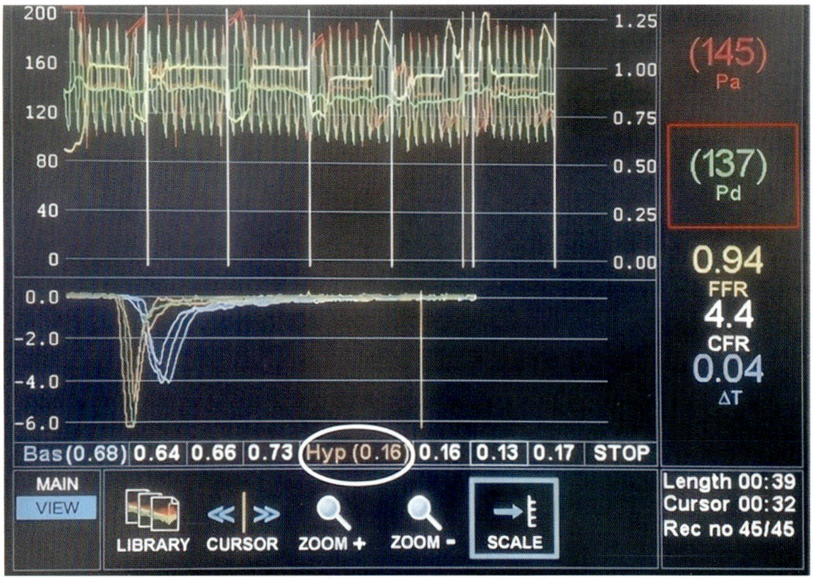

彩图 6-2-2　冠脉微循环阻力指数检测

IMR=137（Pd）×0.16（Tmn）=21.92